Aseem Malhotra
Donal O'Neill

Die PIOPPI-DIÄT

W0171840

Aseem Malhotra | Donal O'Neill

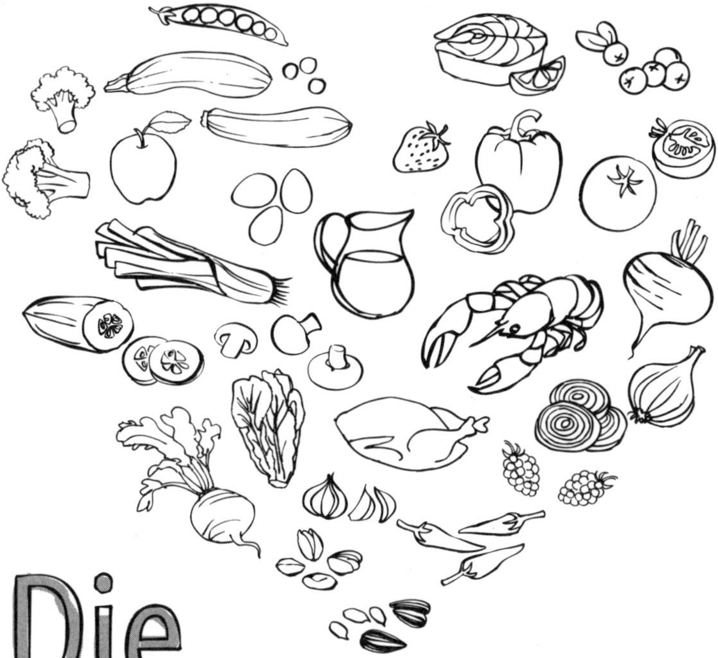

Die PIOPPI-DIÄT

DER **21-TAGE-PLAN,** UM ABZUNEHMEN, FIT ZU WERDEN UND LÄNGER ZU LEBEN

Die mediterrane Ernährung, die nachweislich vor Diabetes und Herzkrankheiten schützt

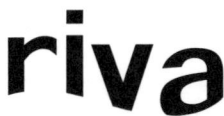

Bibliografische Information der Deutschen Nationalbibliothek:
Die Deutsche Nationalbibliothek verzeichnet diese Publikation in der Deutschen National-
bibliografie; detaillierte bibliografische Daten sind im Internet über http://d-nb.de abrufbar.

Für Fragen und Anregungen:
info@rivaverlag.de

1. Auflage 2018
© 2018 by riva Verlag, ein Imprint der Münchner Verlagsgruppe GmbH
Nymphenburger Straße 86
D-80636 München
Tel.: 089 651285-0
Fax: 089 652096

Die englische Originalausgabe erschien 2017 bei Penguin Books unter dem Titel *The Pioppi Diet*.
Copyright © Dr Aseem Malhotra and Donal O'Neill, 2017. Published by arrangement with Furniss
Lawton

Übersetzung: Ronit Jariv, Christian Gonsa
Redaktion: Silke Panten, Anna Christiane Gülicher-Loll (S. 136–157)
Umschlaggestaltung: Isabella Dorsch
Umschlagabbildung: Shutterstock.com/Ohn Mar
Abbildungen im Innenteil: © Clare Winfield
Foodstyling: Kat Mead
Requisitengestaltung: Louie Waller
Satz: Daniel Förster
Druck: GGP Media GmbH, Pößneck
Printed in Germany

ISBN Print 978-3-7423-0495-7
ISBN E-Book (PDF) 978-3-7453-0015-4
ISBN E-Book (EPUB, Mobi) 978-3-7453-0016-1

Weitere Informationen zum Verlag finden Sie unter:

www.rivaverlag.de

Beachten Sie auch unsere weiteren Verlage unter www.muenchner-verlagsgruppe.de

Inhalt

Aseem: *Für meine Mutter und meinen Vater,
Anisha und Kailash. Eure Liebe, Güte, Ehrlichkeit
und Integrität inspirieren mich ständig, ein besserer
Mensch und ein besserer Arzt zu werden.*

Donal: *Für meinen Patenonkel Brian. Es ist nicht »Ulysses«.
Aber die gute Nachricht über Rotwein hätte dir gefallen!*

Vorwort von Professor David Haslam, Vorsitzender des National Obesity Forum

———————•———————

Es ist sehr beeindruckend, wenn man ein renommierter Herzchirurg ist. Es ist umso bewundernswerter, wenn man sein Wissen durch die Medien in Wort, Bild und Ton an viele Menschen vermitteln kann. Doch furchtlos und im vollen Bewusstsein des zu erwartenden öffentlichen Aufschreis kontroverse wissenschaftliche Meinungen zu vertreten, die weder von einem breiten Publikum noch von der Mehrheit der Ärzte akzeptiert werden, ist einzigartig und beispiellos. Dieses Buch ist furchtlos. Es packt unsere fast schon religiösen Ernährungsdogmen und schüttelt sie gründlich durch. Es enthüllt, wie unser derzeitiges rückständiges Denken und aktuelle gefährliche Lehrmeinungen sich aus fehlerhaften Forschungen der 1950er-Jahre entwickelten. Es zeigt, warum Mediziner die Hand heben, die Schuld für die derzeitige Adipositas-Epidemie auf sich nehmen und den Fehler wiedergutmachen sollten, indem sie sich entschuldigen und dann der Welt die korrekte Botschaft verkünden. An der Botschaft oder den wissenschaftlichen Erklärungen dieses Buches ist nichts abstrus oder abwegig. Es basiert auf zuverlässigen und einwandfreien Quellen und man kann seinen Aussagen bedenkenlos vertrauen.

Die Menschen machen sich Gedanken darüber, warum Übergewicht, Adipositas und Typ-2-Diabetes immer häufiger auftreten – und wie diese Krankheiten verhindert werden können. Schon Einstein ärgerte sich über den Irrsinn, dass immer wieder auf dieselben ineffektiven Lösungen zurückgegriffen wird in der Hoffnung, dass sie beim nächsten Mal funktionieren. Dies ist im Wesentlichen auch die Richtung, die Wissenschaft und Regierungen bei der Bekämpfung von Adipositas eingeschlagen haben. Doch wissenschaftliche Erkenntnisse, die sich längst als falsch herausgestellt haben, müssen hinterfragt und nicht immer weiter propagiert werden. Die jüngst von der britischen Regierung lancierte Ernährungsempfehlung ist dafür ein gutes

Beispiel. Dieser sogenannte *Eatweel Guide* propagiert kohlenhydratreiche Ernährung, indem er die täglich empfohlene Kohlenhydratmenge anhebt – und das, obwohl Kohlenhydrate einen großen Anteil an der Adipositas-Epidemie haben. Irgendwann ist der Zeitpunkt gekommen, an dem wir uns kollektiv am Kopf kratzen und fragen sollten, was um Himmels willen da eigentlich los ist und wie wir unseren Lebensstil ändern können, um Adipositas zurückzudrängen und unzählige Leben zu retten. Uraltes Ernährungswissen wurde plötzlich durch Studien angezweifelt, die vor 70 Jahren durchgeführt worden sind. Doch jede wissenschaftliche Studie muss infrage gestellt werden. Darum geht es auch bei der Begutachtung akademischer Arbeiten. Dieses Buch postuliert ganz klar, dass wir angesichts der andauernden Adipositas-Epidemie bestehende Ernährungskonzepte – egal wie etabliert sie auch sind – hinterfragen und neu bewerten sollten. Die ersten Worte, die ein Medizinstudent an der Uni hört, sind: »Die Hälfte von dem, was Sie hier lernen, wird sich in der Zukunft als falsch herausstellen; das Problem ist nur, dass wir nicht wissen, welche Hälfte.« Gerade wird bewiesen, dass das öffentliche Gesundheitswesen, die Regierung und gängige Ernährungsdogmen sich irren, und es hängt von furchtlosen und kenntnisreichen Ärzten wie Aseem Malhotra ab, dies publik zu machen und die Ansichten hartgesottener Traditionalisten zu überwinden.

Sie kennen die Mittelmeerdiät? Vielleicht nicht ganz so gut, wie Sie glauben. Dieses brillante Buch legt dar, dass der alte griechische Begriff »Diät« (*diaita*) sich nicht nur auf die Ernährung, sondern auch auf Kultur und Lebensstil bezieht. Aseem Malhotra und Donal O'Neill verfolgen die moderne Mittelmeerdiät wohlwollend und ein bisschen nostalgisch zu ihren Urhebern Margaret und Ancel Keys zurück, obwohl die aktuelle wissenschaftliche Analyse zeigt, dass ein Großteil von Ancels Erkenntnissen falsch war. Doch es ist faszinierend, wie Kultur und Lebensstil Süditaliens zusammen mit der Romantik des Essens und der entspannten Art der Bewohner dieser wunderschönen Küstenregion zu einer Geschichte verwoben werden. Die Mittelmeerdiät aus Fisch, Fleisch, Gemüse, Oliven und anderen Produkten der Region war noch nie so verlockend. Früher musste man dafür in südliche Gefilde ziehen, doch inzwischen können wir die mediterrane Küche zu uns nach Hause bringen und in unseren Alltag einbauen. Aktuelle Ratgeber und Richtlinien könnten so viel tun, um die

Volksgesundheit zu verbessern, wäre da nicht die Paranoia der Gesundheitspolitiker und die Weigerung konservativer Ärzte, sich dem Wandel zu stellen.

Eines der letzten großen und vernünftigen medizinischen Fachbücher wurde 1951 von Raymond Greene (dem Bruder des Schriftstellers Graham Greene) verfasst. Danach wurden universell nur noch Lügen und Fehlinformationen verbreitet. Greene schrieb in Bezug auf Adipositas:

Nahrungsmittel, die vermieden werden sollten:

1. Brot und alles, was mit Mehl hergestellt ist
2. Zerealien und Puddings
3. Kartoffeln und alle anderen weißen Wurzelgemüsesorten
4. Lebensmittel, die Zucker enthalten
5. sämtliche Süßigkeiten

Nahrungsmittel, von denen man so viel essen darf, wie man will:

1. Fleisch, Fisch, Geflügel
2. alle grünen Gemüsesorten
3. Eier, frisch oder als Eipulver
4. Käse
5. Obst, wenn ungezuckert oder mit Saccharin gesüßt,
   mit Ausnahme von Trauben und Bananen

Das ist der perfekte Fahrplan für eine gesunde Ernährung und gegen Übergewicht. Doch die Verwerfung und völlige Umkehrung dieser hervorragenden Richtlinien durch Gesundheitsministerien hat die Adipositas-Epidemie in den letzten Jahrzehnten gefördert.

Wissenschaft und klinische Therapie können nur vorankommen, wenn Ärzte wie Aseem Malhotra die Theorien hinter den aktuellen Richtlinien unter die Lupe nehmen, sie hinterfragen und bei Bedarf korrigieren. Dieses Buch ist ein Beispiel dafür, dass ein renommierter Arzt sich selbst kritisch betrachtet, die Fehler seines Berufsstandes erkennt und dann den Mut hat, in den Medien offen darüber zu sprechen, was die meisten Ärzte und

Pflegekräfte entweder missverstehen oder ihren Patienten nicht vermitteln können.

Vielleicht gehört auch Aseem Malhotra – wie Hippokrates, Galen, Celsus, Sushruta, Maimonides, George Cheyne und Raymond Greene – in die Reihe der für den Umgang mit Fettleibigkeit wesentlichen Autoren. Wenn dem so ist, stehe ich ihm zur Seite und unterstütze ihn in jeder mir möglichen Weise.

Aseem Malhotra ist erfahren genug, um die Beweislage rund um den Themenkomplex Ernährung und Krankheit gründlich zu bewerten. Zudem ist er selbstbewusst genug, um den Angriffen seiner Widersacher standzuhalten. In Anbetracht seines enormen Wissens, seiner umfangreichen Recherchen und seiner immensen Kommunikationsfähigkeit können wir uns vielleicht im Hinblick auf Adipositas und die Sterblichkeitsrate bei vermeidbaren Krankheiten nun endlich auf eine bessere Zukunft freuen. Aseem und Donal, ich gratuliere euch zu einem furchtlosen und großartigen Buch, das die Volksgesundheit drastisch verbessern kann.

Einleitung

———————•———————

»Gesundheit ist der wahre Reichtum, nicht Gold und Silber.«

– Mohandas K. (Mahatma) Gandhi

Im Laufe von über 15 Jahren als Arzt und Kardiologe, in denen ich Tausende von Patienten behandelte und Hunderte von Herzoperationen durchführte, habe ich erkannt, dass ein Großteil der modernen Medizin im übertragenen Sinne versucht, eine durchgetrennte Arterie mit einem Pflaster zu verarzten. Seit Jahrzehnten ist unsere Gesundheitskultur und -politik fälschlicherweise darauf ausgerichtet, Krankheitssymptome zu behandeln, anstatt die Ursachen zu bekämpfen.

Die Folge: Das Gesundheitswesen steckt in einer Krise, unter der wir alle leiden. Fast die Hälfte der deutschen Erwachsenen und beinahe jedes zehnte Kind im Grundschulalter ist übergewichtig. Ähnliches gilt auch für andere Industriestaaten. Und der Trend zeigt weiter abwärts. Die Lage ist so ernst, dass Professor Dame Sally Davies, Chief Medical Officer von England, verkündet hat, dies sei vielleicht die erste Generation von Kindern, die von ihren Eltern überlebt werden wird.

Der rasante Anstieg von Adipositas und den damit verbundenen Krankheiten zieht sich in der westlichen Welt quer durch alle sozioökonomischen Klassen und Altersgruppen. Er macht sogar vor dem Militär nicht Halt. 2012 erklärte der Generalarzt der Vereinigten Staaten, dass Übergewicht inzwischen auch die nationale Sicherheit der USA bedrohe.

Fettleibigkeit ist jedoch nur die Spitze eines gewaltigen Eisbergs aus chronischen Krankheiten, die durch einen ungesunden Lebensstil hervorgerufen werden, darunter vor allem Herzerkrankungen, Typ-2-Diabetes, Krebs und Demenz. In den USA werden 75 Prozent der über drei Billiarden Dollar an Gesundheitskosten allein für die Behandlung dieser Krankheiten ausgegeben und auch beim britischen National Health Service machen sie den größten Posten aus. Und nicht nur unser Gesundheitswesen ächzt unter dem Krankheitsansturm. Eine ungesunde, unglückliche Gesellschaft ist auch ökonomisch unproduktiv.

Wie konnte es so weit kommen? Sind wir selbst Schuld daran, weil wir anderen die Verantwortung überlassen? Könnten Fresssucht und Faulheit ausgemerzt oder zumindest deutlich eingeschränkt werden, wenn wir weniger essen und uns mehr bewegen würden? Nein – nicht in diesem Fall. Das ist sogar einer von mehreren fatalen Irrglauben, die uns nicht nur noch kränker machen, sondern auch die Einführung wirklich wirksamer Lösungen für Einzelschicksale und die Gesamtbevölkerung verhindert haben.

Machen Sie sich darauf gefasst, dass in diesem Buch alles, was Sie bisher zu diesem Thema glaubten und zu wissen glaubten, auf den Kopf gestellt wird. Fehlgeleitete Gesundheitskampagnen führen Ärzte, Politiker und die Bevölkerung nach wie vor in die Irre, aber die Zeit für einen Wandel ist nun endlich gekommen.

In den folgenden Kapiteln entlarven wir mehrere Mythen und erklären, warum die Angst vor gesättigtem Fett und Cholesterin unbegründet ist, warum man aufhören sollte, Kalorien zu zählen, warum eine alternde Bevölkerung kein Gesundheitsproblem darstellt, warum es so etwas wie ein »gesundes Gewicht« gar nicht gibt und warum Zucker der Feind Nummer eins in der westlichen Ernährung ist. Wenn Sie einige der grundlegenden biologischen Abläufe verstanden haben, sind Sie bestens ausgerüstet, um eine lebensverändernde Reise anzutreten, die nur 21 Tage dauert.

Die Pioppi-Diät ist eine Kombination aus mehreren gesundheitsförderlichen Elementen im Alltag, die für ein körperliches Wohlbefinden sorgen. Ernährung ist dabei der Hauptfaktor, doch die Wirkung, die eine bessere Ernährung auf unsere Gesundheit hat, wird durch bessere und bewusstere Entscheidungen in anderen Bereichen unseres Alltags verstärkt. Die Kombination dieser Faktoren macht die Pioppi-Diät als 21-Tage-Programm zu einer wirkungsvollen gesundheitlichen Maßnahme. Einfach ausgedrückt, ist die Pioppi-Diät darauf ausgerichtet, Ihnen dabei zu helfen, auf Ihren Körper zu hören und seine Bedürfnisse zu erkennen und zu befriedigen: Essen, Schlaf, Bewegung, Atmung und Fitnessübungen, die wir lieber als »achtsame Bewegung« bezeichnen. Das Ergebnis ist eine subtile, aber überzeugende Demonstration davon, dass unser Körper uns zu einem schlankeren, gesünderen, glücklicheren und aktiveren Selbst führen kann.

Und falls Sie uns nicht glauben: Wir hatten das Privileg, auf die Fachkenntnisse und Unterstützung vieler renommierter internationaler Wissenschaftler zurückzugreifen, darunter auch Kardiologen und Adipositas-Experten. Dieses Wissen in Kombination mit unserer eigenen Erfahrung sowie weiteren persönlichen Zeugnissen sollte Sie davon überzeugen, dass die Lösungen, die die Pioppi-Diät bietet, von den besten und aktuellsten wissenschaftlichen Studien bestätigt werden. Dieses Buch basiert auf dem Dokumentarfilm *The Big Fat Fix* aus dem Jahr 2016, der von mir und dem ehemaligen Spitzenathleten und Filmemacher Donal O'Neill coproduziert wurde. Der ehemalige Gesundheitsminister und derzeitige Bürgermeister von Manchester Andy Burnham hat das Potenzial des Films erkannt: Wir wollen »Millionen helfen und Tausende von Leben retten« und ich möchte Sie bitten und dazu ermutigen, die Gesundheitsgeheimnisse der Pioppi-Diät mit Ihrer Familie und Ihren Freunden, Bekannten und Kollegen überall auf der Welt zu teilen. Es ist nie zu früh – oder zu spät –, seinen Lebensstil zum Positiven zu ändern.

Um einen jungen Redakteur der Zeitschrift *Men's Health* zu zitieren, der seine Gesundheit und sein Leben anhand von Pioppi umkrempelte: »Das Ding funktioniert wirklich.«

TEIL 1

Die Geschichte und die Wissenschaft

1.

Pioppi: Das Dorf, in dem die Menschen vergessen zu sterben

———————•———————

»In Italien, in der Region Kampanien, in der Provinz Salerno, in Celento, in Pollica, haben wir einen Schatz.«

– Stefano Pisani, Bürgermeister von Pollica, im Juni
2015 in einem Interview in *The Big Fat Fix*

Nie wurde Wahreres ausgesprochen.

In Kampanien, zwei Autostunden südlich von Neapel, gibt es ein winziges Dorf namens Pioppi (197 Einwohner). Jeden Tag verlassen ein paar Fischer in ihren Booten den malerischen Hafen, um den Fang des Tages einzuholen. Ihre Beute ist eher kommunal als kommerziell: Die Boote bringen genug Fisch mit, um die Gemeinde und die wenigen Restaurants zu versorgen. Jeden Nachmittag ziehen sich die Einwohner des Dorfes (in dem es keinen Supermarkt gibt) zur traditionellen Siesta zurück. Im Ort geht die Geschichte um, dass die Figur des Fischers Santiago in Ernest Hemingways Roman *Der alte Mann und das Meer* (1952) von einem Besuch des Autors in der Gegend inspiriert war. Wer, wie wir, einmal selbst hier war, wird dies ohne Weiteres glauben.

Nachdem mein Vater 2010 einen Herzinfarkt erlitten hatte, befasste ich mich fünf Jahre lang intensiv mit Herzerkrankungen und unserer modernen Ernährung. Nicht lange vor seinem Herzinfarkt war mein Vater zu den Ergebnissen eines kardialen Belastungstests beglückwünscht worden.

»Sind Sie Sportler, Mr. O'Neill?«, wurde er gefragt. »Nicht mehr«, antwortete er, »aber ich war es einmal, vor langer Zeit.«

Wie viele Haushalte hatten wir Butter damals in den 1980er-Jahren durch »gesunde« Margarine ersetzt. In einem TV-Werbespot wurde Fett in einen Ausguss geschüttet, um zu demonstrieren, wie gesättigtes Fett Arterien verstopft. Dies war nicht nur ein äußerst eindringliches Bild, es enthielt auch eine überzeugende – wenn auch letztendlich irreführende – Botschaft. Meine Mutter fing an, mit »gesundem« Sonnenblumenöl zu kochen, und Vollmilch wurde in unserem Haus durch halbfette Milch ersetzt. Wir alle fürchteten Fett. Diese Einstellung behielt ich bis zum Jahr 2010 bei, als ich meine Recherche für *Cereal Killers* begann. Nachdem wir den Film 2013 fertiggestellt hatten, unterstützte Aseem uns und unsere Botschaft. Er organisierte Vorführungen in London und lud wichtige Leute aus Medizin und Medien dazu ein. Meinen Auftritt in *BBC Breakfast* mit Dr. Peter Brukner, dem ehemaligen Leiter der sportmedizinischen Abteilung des Liverpool Football Club und heutigen Mannschaftsarzt des australischen Cricket-Nationalteams, hatte ich ihm zu verdanken.

»Keine Angst vor Fett« war der Slogan zu *Cereal Killers*. Damals war das eine ungeheuerliche und rebellische Botschaft (ein TV-Sender wollte ein Remake in Auftrag geben, »nur mit viel weniger Fett«), doch inzwischen hat sich die öffentliche Wahrnehmung verändert. Als wir in unserem nächsten Film *Run on Fat* die Kamera auf sportliche Leistungen und den erstaunlichen Sami Inkinen richteten, gab es keinen Plan für einen dritten Film. Aber dann las ich in Nina Teicholz' hervorragendem Buch *The Big Fat Surprise* über Pioppi und fragte mich, ob in diesem winzigen unbekannten italienischen Dorf eine Geschichte steckte, die erzählt werden wollte. Als meine Internetrecherche fruchtlos blieb, wurde ich sehr aufgeregt.

Im Juni 2015 kamen wir unangekündigt in Pioppi an, um *The Big Fat Fix* zu drehen. Die Vorgabe lautete: die Essenz dieses verschlafenen kleinen Dorfes einzufangen, in dem die Menschen vergessen zu sterben. Ein ziemlich gradliniges Vorhaben, das sich in gewisser Weise aber als fast nicht umsetzbar erwies.

Wo es Essen gab, würden wir filmen. Wenn wir Mahlzeiten genossen, würden wir dies vor laufender Kamera tun. Aber in unserer Mission, das wahre Geheimnis mediterraner Langlebigkeit aufzudecken, wollten wir weit über die bloße Ernährung hinausgehen. Als wir unsere Sinne öffneten und zuließen, dass der Zauber dieser Umgebung in unsere Knochen eindrang, wurde Schicht um Schicht ein Lebensstil freigelegt – der vom Bürgermeister erwähnte »Schatz« –, der unter jahrzehntelanger Fehlinformation begraben worden war.

Als ich mich mit Aseem (damals mein Co-Produzent und zukünftiger Co-Autor sowie weltweit führender Aktivist gegen Übergewicht) an jenem ersten Tag zu einer Mahlzeit aus Fisch und Meeresfrüchten hinsetzte, fingen wir an zu glauben, dass es sich hier um viel mehr als eine bloße Story handelte.

Wir hatten uns für das Restaurant »La Caupona« mitten im Dorf entschieden und die Gastfreundlichkeit, die uns dort entgegengebracht wurde, stellte die Weichen für einen denkwürdigen Aufenthalt in diesem magischen Ort. Wir sprachen kein Italienisch und der ältere Herr, der uns begrüßte und bediente, sprach kein Englisch. Er kommunizierte zwar nur mit seinem breiten Lächeln, aber zu guter Letzt stand ein beeindruckendes Festmahl aus Fisch und Meeresfrüchten, gegrilltem Gemüse und jeder Menge Olivenöl vor uns auf dem Tisch.

Während Aseem vor laufender Kamera ausführte, welche gesundheitlichen Vorzüge Olivenöl hat, lief Kameramann Marek das Wasser im Munde zusammen. Grundsätzlich ist es immer ein gutes Zeichen, wenn die Person hinter der Kamera wirklich interessiert ist an dem, was vor der Kamera passiert. Der Anfang war also vielversprechend. Wie alle guten Regisseure erstellt unsere Regisseurin Yolanda normalerweise genaue Drehabläufe, aber wenn niemand Englisch spricht und du gar nicht so genau weißt, wonach du überhaupt suchst, musst du manchmal einfach deinem Bauchgefühl folgen. Das ist zwar keine typische Vorgehensweise für einen Dokumentarfilm, macht so manchen Streifen aber tatsächlich besser.

Als Professor Tim Noakes *The Big Fat Fix* »herausragend« nannte und als den »besten Gesundheitsfilm aller Zeiten« bezeichnete und als Aseem eine Uraufführung vor Mitgliedern des britischen Parlaments in Westminster organisierte, hatten wir das Gefühl, etwas Befriedigendes erreicht zu haben. Aber an unserem ersten Drehtag hatten wir noch keine Ahnung, was uns erwartete.

Es gab sehr viel, was wir nicht wussten.

Nach dem Mittagessen fuhren wir herum, um die Gegend zu erkunden, während die Einheimischen sich zurückzogen, um ihre Siesta zu halten. Im Laufe unseres Aufenthalts in Pioppi lernten wir die potenzielle gesundheitliche Bedeutung dieses in der dortigen Kultur verankerten täglichen Rituals zu schätzen, ebenso wie viele weitere Elemente des Lebensstils. Doch es ist unmöglich, einen einzigen Faktor als Ursache der erstaunlichen Gesundheit und Langlebigkeit der Menschen in dieser Region zu isolieren.

Wenn Sie wissenschaftliche Studien zur Langlebigkeit lesen, die im Zuge unserer Beobachtungen verfasst wurden, empfehlen wir, dass Sie Berichten über magische lebensverlängernde Kräuter nicht allzu viel Glauben schenken. In unserem Film und diesem Buch stellen wir Pioppi als ganz besonderen Ort vor, wo bestimmte Erkenntnisse aus Medizin, Ernährungs- und Umweltwissenschaften mit der physischen Weisheit der Langlebigen koexistieren und kollidieren. Die Realität ist einfach. Die Wissenschaft weiß weit weniger, als wir glauben, und die Bewohner von Pioppi wissen weit mehr, als wir ihnen – bisher zumindest – zugestehen wollten.

In Pioppi dehnt sich die Zeit und wiegt dich in dem Gefühl, dass die Welt jenseits der engen Grenzen des Dorfes keine Bedeutung hat. Unsere stille, ruhige erste Nacht dort bildete einen krassen Gegensatz zu unserer gewohnten nächtlichen Umgebung. Keine Geräusche. Keine Lichter. Keine Störungen irgendeiner Art. Nur völlige himmlische Ruhe.

Am nächsten Tag wachten wir mit der kollektiven Erkenntnis auf, dass wir auf unserem Spontanbesuch dabei waren, in etwas sehr Besonderes einzutauchen. Stellte sich nur die Frage, wie wir dieses Erlebnis in etwas Handfestes für unsere Zuschauer übertragen konnten. An diesem frischen, klaren Morgen in Süditalien gab es nur ein Mittel, um diesen Prozess einzuleiten.

Kaffee.

Die Bar in der Dorfmitte befand sich direkt gegenüber vom Restaurant, in dem wir am Vortag so vorzüglich gespeist hatten. Per Zeichensprache bestellten wir erfolgreich Espresso und Cappuccino (es blieb nicht bei einer Tasse) und filmten eifrig mit. Kaffee wird in der Ernährungswissenschaft zunehmend als förderlich für die Gesundheit wahrgenommen, wir brauchten also ein paar Aufnahmen, um dies im Film zu veranschaulichen. Der Kaffee war hervorragend und ließ eine wichtige Erkenntnis in uns heranreifen.

Wissenschaftler reden nicht gern von »Stress«, weil dies kein messbarer Zustand ist (vielleicht am ehesten durch Herzfrequenzvariabilität (HFV), auf die wir später noch genauer eingehen). Obwohl es ein schwammiger Begriff ist, wissen wir alle genau, was mit Stress gemeint ist. Wir erkennen intuitiv, wann wir selbst, ein Familienmitglied, ein enger Freund oder der Partner gestresst sind, und über einen längeren Zeitraum hinweg können die Begleiterscheinungen dieses Zustands einen ernsthaft schädlichen Effekt auf unsere Gesundheit haben.

Unser Darm kann sehr heftig auf eine Zunahme von Stresshormonen reagieren: Er wird poröser und lädt damit Erkrankungen geradezu ein. Manche Experten sind sogar überzeugt, dass chronischer Stress langfristig mehr Schaden anrichtet als eine schlechte Ernährung. Aber alle sind sich einig, dass es definitiv besser ist, den Stresspegel möglichst gering zu halten – ziemlich beeindruckend, wenn man bedenkt, dass es hier um etwas geht, das wir noch nicht einmal genau »messen« können.

Während Aseem und ich 24 Stunden nach unserer Ankunft in Pioppi in der Morgensonne mit Blick aufs Meer unseren Espresso schlürften, waren wir uns einig, dass hier etwas nicht direkt Greifbares, aber trotzdem sehr Wirkungsvolles in der Luft lag. Die völlige Abwesenheit von Stress, wie wir ihn in einer modernen urbanen Umgebung erleben, war so klar wie unser Blick auf das unverschmutzte Meer, das mit sanften Wellen auf dem unberührten Kieselstrand unter uns aufschlug. Pioppi mag zwar in einer historisch bedingt armen Region Italiens liegen, hat aber einen reichhaltigen gesundheitlichen Schatz zu bieten.

Kein Fitnessstudio. Kein Supermarkt. Keine Probleme.

In den 1970er-Jahren, Jahrzehnte vor dem Internet, war es eigentlich nicht vorstellbar, dass dieses winzige Dorf einen größeren Einfluss auf die globale Ernährungs- und Gesundheitspolitik haben könne als jeder andere Ort auf dem Planeten. Doch genau das war es, was Aseem und mich hergebracht hatte. Wir wandelten auf den Spuren des amerikanischen Wissenschaftlers Ancel Keys.

Professor Keys war der Erfinder der K-Ration, einer lang haltbaren Essensration für unterwegs mit genug Kalorien, um Soldaten zwei Wochen lang zu ernähren. Als er die Gegend nach dem Zweiten Weltkrieg besuchte, war er so beeindruckt von Pioppi, dass er Jahre später wiederkehrte, um die Recherche zu betreiben, die letztendlich zu unserer heutigen, verzerrten Interpretation des traditionellen mediterranen Lebensstils führte. Keys und seine Frau Margaret, die Architekten der modernen »Mittelmeerdiät«, lebten und arbeiteten vier Jahrzehnte lang in Pioppi, bevor Keys im Jahr 2004 starb. Auch heute noch wird in dem Ort mit Verehrung und Zuneigung von ihm gesprochen.

Straßenschilder an beiden Ortszugängen verweisen auf Keys und den von der UNESCO anerkannten Status des Dorfes als Ursprung der Mittelmeerdiät und bestätigten uns bei unserem Besuch, dass wir uns auf der richtigen Spur befanden. Das Museum der Mittelmeerdiät, untergebracht in einem historischen Gebäude in der Dorfmitte, überzeugte uns schließlich völlig, dass wir die Quelle dieser überaus erfolgreichen Ernährungsweise gefunden hatten.

Pioppi boomt im August, wenn italienische Urlauber einfallen, versinkt aber für den Rest des Jahres im Dornröschenschlaf. Es war Juni und wir gingen davon aus, dass bei einer Einwohnerzahl von 197 ein Kamerateam im Dorf auffallen würde. Das Einzige, was wir nun brauchten, war eine Form der Kommunikation, die hörbarer war als das freundliche Lächeln, das uns überall entgegengebracht wurde. Yolanda sagt immer, dass eine Kamera in der Öffentlichkeit einen Hauch Magie mit sich bringt. Man weiß nie, wer oder was sich zeigt.

Angelo Morinelli genoss gerade seinen morgendlichen Espresso, als hinter ihm ein Zwei-Meter-Kameramann auftauchte, um den Barista und die Crema in Nahaufnahme einzufangen. Angelo wusste nicht, dass der Mann, der draußen seinen Espresso schlürfte, Aseem Malhotra war, ein britischer Kardiologe, der eine weltweite Kampagne für Lebensstilmedizin führte. Er hatte auch nicht *Cereal Killers* gesehen. Aber er spürte, dass hier gerade etwas Bedeutsames passierte. Und dass er wahrscheinlich dabei helfen konnte.

Zwar hatten wir keine gemeinsame Sprache, doch glücklicherweise sprach Marek ein paar Brocken Deutsch, das Angelo beherrschte, und fand so heraus, dass dieser Mann Ancel Keys' Fahrer gewesen war. Angelos Vater hatte das Land gehört, auf dem Keys erst seine Villa bauen ließ und später den Gebäudekomplex Minnelea, in dem er Wissenschaftler beherbergte, die zu Besuch kamen.

Aufgeregt tätigte Angelo einen Anruf und reichte mir den Hörer. Sein Sohn Antonio war kürzlich nach Hause zurückgekehrt, nachdem er zehn Jahre als Koch in den USA gearbeitet hatte. Sein Traum war es gewesen, in seinem Heimatdorf ein Spitzenrestaurant zu eröffnen – eine Hommage an lokale Erzeugnisse in der von der UNESCO geschützten Heimat der Mittelmeerdiät.

Antonio wurde unser Fremdenführer, Gastgeber und Freund. An diesem Abend aßen wir zum ersten Mal in seinem Restaurant »Suscettibile«. Sein Traum war wunderbare Wirklichkeit geworden, wie jeder bestätigen kann, der jemals dort gespeist hat. Auf den Tellern macht sich die Liebe zur Region, zu seinen Erzeugnissen und seiner Küche bemerkbar. Der Büffelmozzarella aus der Gegend ist göttlich, die Meeresfrüchte unvergleichlich und der Wein – ah, der Wein! In Antonios Restaurant machten wir Bekanntschaft mit einem großartigen Rotwein. Danach arrangierte Antonio für uns einen Besuch des wunderbaren Weinguts San Giovanni, wo dieser mediterrane Schatz erzeugt wird. Wir bestaunten Weinberge, die sich gefährlich steil zum Meer hinabsenken, im Hintergrund majestätisch bewacht vom Vesuv. Die Kamera tat sich schwer, die fast surreale Schönheit des Ortes einzufangen, doch dem Wein gelang dies mühelos. Ida Budetta erklärte uns, wie sie und ihr Mann das kleine Stück Land ursprünglich mit bloßen Händen beackert hatten. Das Etikett »bio« bedeutet hier nichts. Hier gibt es nur das Land. Und das Meer. Und die Liebe der Menschen zu dem, was sie tun. Ihre Beziehung zum Land und seinen Früchten ist von Respekt geprägt und wirft ein Licht auf ein weiteres, bislang vergessenes Element des traditionellen Lebensstils der Region: die Arbeit.

Antonio organisierte auch ein Interview mit dem Bürgermeister Stefano Pisani, der uns kurz und verständlich erklärte, was bei der modernen Ausrichtung der Mittelmeer-»Diät« schiefgelaufen war. Es handelte sich schlicht um einen Übersetzungsfehler des ursprünglich griechischen Wortes *diaita*. *Diaita* bedeutet »Lebensstil« und darin, so Pisani, »sind viele Dinge enthalten – die Landschaft, das Meer, die Lebensqualität, die Kultur, die Arbeit und vieles mehr«.

In dieser Region leben die Männer, die ihr ganzes Leben lang jeden Tag acht Stunden täglich auf dem Feld arbeiten, länger als die Frauen. Diese Männer witzelten mit uns über die Intensität des Holzhackens, das zu ihren täglichen Pflichten gehört. »Versucht es mal für eine Stunde«, sagten sie lachend. Die »Arbeit«, auf die der Bürgermeister verwies, bestand aus jahrzehntelanger langsamer, konstanter Bewegung (Gehen) gepaart mit kürzeren, intensiveren Ganzkörperaktivitäten (zum Beipiel Holzhacken). Trug dieser Faktor zu ihrer Langlebigkeit bei?

Als wir die neuesten wissenschaftlichen Erkenntnisse mit der Weisheit dieses Ortes und seiner Bewohner verglichen, wurde uns die Bedeutung von Bewegung und Beweglichkeit bewusst. Untersuchungen, die Beweglichkeit mit Sterblichkeitsraten über zehn Jahre verglichen, und zwar in Bezug auf alle Todesursachen, deuten auf die Wichtigkeit von körperlicher Kraft und Ausgeglichenheit hin. In dieser Hinsicht müssen die Männer aus Pioppi sich keine Sorgen machen.

Die Tatsache, dass die Wissenschaft nur misst, was sie messen kann – und zwar nur zu bestimmten akuten Zeitpunkten –, und dass die moderne Medizin im Wesentlichen Krankheitsmanagement ist, hat in unserem Verständnis von gesunder Lebensführung ein Vakuum erzeugt. Gesunde Menschen haben andere Berührungspunkte mit der modernen Medizin als kranke. Während gewaltige Summen dafür aufgewendet werden, Krankheiten zu verstehen, zu diagnostizieren und zu heilen, müssen die Gesunden selbst zusehen, wie sie weiterleben, ohne krank zu werden. Wenn sie dann aber 100 Jahre alt werden oder irgendetwas anderes Erstaunliches zuwege bringen, richten sich plötzlich alle Augen auf sie und man fragt sich, wie sie es so weit gebracht haben.

Die Wirkung vieler gesundheitsfördernder Lebensstil-Entscheidungen (ob bewusst oder unbewusst), wie die, die zum traditionellen Leben in Pioppi gehören, bleibt von der Öffentlichkeit unbemerkt, bis die Langlebigkeit der Bevölkerung statistisch auffällt. Erst dann überschlägt sich die Wissenschaft in dem Bemühen herauszufinden, wieso diese Menschen ständig die Langlebigkeitsolympiade gewinnen.

Und der Clou: Sie leben nicht nur lange, sondern auch gut.

Wenn das Altern als ein Prozess der allmählichen physischen Degeneration betrachtet wird, durchlaufen die traditionell lebenden Bewohner von Pioppi ihn offensichtlich langsamer als viele von uns. Es verwunderte uns zum Beispiel nicht weiter, den Kellner aus dem kleinen Café eines Morgens beim Reparieren des Dachs seines Lokals zu sehen. Als Antonio uns aber erzählte, dass der Mann 85 Jahre alt ist, waren wir schwer beeindruckt. Seine flüssigen und beschwerdefreien Bewegungen straften sein chronologisches Alter Lügen. Doch als wir erfuhren, dass der älteste Mann der Region das stolze Alter von 107 erreicht hatte, klappte uns so richtig die Kinnlade herunter. 85 Jahre mögen an den meisten Orten beachtlich sein, aber in diesem Dorf, in dem die Menschen vergessen zu sterben, galt unser Kellner als junger Spund.

Welches Geheimnis steckt also dahinter? Die Wahrheit ist, dass wir niemals zu 100 Prozent erklären werden können, warum diese Menschen so lange so gut leben. Aber es lassen sich definitiv einige Grundprinzipien herausarbeiten.

Auf einer hervorragenden Führung durch das Mittelmeerdiät-Museum in Pioppi mit der einheimischen Englischlehrerin Susan Bessie Haslam wurden wir darauf hingewiesen, dass Armut einen starken Einfluss auf den traditionellen Lebensstil dieser Region ausübte. Nahrung war knapp, was notgedrungen dazu führte, dass Mahlzeiten ausgelassen wurden. Antonio erklärte uns, dass die Männer in solchen Zeiten mit leerem Magen aufs Feld gingen. Heute gilt das Fasten bei der Behandlung von Typ-2-Diabetes als neuer Stern am Himmel und Bodybuilder legen regelmäßig Fastenzeiten ein, um Muskelmasse aufzubauen. Es geschah nicht mit Absicht, aber intermittierendes Fasten gehörte in der Pioppi-Region zum natürlichen Alltag.

Ancel Keys' ursprüngliche Recherche ging nicht auf das Fasten aus ökonomischen oder religiösen Gründen ein. Doch der Verzicht auf Mahlzeiten war ein sehr reales und nach dem Zweiten Weltkrieg im Mittelmeergebiet weit verbreitetes Phänomen. Genau wie die Arbeit trug auch der regelmäßig auftretende Nahrungsmangel zur gesundheitsfördernden Wirkung der traditionellen *diaita* bei. Doch dazu später mehr.

Überall entdeckten wir plötzlich Puzzleteile, die sich langsam zu einem Gesamtbild der Langlebigkeit zusammenfügten.

Rückblickend ist es leicht zu verstehen, wie ein breit gefasster, potenziell gesundheitsfördernder Lebensstil stark vereinfacht wurde und wie diese vereinfachte Interpretation Fahrt aufnahm und an Glaubwürdigkeit gewann, zuerst bei Keys' Forschern und danach bei jenen Urhebern von Regelwerken in den USA, die die *diaita* durch die verzerrende Brille der Ernährungspolitik der 1970er sahen.

Die Pioppi-Diät ist eine Übertragung der grundlegenden Prinzipien der traditionellen mediterranen *diaita* auf einen modernen westlichen Lebensstil. Wir sind sicher, dass die Befolgung dieser Prinzipien auch Bewohner von Städten wie New York, London und Sydney kardiologisch, physisch und psychisch gesunder machen und ihnen ein längeres Leben bescheren kann.

In den folgenden Kapiteln gehen wir ausführlich auf die Ursachen heutiger Zivilisationskrankheiten wie Herzerkrankungen, Übergewicht und Typ-2-Diabetes ein. Wir werden erklären, warum Sport als Mittel zum Gewichtsverlust überbewertet und Bewegung unterbewertet wird. Wir untersuchen, was Telomere sind und warum eine wirksame Stressbewältigung so wichtig ist, um sie zu schützen. Wir prüfen, welche Nahrungsmittel sich radikal auf unsere Körperzusammensetzung, unseren Energiespiegel und unsere kardiovaskuläre Gesundheit auswirken. Vor allem jedoch präsentieren wir Ihnen klare, leicht nachvollziehbare von Pioppi inspirierte Richtlinien, mit denen Sie das Risiko einer Herzerkrankung in nur 21 Tagen dramatisch senken können.

Wenn Sie es nicht abwarten können, mit dem Programm loszulegen, springen Sie direkt zu Kapitel 14. Aber Achtung: Wenn Familienmitglieder, Freunde und Kollegen Sie fragen, warum Sie plötzlich so gut aussehen und so viel Zufriedenheit ausstrahlen, müssen Sie vielleicht wieder zurückblättern, um zu verstehen, was mit Ihnen passiert ist. Oder Sie sagen einfach: »Hat alles mit Pioppi zu tun.«

Wenn die Zukunft der Gesundheitsvorsorge in der Lebensstilmedizin liegt, dann waren die Bewohner von Pioppi ihrer Zeit weit voraus!

2.

Die Pioppi-Diät: Gesundheitsvorsorge durch und durch

---•---

»Lass Nahrung deine Medizin sein und Medizin deine Nahrung.«

– Hippokrates (der Vater der modernen Medizin)

Ich glaube nicht, dass irgendjemand freiwillig übergewichtig ist. Eine internationale Umfrage von Gallup unter 57 000 Erwachsenen ergab, dass Gesundheit das Wichtigste im Leben ist, gefolgt von einem glücklichen Familienleben. Doch wie passt das zusammen mit der Tatsache, dass beispielsweise in Großbritannien 60 Prozent aller Erwachsenen derzeit übergewichtig oder sogar adipös sind, und, vielleicht noch besorgniserregender, dass eines von drei Kindern dort ebenfalls übergewichtig sein wird, wenn es die Grundschule verlässt?

Es herrschen zwei grundlegende Fehleinschätzungen in Wissenschaft und Öffentlichkeit vor, die alle Versuche, diese Epidemie einzudämmen, unterminieren. Zum einen ist da unsere kollektive und individuelle Unfähigkeit zu erkennen, dass alles, was wir zu uns nehmen, uns entweder gesund bleiben lässt oder zu einer tickenden Zeitbombe wird, die Krankheit und einen frühen Tod bringt. Wie das folgende Diagramm zeigt, trägt eine schlechte Ernährung heute weltweit in größerem Maße zu Krankheiten und einer hohen Sterblichkeitsrate bei als Bewegungsmangel, Rauchen und Alkohol zusammen.

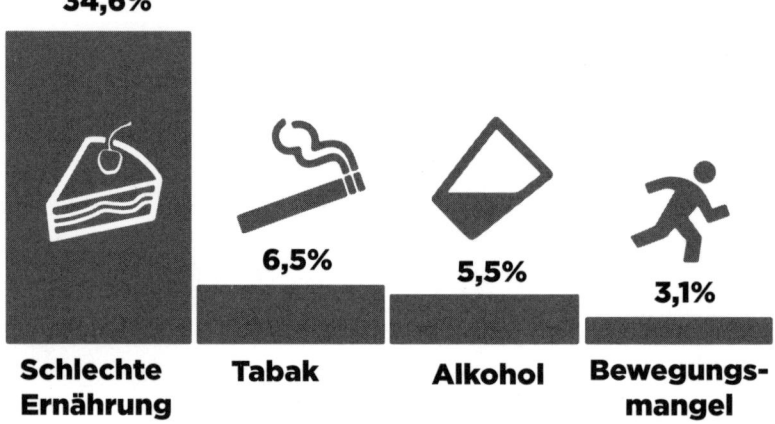

Weltweit durch Hauptfaktoren verursachte Krankheiten im Verhältnis

34,6%

6,5%

5,5%

3,1%

Schlechte Ernährung **Tabak** **Alkohol** **Bewegungsmangel**

Quelle: Prof. Simon Capewell, Professor der Klinischen Epidemiologie, University of Liverpool, Analyse der »Global Burden of Disease«-Studie. © Simon Capewell und *Telegraph*

2017 wurde geschätzt, dass man mit einer kollektiven Verbesserung der Ernährung in den USA sagenhafte 1,8 Billiarden Dollar der derzeitigen Gesundheitsausgaben von insgesamt 3,2 Billiarden Dollar einsparen könnte.[1]

Die zweite Fehleinschätzung besteht in der Überzeugung, dass unsere Nahrungsauswahl bewusst geschieht und unsere wahren Wünsche reflektiert, während in Wirklichkeit die Entscheidung über unser Essverhalten oft schwer zu kontrollieren ist und nicht immer bewusst getroffen wird. Professor Theresa Marteau, Leiterin der Abteilung für Verhaltens- und Gesundheitsforschung an der University of Cambridge, sagt dazu: »Wir werden stark von Automatismen gesteuert, die wenig bewusstes Denkverhalten erfordern, denn das Verlangen nach sofortiger Befriedigung ist weit stärker als die Aussicht auf größere, weniger sichere, zeitlich verzögerte Belohnungen. Dadurch treffen wir häufig eine ungesunde Wahl.« Obwohl wir zum Beispiel abnehmen wollen, geraten wir in Versuchung, an der Supermarktkasse den grell verpackten Schokoriegel zu kaufen.

Um verantwortlich zu handeln, braucht man zudem korrekte Informationen und eine Wahlfreiheit. Wir besitzen weder das eine noch das andere. Eine Kombination aus fehlerhaften Ernährungsratgebern und einem Umfeld, dass unsere Fähigkeit, gesunde Nahrung zu wählen, einschränkt, führt dazu, dass persönliche Verantwortung für die meisten Menschen illusorisch ist. Es ist nicht leicht, sich einen Weg durch das Überangebot an billigen, industriell verarbeiteten Lebensmitteln zu bahnen, während man von der aggressiven Werbung für Junkfood bombardiert wird, deren Slogans »low fat« oder »glutenfrei« weiteren Schaden anrichten. Eine meiner Patientinnen in ihren Vierzigern, die nach Jahren starken Rauchens einen Herzinfarkt erlitt, konnte zum Beispiel nicht verstehen, warum sie 19 Kilogramm zunahm, nachdem sie eine »Low Fat«-Diät gemacht hatte. Sie war entsetzt, als ich darauf hinwies, dass die fünf Low-Fat-Drinks, die sie täglich zu sich nahm, insgesamt 75 Teelöffel Zucker enthielten. Ich rate meinen Patienten inzwischen, alles zu vermeiden, das als »gesund« beworben wird, da es mit großer Wahrscheinlichkeit genau das Gegenteil ist.

Natürlich kann ich die Lebensmittelindustrie zu einem gewissen Grad verstehen. Es ist ihre Aufgabe, mit dem Verkauf von Essen Geld zu verdienen, und nicht, sich um die Gesundheit der Konsumenten zu kümmern. Wir haben einfach darin versagt, ihre manipulativen Werbeversprechen zu verbieten. Professor Kelly Brownell, der führende Forscher auf dem Gebiet der Public Policy in den USA, meint: »Wenn einmal die Geschichte des Kampfes gegen Übergewicht geschrieben wird, wird man möglicherweise die Zusammenarbeit mit der Lebensmittelindustrie und deren Beschwichtigungen als den größten Fehler bewerten.«[2] Der Industrie ist es gelungen, ihr nährstoffarmes, aber sehr schmackhaftes Junkfood jederzeit und überall für alle zugänglich zu machen.

Für mich persönlich und als Arzt besteht der größte Skandal darin, dass wir sogar unseren Krankenhäusern erlaubt haben, als Plattform für die Junkfood-Industrie zu dienen. Vor einigen Jahren rettete ich einem Mann mittleren Alters das Leben. Er hatte nachts einen Herzinfarkt erlitten und ich operierte ihn anschließend. Ich erinnere mich noch lebhaft an seine Worte auf der Krankenstation am nächsten Tag, Während ich ihm erklärte, wie wichtig es sei, mit dem Rauchen aufzuhören und sich gesund zu ernähren (er aß meistens Fastfood), wurde ihm von einem Pfleger eine Mahlzeit aus Burger und Fritten serviert. Er sah mich an und sagte: »Wie soll ich meinen Lebensstil ändern, wenn ihr mir hier den gleichen Mist auftischt, der mich erst hergebracht hat?«

Die Tatsache, dass 50 Prozent der 1,4 Millionen Menschen, die im britischen Gesundheitsdienst arbeiten, übergewichtig oder adipös sind, belegt eindringlich, dass Tatsachen zwar vermittelt werden können, aber nicht unbedingt Auswirkungen haben, wenn das Umfeld kontraproduktiv ist.[3]

Bei einer gesunden Ernährungs- und Lebensweise geht es nicht nur darum, den Tod hinauszuzögern. Es geht um eine bessere Lebensqualität, jetzt *und* im Alter. Erinnern Sie sich noch an den fitten 85-Jährigen aus Pioppi? Donal und ich hoffen beide, dass wir körperlich und geistig genauso agil sind, wenn wir sein Alter erreichen. Ich würde lieber gesund tot umfallen, als das letzte Jahrzehnt meines Lebens unter gesundheitlichen Einschränkungen leiden, die ich hätte vermeiden können.

Die »alternde Bevölkerung« wird immer öfter als Ursache für die wachsenden Kosten unseres Gesundheitssystems angeführt. Doch obwohl eine Bevölkerung altert, steigt der Bedarf an gesundheitlicher Behandlung und Pflege nur dann wesentlich an, wenn die Menschen im Alter von chronischen Krankheiten geplagt werden. Eine in der Fachzeitschrift *The Lancet* veröffentlichte Studie ergab, dass wenn die steigende Lebenserwartung in der Europäischen Union mit generell guter Gesundheit einherginge, die Kosten bis 2060 nur um 0,7 Prozent des Bruttoinlandsprodukts (BIP) steigen würden.[4]

In anderen Worten: Das Hauptproblem ist eine alternde Bevölkerung mit chronischen Krankheiten, die überwiegend durch einen mangelhaften Lebensstil verursacht wurden. Dazu kommt eine Zunahme von Typ-2-Diabetes, die immer jüngere Menschen betrifft. Die Kosten, die die Behandlung von Typ-2-Diabetes verursacht, kombiniert mit dem krankheitsbedingten Verdienstausfall, beträgt derzeit fast 20 Milliarden britische Pfund. Wenn wir so weitermachen wie bisher, wird sich diese Summe in weniger als 20 Jahren auf 40 Milliarden verdoppeln.[5]

Einem Bericht der Investmentbank Morgan Stanley zufolge wird die »Übergewichtsepidemie« in den USA bis 2035 zu einem 0,0-Prozent-Wachstum führen, falls keine drastischen Gegenmaßnahmen getroffen werden. Der Bericht schließt mit den Worten: »Wenn der Übergewichtstrend sich verlangsamt, stoppt – sich vielleicht sogar umkehrt –, könnte das verblüffende Auswirkungen haben. Man stelle sich gesündere Gemeinden vor, eine produktivere Arbeitsbevölkerung, weniger Belastung der Budgets von Privatpersonen, Firmen und Staaten und ein größeres Wirtschaftswachstum auf globaler Ebene.«[6]

Doch die Verbesserung von Gesundheit und Lebensqualität wird sicherlich nicht durch eine verstärkte Einnahme von Tabletten erreicht werden. Es wird geschätzt, dass verschreibungspflichtige Medikamente wegen ihrer Nebenwirkungen als weltweite Todesursache inzwischen an dritter Stelle hinter Herzerkrankungen und Krebs stehen. Etwa ein Viertel aller Krankenhauseinweisungen bei älteren Menschen sind die Folge von gefährlichen Medikamentenkombinationen. Blutdrucksenkende Mittel können zum Beispiel Stürze begünstigen. Und ein Viertel aller älteren Menschen, die fallen und sich die Hüfte brechen, stirbt anschließend im Krankenhaus.

Wie kommt es also, dass wir alle länger leben?

Es besteht kein Zweifel daran, dass die moderne Medizin im letzten Jahrhundert Bemerkenswertes geleistet hat, darunter die Entdeckung von Antibiotika gegen lebensbedrohliche Infektionen und die Erfindung laparoskopischer Notoperationen bei Herzinfarkten. Dennoch sind 25 der 30 Jahre, um die in den USA seit 1900 die Lebenserwartung durchschnittlich gestiegen ist, auf staatliche Gesetze und Regulierungen zurückzuführen. Dazu gehören Sicherheitsgurte in Autos, eine verbesserte Abfall- und Abwasserentsorgung, Arbeitsschutzbestimmungen, sauberes Trinkwasser und rauchfreie Gebäude.

Wie ich später noch genauer erklären werde, ist der sinkende Tabakkonsum in den letzten 30 Jahren tatsächlich der wichtigste Einzelfaktor beim Rückgang der durch Herzerkrankungen bedingten Todesfälle. Und dies wurde einzig durch öffentliche Gesundheitskampagnen und Maßnahmen bewirkt, die die Zugänglichkeit, Bezahlbarkeit und Akzeptanz von Tabak einschränkten. Viele meiner Patienten hörten mit dem Rauchen auf, weil der Preis für Zigaretten drastisch anstieg.

Forscher der Oxford University haben ausgerechnet, dass eine 20-Prozent-Steuer auf zuckerhaltige Getränke innerhalb nur eines Jahres 180 000 Menschen in Großbritannien vor Adipositas und über 200 000 vor Übergewicht schützen würde.[7] Großbritannien wird im April 2018 eine Steuer auf zuckerhaltige Getränke einführen und damit dem Beispiel von Frankreich, Finnland, Ungarn und Mexiko folgen. In Mexiko ging der durchschnittliche Konsum solcher Getränke innerhalb von zwei Jahren nach Einführung einer Steuer von 10 Prozent um fast 8 Prozent zurück. Man schätzt, dass dies zwischen 2013 und 2022 fast 200 000 neue Fälle von Typ-2-Diabetes, 20 400 Schlaganfälle und Herzinfarkte und 18 900 Tode in der Altersgruppe zwischen 35 und 94 verhindern könnte. Allein durch den Rückgang von Typ-2-Diabetes könnte Mexiko eine Milliarde US-Dollar einsparen, denn fast 70 Prozent der Bevölkerung sind dort übergewichtig oder adipös.

Wie die abgebildete Pyramide des Center of Disease Control zeigt, wird ein Lebensumfeld, in dem gesunde Lebensmittel die Norm sind, eine wesentlich stärkere Auswirkung auf die Volksgesundheit haben als individuelle Erziehung und Beratung. Nur auf Letztere zu setzen, ist so, als würde man einem Kind, das in einem Süßigkeitenladen aufwächst, verbieten, Süßigkeiten zu essen.[8]

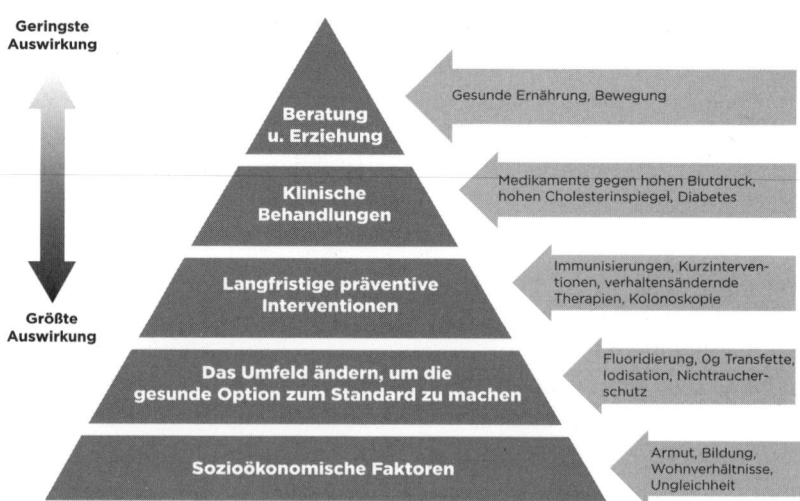

Wird unser komplettes Nahrungsumfeld gesünder gemacht, wird es den Menschen auch leichter fallen, die Pioppi-Diät langfristig umzusetzen. Sie können dann mit dem Strom schwimmen, anstatt ständig dagegen anzukämpfen. Doch damit dies passieren kann, muss die Ärzteausbildung sich anpassen und ändern. Es mag manche überraschen, aber die überwältigende Mehrheit der Ärzte ist noch nicht einmal rudimentär dafür ausgebildet, Menschen spezifische und evidenzbasierte Ratschläge in Sachen Lebensstil zu geben. Ich erinnere mich an keine einzige Vorlesung, in der es um die Bedeutung von Ernährung und Lebensstil für die Vorbeugung und Behandlung von Krankheiten ging. Nur durch meine eigenen Forschungen und erst viele Jahre nach dem Ende meiner Ausbildung wurde mir klar, dass eine fettreiche Mittelmeerdiät, der Verzicht auf Tabak sowie achtsame Bewegung und Stressabbau für die Prävention und Behandlung vieler chronischer Krankheiten, darunter Herzerkrankungen, wirkungsvoller sind als jedes Medikament.

Letztes Jahr verfasste ich zusammen mit einer Reihe von renommierten Ärzten, Sport- und Ernährungswissenschaftlern einen vielfach abgedruckten Brief an die britische Ärztekammer und den Medical School's Council. Darin forderten wir die Einführung einer evidenzbasierten Ausbildung im Pflichtfach Lebensstil in alle medizinischen Curricula.

Eine weltweite Studie, die von der Investmentbank Credit Suisse in Auftrag gegeben wurde, offenbart, dass Ärzte erschreckend fehlinformiert sind. 92 Prozent glauben zum Beispiel, dass der Konsum von Fett zu kardiovaskulären Problemen führen kann. 54 Prozent der Ärzte und 40 Prozent der Ökotrophologen waren fälschlicherweise der Meinung, dass Nahrung, die viel Cholesterin enthält, den Cholesterinspiegel im Blut anhebt.[9]

Eine von der Physical Activity Research Unit in Edinburgh durchgeführte Studie unter Medizinstudenten ergab, dass nur 14,9 Prozent die Empfehlungen des englischen Gesundheitsamtes für physische Aktivität kannten und nur 10 Prozent sich ausreichend informiert fühlten, um Menschen in diesem Bereich zu beraten.[10] Die gute Nachricht ist jedoch, dass 90 Prozent dieser Studenten sich eine bessere Ausbildung in diesem Bereich wünschten.

Eine weitere ermutigende Studie, dieses Mal von der New York University, brachte zutage, dass 78 Prozent der Ärzte bereit waren, sich in Sachen Ernährung weiterzubilden, weil sie glaubten, dass ihre Patienten davon profitieren würden.[11]

Gegen Ende seines Lebens sagte Christiaan Barnard, der Pionier der Herztransplantation, mit etwas Bedauern: »Ich habe mithilfe von Herztransplantationen das Leben von 150 Menschen gerettet. Wenn ich mich früher auf Präventivmedizin fokussiert hätte, hätte ich 150 Millionen retten können.« Der Lebensstil, die Pioppi-Diät, ist genau diese Medizin.

Zusammenfassung:

- Gesundheit ist für die meisten Menschen das Wichtigste im Leben.
- Schlechte Ernährung ist weltweit für mehr Krankheiten und Todesfälle verantwortlich als Bewegungsmangel, Rauchen und Alkohol zusammen.
- Verschreibungspflichtige Medikamente sind nach Herzerkrankungen und Krebs die dritthäufigste Todesursache.
- Eine gesunde alternde Bevölkerung stellt weder für das Gesundheitssystem noch für die Ökonomie eine Bedrohung dar.
- Gesunde Lebensmittel durch Gesetze zur Norm zu machen, wird die Volksgesundheit mehr beeinflussen als individuelle Beratung oder Erziehung.

3.

Was sind industriell verarbeitete Lebensmittel?

———————•———————

Die folgende Liste der Nährstoffmerkmale industriell verarbeiteter Lebensmittel wurde von Professor Robert Lustig, einem der führenden Experten für das Thema Übergewicht bei Kindern in den USA, in einem Artikel in der Fachzeitschrift *JAMA Pediatrics* vom Januar 2017 erstellt. (Die kursiven Passagen wurden von den Autoren ergänzt.)

1. Zu wenig Ballaststoffe. Wenn Ballaststoffe über die Nahrung aufgenommen werden, bilden sie entlang der Darmwand eine Barriere, die die Aufnahme von Glukose verlangsamt und gleichzeitig die Darmflora aufbaut (siehe Seite 70). Ein rapider Glukoseanstieg wird so vermindert, was zusätzlich die Insulinausschüttung verringert. Ballaststoffe reduzieren außerdem die Aufnahme von Fruktose, wodurch sich wiederum weniger Leberfett aufbaut. Sie glauben vielleicht, dass Ihre Leber ein bisschen Fruktose schon vertragen kann. Doch ein wahrer Fruktose–Ansturm kann das Organ durchaus schädigen. Deshalb gilt: Obst essen, aber *nicht* den Saft trinken (siehe Kapitel 4).

2. Zu wenig Omega-3- und zu viel Omega-6-Fettsäuren. Omega-3-Fettsäuren sind eine Vorstufe von Docosahexaensäure und Eicosapentaensäure (entzündungshemmend), Omega-6-Fettsäuren hingegen sind eine Vorstufe der Arachidonsäure (entzündungsfördernd). Das Verhältnis von Omega 6 zu Omega 3 in unserem Blut sollte zumindest 1:3, besser noch 1:1 betragen, aber das aktuelle Verhältnis bei

den meisten Menschen beträgt eher 25:1, wodurch es zu einem entzündungsfördernden Zustand kommt, aus dem oxidativer Stress
und Zellschäden entstehen können (siehe Kapitel 7 und dort speziell
den Abschnitt darüber, warum man nicht mit Keimöl kochen sollte).

3. Zu wenig Mikronährstoffe. Vitamin C und Vitamin E sind Antioxidantien und helfen, Zellschäden zu verhindern. Andere Mikronährstoffe wie Karotinoide unterstützen die Reduktion von Lipidperoxida-
   tion, das heißt, sie verringern die Fähigkeit des Cholesterins, Arterien
   zu beschädigen.

   Reich an Vitamin E sind unter anderen Mandeln, Spinat, Süßkar-
   toffeln und Avocados. Viel Vitamin C enthalten zum Beispiel Pa-
   prikas, grüne Chilischoten, grünes Blattgemüse, Brokkoli, Beeren,
   Zitrusfrüchte und Tomaten.
   Karotinoide sind vitaminartige Pigmente, die in vielen Obst- und
   Gemüsesorten enthalten sind, in hohen Mengen zum Beispiel in
   Süßkartoffeln, grünem Blattgemüse und Tomaten.

4. Zu viel Transfette. Transfette sind ein gängiger Bestandteil von abge-
   packter Nahrung und Fastfood, vor allem wenn es frittiert ist. 2013
   strich die US-amerikanische Food and Drug Administration (FDA)
   sie von der Liste der Lebensmittel, die »generell als sicher eingestuft
   werden«. Sie werden also hoffentlich in absehbarer Zeit ganz aus unserer Nahrung verschwinden. Im Laufe der letzten Jahre ist der Konsum von Transfetten zurückgegangen, und das hat wesentlich dazu
   beigetragen, dass weniger Menschen an Herzerkrankungen sterben.

5. Zu viele verzweigtkettige Aminosäuren. Valin, Leucin und Isoleucin
   sind essenzielle Aminosäuren, die für die Proteinbiosynthese nötig
   sind und in Lebensmitteln wie Fleisch und Eiern vorkommen. Im
   Übermaß genossen, verwandeln sie sich jedoch in Leberfett und erhöhen das Risiko einer Insulinresistenz.

6. Zu viele Emulgatoren. Emulgatoren verhindern, dass sich in Nahrungsmitteln wie Eiscreme oder Lasagne Fett und Wasser trennen. Es handelt sich jedoch um Tenside, die die Schleimschicht angreifen, die das Darmgewebe schützt. Dadurch kann es zu einer Darmerkrankung oder Lebensmittelallergie kommen.

7. Zu viele Nitrate. Nitrate, wie sie zum Beispiel in verarbeitetem Fleisch vorkommen, können in Nitrosoharnstoffe verstoffwechselt werden. Diese werden mit Darmkrebs in Verbindung gebracht.

8. Zu viel Salz. Etwa 15 Prozent der Bevölkerung sind salzempfindlich. Vor allem bei Menschen mit hohem Blutdruck kann übermäßiger Salzgenuss das Risiko eines Herzinfarkts, eines Schlaganfalls und von Herzversagen erhöhen.

9. Zu viel Alkohol. Alkoholüberschuss wird in Leberfett umgewandelt und begünstigt Insulinresistenz und das metabolische Syndrom. Das metabolische Syndrom ist durch verschiedene Risikofaktoren gekennzeichnet: Typ-2-Diabetes, hoher Blutdruck, abdominelle Fettleibigkeit, Hypertriglyzeridämie und erniedrigtes HDL-Cholesterin. Kleine Mengen Rotwein können vor Herzerkrankungen schützen, solange man sich an die empfohlene Höchstmenge von 14 Einheiten pro Woche, das heißt ein Glas Rotwein pro Tag, hält.

10. Zu viel Fruktose. Übermäßige Einnahme von Fruktose, meistens in Form von Saccharose oder Maissirup mit hohem Fruktosegehalt, wird mit einem schädlichen Cholesterinprofil verbunden, das das Risiko von Herzerkrankungen, Typ-2-Diabetes, Fettleber, Bluthochdruck (aufgrund der Wirkung auf Harnsäure), Krebs und Adipositas erhöht.

4.

Was ist so schlimm an Zucker?

———————•———————

»Zucker ist die einzige Substanz, die Menschen zu sich nehmen, die
keinerlei Nährwert besitzt, keine essenziellen Fette, kein Eiweiß, keine
Vitamine, keine Mineralien … Wir essen es entweder zusätzlich zu dem,
was wir essen sollten – was zu Übergewicht führt. Oder wir essen es statt
dem, was wir essen sollten – wodurch uns Nährstoffe fehlen und wir
krank werden. Wir werden davon also gleichzeitig fett und krank.«

– Dr. Zoe Harcombe, Ernährungswissenschaftlerin
im Bereich öffentliches Gesundheitswesen

Tatsächlich gibt es neben dem Zucker noch eine weitere Substanz, die diese
Kriterien erfüllt: Alkohol. Auch Alkohol ist kein Nährstoff. Alkohol und
Zucker weisen im Hinblick darauf, wie sie die Leber und das Gehirn beein-
flussen, verblüffende Ähnlichkeiten auf.

Dr. Harcombe hat natürlich recht: Im Gegensatz zu dem, was die Lebensmittelindustrie uns glauben lassen will, hat der menschliche Körper
keinen biologischen Bedarf an zusätzlichem Zucker. Zucker ist deshalb kein
Nährstoff und sollte nur als Zutat oder Zusatz bezeichnet werden. Wenn wir
von »zusätzlichem Zucker« sprechen, meinen wir Saccharose (50 Prozent
Glukose und 50 Prozent Fruktose) oder Maissirup mit hohem Fruktosegehalt (45 Prozent Glukose und 55 Prozent Fruktose). Viele bezeichnen Zuckerzusätze einfach als leere Kalorien – aber wissenschaftliche Studien zeigen leider, dass die Sache im Hinblick auf unsere Gesundheit weit ernster ist.

Wenden wir uns zunächst den Zähnen zu: Zucker greift direkt den Zahnschmelz an. In Großbritannien ist Karies nicht nur die Hauptursache von chronischen Schmerzen, sondern auch der Hauptgrund, warum kleine Kinder ins Krankenhaus eingeliefert werden. In Industrieländern werden zwischen 5 und 10 Prozent des Bruttoinlandsprodukts dafür aufgewendet, Zahnerkrankungen zu behandeln, die fast vollständig vermieden werden könnten. In Nigeria, wo mit etwa einem halben Teelöffel pro Tag kaum Zucker konsumiert wird, leiden nur 2 Prozent der Bevölkerung an Karies, während in den USA bei fast 92 Prozent aller Menschen mindestens einer der bleibenden Zähne schon einmal von Karies befallen war.[12]

Es liegen inzwischen 87 Studien über die schädliche Wirkung von Zucker auf unsere Gesundheit vor und keine einzige führt irgendwelche Vorteile auf.[13] Einige dieser Studien werden wir näher betrachten, um zu erklären, warum jeder Mensch den Gefahren von Zucker ausgesetzt ist.

Vorher aber wollen wir kurz den biologischen Ablauf erklären, durch den Zucker dem Körper (zusätzlich zur negativen Auswirkung auf die Zähne) direkt und indirekt Schaden zufügt. Glukose ist lebenswichtig. Es wird von jeder Zelle verwendet und geht direkt vom Magen in den Blutkreislauf über. Überschüsse werden als Glykogen in der Leber gespeichert und bei Bedarf zu einem späteren Zeitpunkt verbraucht. Doch ein Übermaß an Glukose in Menge und Konzentration schadet der Gesundheit: Es bringt die Bauchspeicheldrüse dazu, mehr Insulin auszuschütten und mehr Fett einzulagern. Der Körper nimmt an Gewicht zu. Es ist jedoch die Fruktose im Zucker, die den meisten Schaden anrichtet. Ähnlich wie Alkohol ist Fruktose nicht lebenswichtig und wird fast vollständig von der Leber verstoffwechselt, da sie nicht von anderen Organen direkt in Energie umgewandelt werden kann. Der pädiatrische Endokrinologe Professor Robert Lustig beschreibt Fruktose zu Recht als »Alkohol des Kindes«. Bei exzessivem Konsum wird die sogenannte De-novo-Lipogenese in Gang gesetzt. Bei diesem Prozess wird die Fruktose in Fett umgewandelt, das zum Teil die Leber anregt, Fett einzulagern, was wiederum zu einer Insulinresistenz führt (worauf wir später noch genauer eingehen). Ein Teil des Fetts gelangt als Triglyceride in den Blutkreislauf, was sich negativ auf den Cholesterinspiegel auswirkt (siehe Kapitel 6). Fruktose erzeugt außerdem ein Übermaß an Sauerstoffradikalen, die unsere Zellen schädigen und abtöten und die Produktion von entzündungsfördernden Zytokinen anregen. Sauerstoffradikale haben unmittelbar mit der Entstehung von kardiovaskulären Erkrankungen und Krebs zu tun.

Fruktose beeinflusst auch Hormone, die den Appetit steuern, was zur Folge hat, dass sich a) kein Sättigungsgefühl einstellt und man b) in viel kürzerer Zeit wieder Hunger bekommt. Wenn ich meine Patienten dazu ermutige, auf Zucker zu verzichten oder den Konsum zumindest stark einzuschränken, sage ich ihnen immer, dass Zucker ein Appetitanreger ist.

Abgesehen von Adipositas, die durch den Body Mass Index (BMI) bestimmt wird, führt die chronische Aufnahme von Fruktose auch direkt zum Aufbau von Leberfett, zu Insulinresistenz und zum metabolischen Syndrom. Und das metabolische Syndrom sowie sein Vorläufer, die Insulinresistenz (siehe Kapitel 7), sind sogar gefährlicher als Übergewicht, weil bis zu 40 Prozent der »normalgewichtigen« Menschen dieselben Stoffwechselprobleme aufweisen wie Übergewichtige, die diese aufgrund bestimmter Lebensstilfaktoren haben. Zu diesen Problemen zählen kardiovaskuläre Erkrankungen, hoher Blutdruck, Typ-2-Diabetes und Fettleber. Im Gegenzug sind jedoch 20 Prozent der als adipös klassifizierten Menschen metabolisch normal.[14] Man denke nur an Schwergewichtsboxer. In anderen Worten: Zwei Menschen mit genau demselben BMI können metabolisch völlig unterschiedlich aufgestellt sein. Aus diesem Grund gibt es kein »gesundes« Gewicht, nur gesunde Menschen.

Zwei der neuesten und qualifiziertesten Studien der letzten Jahre zeigen, dass der Konsum von zu viel Zucker viel negativere Auswirkungen hat als die bloße Aufnahme unnötiger Kalorien. 2013 begannen Wissenschaftler der Stanford University und der University of California eine Studie darüber, welche Faktoren im Ernährungsumfeld einer Bevölkerung auf eine Zunahme von Typ-2-Diabetes schließen lassen. Sie untersuchten 175 Länder auf der ganzen Welt und fanden heraus, dass mit jeder Zuckerdosis von 150 Kalorien (zum Beispiel in einer Dose Cola) verglichen mit 150 Kalorien aus Fett oder Eiweiß das Risiko, an Typ-2-Diabetes zu erkranken, um das 11-Fache steigt, und zwar unabhängig von Gewicht und physischer Aktivität.[15]

Anders ausgedrückt: Auch wenn Sie einen normalen BMI haben und regelmäßig Sport treiben, wird der übermäßige Konsum von Zucker Ihr Risiko für Typ-2-Diabetes erheblich erhöhen.

Eine weitere Studie, die 2014 in der Fachzeitschrift *JAMA Internal Medicine* veröffentlicht wurde, richtete das Augenmerk speziell auf den Zuckerkonsum in den USA und stellte fest, dass bei Menschen, die über 25 Prozent ihrer täglichen Kalorienzufuhr durch Zucker bekamen, die Wahrscheinlichkeit, an einer kardiovaskulären Krankheit zu sterben, dreimal so hoch lag wie bei Menschen, die unter 10 Prozent ihrer Kalorien über Zucker einnahmen. Auch diese Studie kam zu dem Schluss, dass die schädliche Wirkung unabhängig von Gewicht und Bewegung eintrat.[16]

Wie schnell kann eine Verringerung des Zuckerkonsums den Gesundheitszustand verbessern? Eine neuere Studie mit 43 afroamerikanischen und Latino-Kindern, die am metabolischen Syndrom litten, zeigte, dass nur neun Tage, nachdem der Zuckerkonsum von 28 Prozent der Gesamtkalorien auf unter 10 Prozent zurückgefahren wurde, bereits eine deutliche Senkung von Triglyceriden, LDL-Cholesterin, Blutdruck und Nüchterninsulin zu beobachten war (bei gleichbleibender Kalorienmenge).[17]

Man muss sich allerdings darüber im Klaren sein, dass ein Großteil der Zuckerzusätze versteckt ist: Die Mehrheit der Lebensmittel in Großbritannien und 74 Prozent der Lebensmittel in US-amerikanischen Supermärkten enthalten Zuckerzusätze, von denen viele nicht offensichtlich sind. In den USA erfolgt ein Drittel des Zuckerkonsums durch die Einnahme zuckerhaltiger Getränke, ein Sechstel stammt von Lebensmitteln, die man normalerweise als Junkfood klassifizieren würde, zum Beispiel Schokoriegel, Kuchen und Kekse, aber fast die Hälfte steckt in Lebensmitteln, von denen man es nicht unbedingt vermuten würde, zum Beispiel Ketchup, Salatdressings, Saucen und sogar Brot. Auch in deutschen Supermärkten tummeln sich Zuckerfallen. So ist es kaum verwunderlich, dass die Deutschen umgerechnet im Schnitt etwa 15 Teelöffel Zucker täglich zu sich nehmen.

Wir glauben, dass Menschen eigenverantwortlich handeln sollten, doch dafür braucht man leicht zugängliche, verständliche Informationen – und Alternativen. Angesichts irreführender Behauptungen über angeblich gesunde »Low Fat«-Lebensmittel, in denen in Wahrheit jede Menge Zucker stecken, und der Tatsache, dass man Zucker in unserer Gesellschaft kaum vermeiden kann, ist es jedoch schwer, eine gesunde Auswahl zu treffen.

Wir hoffen, dass Sie die Wirkungsweise von Zucker nun besser verstehen, doch Informationen allein reichen nicht: Es muss ein Umfeld entstehen, dass es uns erleichtert, gesundheitsförderliche Entscheidungen zu treffen. Wir müssen dafür sorgen, dass die Nahrungsmittelindustrie damit aufhört, unserem Essen Zucker zuzusetzen. Und wir müssen durchsetzen, dass die Angaben über die Zuckermenge auf der Verpackung leichter verständlich werden, zum Beispiel indem man Teelöffel als Maßeinheit verwendet, anstatt wie bisher klein gedruckte Angaben wie »Kohlenhydrate X g, davon Zucker Y g« zu machen. Bis es so weit ist, kann man die Grammangaben des Zuckers auf der Verpackung einfach durch vier teilen: Vier Gramm Zucker entsprechen in etwa einem Teelöffel.

Wie viel Gramm Zucker sollte man idealerweise zu sich nehmen? Sie ahnen es vielleicht schon: *null*. Doch in kleinen Mengen genossen, richtet Zucker keinen Schaden an. Die Weltgesundheitsorganisation (WHO) empfiehlt Erwachsenen, pro Tag nicht mehr als maximal sechs Teelöffel Zucker zu essen, worunter nicht nur Zuckerzusätze, sondern auch natürlicher Zucker in Obstsäften, Sirup und Honig fällt. Das US-amerikanische Landwirtschaftsministerium (USDA) empfiehlt für Kinder zwischen vier und acht Jahren eine Obergrenze von drei Teelöffeln. Zum Vergleich: Ein handelsüblicher Schokoriegel, ein Glas Fruchtsaft oder eine Dose Cola enthalten etwa zwei- bis dreimal so viel! Und die traurige Realität ist, dass die Bevölkerung in Großbritannien und in den USA mindestens das Fünf- bis Siebenfache der Menge konsumieren, die von Wissenschaftlern der London School of Hygiene and Tropical Medicine als vertretbare Obergrenze festgelegt wurde, und mindestens das Zwei- bis Dreifache der von der WHO als Obergrenze empfohlenen Menge.

In Pioppi galt Zucker traditionell als ganz besondere, weil seltene Leckerei. Zucker steht für Nachtisch, der in Pioppi nur sonntags aufgetischt wurde. Doch viele von uns essen heute de facto zwei- bis dreimal pro Tag Nachtisch, zum Beispiel morgens Frühstückszerealien, am Vormittag einen Keks, einen Schokoriegel oder einen Frucht-Smoothie und zum Kaffee ein Stück Kuchen. Das summiert sich. Ich selbst habe mich früher so ernährt – wenn ich recht darüber nachdenke, nahm ich wahrscheinlich an manchen Tagen 40 Teelöffel Zucker zu mir und dachte, dass es normal sei, immer hungrig zu sein. Heute ist Zucker, von seltenen Ausnahmen abgesehen, überhaupt nicht mehr Bestandteil meiner Ernährung. Mein Cholesterinprofil ist besser als jemals zuvor und durch die Reduzierung meines Konsums von Zucker und anderen raffinierten Kohlenhydraten ist endlich der Speckreifen um meine Taille verschwunden – etwas, das ich vorher nie geschafft habe, obwohl ich dreimal die Woche einen Fünf-Kilometer-Lauf absolviert und an den Tagen dazwischen im Fitnessstudio Gewichte gestemmt habe.

Im Rahmen des 21-Tage-Plans empfehlen wir, völlig auf Zuckerentzug zu gehen: Nehmen Sie die ersten zwei Wochen absolut keinen Zucker als Zusatz zu sich. Danach können Sie, wenn Sie wollen, kleine Mengen in Form eines Stücks dunkler Schokolade (mindestens 85 Prozent Kakaoanteil) essen. Innerhalb von zwei Wochen werden Sie erleben, wie es sich anfühlt, zuckerfrei zu sein, und die Sucht nach Süßem unterbinden, die vielleicht schon zur Norm wurde. Ihre Geschmacksnerven, die durch jahrelangen exzessiven Zuckerkonsum abgestumpft sind, werden sich neu ausrichten.

Zusammenfassung:

- Der menschliche Körper hat keinen biologischen Bedarf an zusätzlichem Zucker.
- Die negativen gesundheitlichen Auswirkungen eines übermäßigen Zuckerkonsums sind unabhängig von Gewicht oder physischer Aktivität.
- Die Fruktose in zugesetztem Zucker stört die Hormone, die den Appetit steuern.
- Die WHO empfiehlt, pro Tag nicht mehr als maximal sechs Teelöffel Zucker zu essen, worunter nicht nur Zuckerzusätze, sondern auch natürlicher Zucker in Obstsäften, Sirup und Honig fällt.
- Eine deutliche Einschränkung des Zuckerkonsums kann sich bereits innerhalb weniger Tage positiv auf die Gesundheit auswirken.

5.

Gesättigte Fette verstopfen nicht die Arterien

————————●————————

»Eine rückwirkende Kohortenanalyse der Sieben-Länder-
Studie ergab, dass nicht gesättigte Fette von Fleisch, sondern
Süßigkeiten die Lebensmittel sind, die am meisten mit
herzbedingten Todesfällen in Verbindung gebracht werden.«

– Nina Teicholz, investigative Wissenschaftsjournalistin
und Autorin von *The Big Fat Surprise*

Zweifellos entdeckte Ancel Keys in Pioppi einen Schatz, doch es scheint
auch, als hätte er einen Teil seiner Entdeckungen für sich behalten wollen.
Seit Jahrzehnten gilt es als vermeintlich erwiesen, dass gesättigte Fette aus
Lebensmitteln wie Fleisch, Butter, Eiern und Käse die Arterien verstopfen
und zu Herzinfarkten führen. Dieser Irrglaube entsprang Keys' bahnbre-
chender Sieben-Länder-Studie, in der der amerikanische Wissenschaftler
einen Zusammenhang zwischen der Aufnahme von gesättigten Fetten über
die Nahrung und dem Cholesterinspiegel sowie Herzerkrankungen herstell-
te. Hatte die Tatsache, dass er von der Zuckerindustrie gesponsert wurde,
Einfluss auf seine Entscheidung, die Bedeutung des (fehlenden) Zuckerkonsums in der Mittelmeerregion zu ignorieren? Es war Keys' Arbeit im
Rahmen dieser Studie, die 1977 und 1983 zur Änderung der Ernährungsrichtlinien in Großbritannien und den USA führte. Die neuen Richtlinien
besagten fortan, dass der Konsum von Fett insgesamt weniger als 30 Prozent
der Gesamtkalorienmenge und der Konsum von gesättigtem Fett weniger

als 10 Prozent ausmachen solle. Ich und viele andere sind der Meinung, dass diese Empfehlung die Zwillingsepidemien Typ-2-Diabetes und Adipositas begünstigt hat, indem sie den Konsum von Zucker, anderen raffinierten Kohlenhydraten und verarbeiteten Pflanzenölen ansteigen ließ. Ein sehr sorgfältig recherchierter Bericht der Credit Suisse aus dem Jahr 2015 kam zu dem Schluss, dass 90 Prozent der Kalorienzunahme in der Ernährung der Amerikaner zwischen 1961 und 2011 auf raffinierte Kohlenhydrate und Pflanzenöle zurückzuführen sind.[18] Inzwischen wissen wir außerdem durch Untersuchungen in Bezug auf die Entstehung von Herzerkrankungen und durch aktuelle wissenschaftliche Daten, dass gesättigte Fette die Arterien nicht verstopfen und es schlichtweg falsch ist, dies zu behaupten.

Bevor wir genauer auf die grundlegenden wissenschaftlichen Studien eingehen, die die Verbindung zwischen Fett und gesättigtem Fett und Herzerkrankungen untersucht haben, wollen wir einige Schlüsselfakten und Fehlannahmen ansprechen, damit Sie verstehen, warum Lebensmittel mit einem hohen Gehalt an Fett, darunter auch gesättigtem Fett, einen wichtigen Beitrag zu einer gesunden Ernährung leisten können.

1. Fett in unverarbeiteten Lebensmitteln liefert uns essenzielle Fettsäuren (Linolsäure und α-Linolensäure), die für die Immunabwehr und den Zellenerhalt unverzichtbar sind. Außerdem braucht unser Körper auch Fett, um die fettlöslichen Vitamine A, D, E und K aufzunehmen.

2. Alle unverarbeiteten natürlichen Lebensmittel mit hohem Fettgehalt – Fleisch, Fisch, Eier und Milchprodukte – enthalten in unterschiedlicher Zusammensetzung sowohl gesättigte als auch ungesättigte und mehrfach ungesättigte Fettsäuren. Milchprodukte bilden die einzige Lebensmittelgruppe, die mehr gesättigtes als ungesättigtes Fett enthält. Sogar natives Olivenöl enthält mit 14 bis 20 Prozent anteilig viel mehr gesättigte Fettsäuren als beispielsweise ein Schweinekotelett.

3. Fett macht satt. Das Sättigungsgefühl hält länger an als nach dem Konsum von raffinierten Kohlenhydraten und Zucker und kann dadurch bei der Gewichtskontrolle helfen.

4. Im Vergleich zu Eiweiß und Kohlenhydraten hat Nahrungsfett die geringste Auswirkung auf den Anstieg von Glukose im Blut und die darauf folgende Insulinausschüttung. Immerhin ist Insulinresistenz der größte Risikofaktor bei Herzinfarkten (siehe Kapitel 7).

5. Einige fettreiche Nahrungsmittel, vor allem natives Olivenöl und Nüsse, tragen nachweisbar dazu bei, Herzinfarkte und Schlaganfälle zu verhindern.

Viele der in Keys' Sieben-Länder-Studie wegen ihres hohen Anteils an gesättigtem Fett als schädlich eingestufte Lebensmittel waren industriell verarbeitet und bestanden größtenteils aus Kohlenhydraten, zum Beispiel Kuchen, Eiscreme und Kekse.[19]

Dieser Irrglaube wird noch immer in den Medien propagiert. Wie oft haben Sie über Fettleibigkeit Artikel gelesen oder Berichte gesehen, in denen Fett oder gesättigte Fettsäuren als die Schuldigen ausgemacht wurden, begleitet vom Bild einer übergewichtigen Person, die einen Burger und Fritten verschlingt? Tatsächlich hat ein typischer Rindfleischburger (ohne das Brötchen aus raffinierten Kohlenhydraten) einen Gesamtfettgehalt von circa 20 Prozent und ein Steak hat einen Anteil an gesättigtem Fett von 2,1 Prozent, was weit unter der empfohlenen Tagesobergrenze von 10 Prozent liegt.

Das Brötchen und die Fritten bestehen jedoch fast ausschließlich aus industriell verarbeiteten Kohlenhydraten und werden dadurch, dass man die Fritten in Pflanzenöl frittiert, noch ungesünder (siehe Kapitel 7).

Anstatt von fettem Essen zu sprechen, sollte man Burger und Fritten (die praktisch jeder als Junkfood anerkennt) akkuraterweise besser als eine Mahlzeit beschreiben, die vorwiegend aus raffinierten Kohlenhydraten und Pflanzenöl besteht. »Fettmachendes Essen« wäre eine viel bessere Bezeichnung.

Als Resultat einer öffentlichen Gesundheitsbotschaft, die Fett und vor allem gesättigte Fette als schädlich gebrandmarkt hat, füllt die Lebensmittelindustrie nun ganze Supermarktregale mit »Low Fat«-Produkten, die voller Zucker stecken. Fett macht Essen schmackhafter; wenn man darauf verzichtet, schmeckt das Essen wie Pappe. Die Lebensmittelindustrie wählte also einen alternativen Zusatz aus, der in der Massenproduktion preiswert ist und gut schmeckt. Eine handelsübliche Portion Fruchtjoghurt kann bis zu sechs Teelöffel Zucker enthalten!

Kürzlich nahmen kanadische Wissenschaftler eine umfangreiche Analyse vorliegender Daten vor, um herauszufinden, ob es wirklich einen Zusammenhang zwischen dem Konsum von gesättigten Fetten und Herzerkrankungen gibt. Sie berücksichtigten alle relevanten Studien, darunter solche, die an 300 000 gesunden Menschen über einen Zeitraum von 25 Jahren vorgenommen wurden, und fanden keine Verbindung zwischen dem Konsum von gesättigtem Fett und irgendeiner Todesursache sowie Herzinfarkten, Herzerkrankungen mit tödlichem Ausgang, Schlaganfällen oder der Entwicklung von Typ-2-Diabetes.[20]

Und nicht lange vor der kanadischen Untersuchung wurde von der medizinischen Forschungsgemeinschaft der Cambridge University eine sehr ausführliche Analyse von 32 Anwendungsbeobachtungen und 27 randomisierten kontrollierten Studien mit über 630 000 Teilnehmern durchgeführt, die von der British Heart Foundation finanziert wurde. Auch darin wurde kein Zusammenhang zwischen gesättigten Fetten und Herzerkrankungen gefunden. Tatsächlich ergab die Analyse, dass der Konsum einer bestimmten gesättigten Fettsäure, die in Milchprodukten vorkommt – Margarinsäure – das Risiko einer Herzerkrankung sogar *senkt*.[21]

Eine andere Studie befasste sich über einen längeren Zeitraum mit Menschen, die bereits einen Herzinfarkt erlitten hatten, um festzustellen, ob die Reduktion der gesättigten Fette in ihrer Ernährung eine positive Wirkung hatte. Die Studie kam zu dem Schluss, dass eine solche Ernährungsumstellung die Anzahl der Herzinfarkte, Schlaganfälle oder Todesfälle nicht verringern konnte.[22]

Der endgültige Sargnagel für die Angriffe auf gesättigte Fette hätte eigentlich ein Artikel von Harcombe und ihren Mitautoren in *Open Heart (British Medical Journal [BMJ])*[23] sein müssen. Es war der erste einer Reihe von Aufsätzen, die aus einer faszinierenden Dissertation entstanden, die die wissenschaftliche Grundlage untersuchte, auf der unsere Richtlinien für gesättigtes Fett und Fett insgesamt beruhen. Der Artikel befasst sich mit den randomisiert kontrollierten Studien, die den Ernährungskomitees vorlagen, als sie zu ihren Empfehlungen für 30 Prozent Gesamtfett und 10

Prozent gesättigtes Fett kamen. Harcombe und ihren Mitarbeiterni nahmen eine systematische Überprüfung und Metaanalyse vor, um zu beweisen, dass die damals vorhandenen sechs randomisiert kontrollierten Studien diese Richtlinien *nicht* unterstützten. Es lagen einfach keine Beweise vor. Weiterhin kam der Artikel zu der interessanten Erkenntnis, dass durch die Fettreduktion bei der Testgruppe zwar der Cholesterinspiegel stärker fiel als bei der Kontrollgruppe, sich jedoch kein Unterschied in der Sterblichkeitsrate durch Herzerkrankungen oder in der Sterblichkeitsrate insgesamt feststellen ließ. Ein niedrigerer Cholesterinspiegel wirkte sich also in keiner Weise auf die Anzahl der Todesfälle aus.

Im Oktober 2013 schrieb ich im *BMJ* einen Leitartikel mit dem Titel »Gesättigtes Fett ist nicht das Hauptproblem«, der anschließend weit verbreitet wurde und zu einer dringend benötigten Wiederaufnahme der wissenschaftlichen Debatte zu diesem Thema führte.[24]

Darüber hinaus schlug ich vor, dass wir in unseren gesundheitspolitischen Bestrebungen Zucker als das Hauptübel unserer westlichen Ernährung anerkennen sollten.

Obwohl ich sie in meinem Artikel nicht erwähnte, gibt es eine faszinierende, nicht weit verbreitete Studie, die die ansteigende Verstopfung von Herzkranzgefäßen bei einer Gruppe von Frauen nach den Wechseljahren untersucht hat. Dies geschah mithilfe der Koronarangiographie, die die Herzarterien direkt sichtbar macht. Ich selbst habe schon weit über tausend solcher Angiographien durchgeführt. Die Forscher fanden heraus, dass der Konsum von gesättigtem Fett über mehrere Jahre hinweg im Vergleich mit dem Konsum von Kohlenhydraten oder mehrfach ungesättigten Fetten mit einem langsameren Anstieg von Arterienverstopfungen korreliert.[25]

Wie lässt sich dies biologisch erklären? Erhöht gesättigtes Fett nicht den »schlechten« Cholesterinspiegel? Die Antwort lautet: ja und nein.

Natürlich reagieren menschliche Körper individuell unterschiedlich auf eine gesteigerte Zufuhr von gesättigten Fetten. Was jedoch konstant zu bleiben scheint, ist die Tatsache, dass bei einem erhöhten Konsum von gesättigten Fetten nicht nur das sogenannte schlechte Cholesterin (LDL = Low Density Lipoprotein) ansteigt, sondern auch das gute Cholesterin (HDL = High Density Lipoprotein), was das Risiko, in den nächsten zehn Jahren einen Herzinfarkt oder Schlaganfall zu erleiden, wieder neutralisiert. Das liegt daran, dass Ärzte solche kardiovaskulären Risiken anhand des Verhältnisses des HDL zum Gesamtcholesterinwert ermitteln und nicht nur anhand des LDL-Spiegels. Das LDL-Cholesterin besteht zudem aus zwei Subpartikeln: Typ-A-Partikel, die groß sind und schweben (wie ein großer Ballon), und Typ-B-Partikel, die klein und fest und für Herzkranzgefäße viel schädlicher sind, weil sie deren innere Schicht durchdringen können. Gesättigte Fette, die das LDL-Cholesterin im Blut erhöhen, neigen dazu, die Zahl der großen, schwebenden Partikel ansteigen zu lassen, während die kleinen, dichten, schädlicheren Partikel sich bei der Aufnahme von Zucker und anderen raffinierten Kohlenhydraten in der Ernährung vermehren.

Wie ich in *The Big Fat Fix* schildere, ergänzte ich meine an Zucker und raffinierten Kohlenhydraten arme Ernährung durch einen täglichen Esslöffel Kokosöl und überprüfte nach ein paar Monaten meinen Cholesterinspiegel: Mein HDL war weit mehr angestiegen als mein LDL, was das Risiko, in den nächsten zehn Jahren einen Herzinfarkt zu erleiden, etwas senkte.

Ich denke also, man kann sagen, dass im Hinblick auf Herzerkrankungen gesättigte Fette im schlimmsten Fall einen neutralen Effekt haben (das heißt, nicht schädlich für das Herz sind) und im besten Fall, wenn sie in Form von Milchprodukten eingenommen werden, sogar vor Herzerkrankungen schützen.

Und was ist mit den Einwohnern von Pioppi?

Bei unseren Recherchen zu *The Big Fat Fix* stellten Donal und ich fest, dass die Bewohner von Pioppi nicht viele Milchprodukte außer Käse aßen, was aber schlichtweg daran lag, dass andere Milchprodukte zu Ancel Keys' Zeit nicht überall erhältlich waren. Und auch Fleisch kam selten auf den Tisch, weil es teuer war. Obwohl es den Menschen in Pioppi damals nicht bewusst war, brachte ihnen ihre normale traditionelle Ernährung aus viel regionalem Gemüse und Fisch mit Olivenöl zu praktisch jeder Mahlzeit, aber fast ohne Zucker, enorme gesundheitliche Vorteile. Zu Brot und Pasta kommen wir etwas später.

Ist dies eine Ausrede, um sich mit fetter Nahrung, die viele gesättigte Fettsäuren enthält, den Bauch vollzuschlagen? Absolut nicht. Doch wenn Sie Zucker und industriell verarbeitete Kohlenhydrate aus ihrer Ernährung gestrichen haben und auf ihrem täglichen Ernährungsplan Speisen stehen, die die Vorzüge der Mittelmeerdiät enthalten, dann kann es durchaus gesundheitsfördernd sein, mit den geschmacklich so wunderbaren Fetten Butter oder Kokosöl zu kochen und moderate Mengen an Käse oder anderen nährstoffreichen Vollfett-Milchprodukten zu sich zu nehmen.

Zusammenfassung:

- 90 Prozent der Kalorienzunahme in der Ernährung der Amerikaner zwischen 1961 und 2011 sind auf raffinierte Kohlenhydrate und Pflanzenöle zurückzuführen.
- Fett aus nicht industriell verarbeiteter Nahrung liefert dem Körper lebenswichtige essenzielle Fettsäuren.
- Nahrungsfett ist sättigend (und das Sättigungsgefühl hält länger an), raffinierte Kohlenhydrate und Zucker sind es nicht.
- Nahrungsfett hat die geringsten Auswirkungen auf den Anstieg von Glukose und Insulin.
- Gesättigtes Fett verstopft nicht die Herzarterien.

6.

Cholesterin: Freund oder Feind?

———————•———————

*»Cholesterin ist ein unglaublich komplexes Molekül und es ist
lächerlich zu glauben, dass es dem Körper ohne Konsequenzen radikal
entzogen werden kann. Das ist einfach schlechte Wissenschaft.«*

– Dr. John Abramson, Harvard School of Public Health

Seit Jahrzehnten geht man davon aus, dass Cholesterin eine giftige Substanz
im Körper ist und dass es deshalb gesundheitlich erstrebenswert ist, einen
möglichst niedrigen Cholesterinwert zu haben. Doch diese Annahme ist
nicht nur ein Irrglaube, sondern hat sich letztlich sogar negativ auf unsere Gesundheit ausgewirkt. Und dieser Umstand wird nicht besser durch
die Tatsache, dass die Medien sowie viele Wissenschaftler und Ärzte (unter
dem finanziellen Einfluss der Nahrungsmittel- und Pharmaindustrie) nach
wie vor einseitige und überholte Informationen verbreiten. Doch bevor wir
auf die wissenschaftlichen Studien rund um Cholesterin eingehen, wollen
wir zunächst einmal erklären, was es überhaupt ist.

Cholesterin ist eine fette, wachsartige Substanz, die in allen Körperzellen vorkommt und viele wichtige Funktionen hat, darunter die Produktion der Sexualhormone Östrogen, Testosteron und Progesteron. Cholesterin trägt zur Produktion von Gallensäuren bei, die die Verdauung und die
Aufnahme fettlöslicher Vitamine in den Blutkreislauf unterstützt.

Cholesterin ist auch an der Synthese von Vitamin D beteiligt, das für die
Knochenstabilität von Bedeutung ist. Außerdem spielt es eine entscheiden-

de Rolle bei der Erzeugung von Zellmembranen und deren Erhaltung. In anderen Worten: Ohne Cholesterin könnten wir nicht leben.

80 Prozent des Blutcholesterins, das von unserem Körper synthetisiert wird, sind genetisch vorprogrammiert, die restlichen 20 Prozent werden durch die Ernährung beeinflusst. Weil Cholesterin wasserunlöslich ist und deshalb vom Blut schlecht transportiert werden kann, wandert es in einer in der Leber produzierten Eiweißhülle aus Lipoproteinen im Körper herum, um seine diversen Funktionen zu erfüllen. Diese Lipoproteine sind entweder Low-Density-Lipoproteine (LDL) oder High-Density-Lipoproteine (HDL), die wie bereits erwähnt als »schlechtes« und »gutes« Cholesterin bekannt sind. Eine weitere Cholesterin-Komponente, die routinemäßig im Blut gemessen wird, sind die Triglyceride – die Hauptbestandteile von Körperfett, die per Stoffwechsel aufgespalten werden, um Glukose als Energieform zu bilden.

Warum also hat Cholesterin und besonders LDL so einen schlechten Ruf? Ein Auslöser war Ancel Keys' Sieben-Länder-Studie, die einen hohen Cholesterinspiegel mit Herzerkrankungen in Verbindung brachte. Eine bahnbrechende Studie, die 1948 in der Stadt Framingham in Massachusetts startete, trug ebenfalls zur Rufschädigung bei. Über 5000 gesunde Männer und Frauen zwischen 30 und 62 wurden ursprünglich untersucht und die Studie befasst sich inzwischen mit der dritten Einwohnergeneration.

Über 1000 medizinische Publikationen beziehen sich auf die Studie in Framingham, und aus der Langzeitbeobachtung der Teilnehmer wurden »Risikofaktoren« für Herzerkrankungen bestimmt. Mithilfe dieser Risikofaktoren wurde anschließend berechnet, welche Wahrscheinlichkeit ein Individuum hatte, innerhalb der nächsten zehn Jahre einen Herzinfarkt zu erleiden. Je mehr Risikofaktoren, desto größer die Wahrscheinlichkeit. Schon vor der Framingham-Studie gab es Hypothesen, dass Herzerkrankungen durch den Lebensstil, die Umwelt und die genetischen Anlagen verursacht werden. Doch diese Studie machte Rauchen, Bluthochdruck und einen hohen Cholesterinspiegel als Hauptrisikofaktoren aus.

Sie brachte auch einige interessante Statistiken mit sich, die allerdings keine starke Verbreitung oder Anerkennung fanden. Für jedes Milligramm pro Deziliter, um das der Cholesterinspiegel im Blut sank, stieg die kardiovaskuläre Todesrate um 14 Prozent und die allgemeine Sterblichkeitsrate in den folgenden 18 Jahren bei Menschen über 50 um 11 Prozent an.[26] Dies hätte eigentlich ein Warnsignal für diejenigen sein sollen, die die Cholesterin-Hypothese propagierten. Es stellt sich außerdem die Frage, inwiefern man die Charakteristiken der Einwohner von Framingham auf die Bevölkerung anderer Länder übertragen kann.

Ein weiteres Sandkorn im Getriebe, diesmal jedoch eins, das durchaus Aufmerksamkeit erregte, war eine Herzstudie, die 2001 in Honolulu, Hawaii, durchgeführt und in *The Lancet* veröffentlicht wurde. Hierbei hatte man eine Gruppe älterer Amerikaner japanischer Abstammung untersucht und bei den Menschen über 70 ebenfalls einen umgekehrten Zusammenhang zwischen dem Gesamtcholesterin und der Todesrate festgestellt. Die Forscher schlossen mit folgendem Statement: »Wir sind nicht in der Lage, unsere Ergebnisse zu erklären. Diese Daten ziehen wissenschaftliche Begründungen für die Senkung des Cholesterins auf einen sehr niedrigen Wert (weniger als 4,65 mmol/L) bei älteren Menschen in Zweifel.«[27]

Ein Grund für diese Ergebnisse mag darin liegen, dass HDL-Cholesterin gegen Herzinfarkt schützt und dass, wie oben bereits erwähnt, Ärzte kardiovaskuläre Risiken anhand des Verhältnisses des Gesamtcholesterins zum HDL berechnen (mithilfe des QRISK-Online-Rechners sowie unter Berücksichtigung anderer Risikofaktoren wie Typ-2-Diabetes, Blutdruck und der familiären Krankengeschichte).

Einige Fragen zum schlechten Cholesterin (oder LDL-C) bleiben jedoch unbeantwortet.

2016 untersuchten ich und 16 internationale Forscher aus fünf Ländern (Großbritannien, Schweden, Italien, Japan und den USA) gezielt Daten von Menschen über 60, um herauszufinden, wie der Zusammenhang zwischen Herzerkrankungen und LDL-C aussah. Ein Grund, warum wir uns auf diese Altersgruppe konzentrierten, war die Tatsache, dass die meisten Menschen, die einen Herzinfarkt erleiden, in diesem Alter sind. Falls LDL-C ursächlich an der Entwicklung von Herzerkrankungen beteiligt war, würde man vermutlich hier eine Korrelation entdecken.

Was wir herausfanden, war erstaunlich. Wir kombinierten eine ganze Reihe von Studien, die fast 70 000 Menschen weltweit umfassten, und stellten fest: Nicht nur, dass es keinen kausalen Zusammenhang zwischen LDL-C und Herzerkrankungen gab, sondern es bestand eine umgekehrte Beziehung zwischen LDL-C und der Sterblichkeitsrate insgesamt. In anderen Worten: Je höher bei Menschen über 60 der LDL-Cholesterinspiegel ist, desto geringer ist ihre Wahrscheinlichkeit zu sterben.[28]

Wie lässt sich dies biologisch erklären? Es wird bisher wenig gewürdigt, dass LDL auch eine wichtige Rolle im Immunsystem spielt und ältere Menschen vor akuten Infektionen wie Lungenentzündung und Magen-Darm-Viren schützen kann, die in dieser Altersgruppe eine Haupttodesursache sind.

Doch zurück zu Framingham: Eine weitere wichtige Entdeckung war, dass es zwischen Menschen, die am Herzen erkrankten, und denen, die gesund blieben, kaum einen Unterschied im Hinblick auf den Cholesterinspiegel gab, außer wenn die Gesamtcholesterinmenge sehr niedrig (unter 150 mg/dl beziehungsweise 3,88 mmol/l) oder extrem hoch (über 380 mg/dl beziehungsweise 9,84 mmol/l) war.[29]

Und diese bahnbrechenden Erkenntnisse decken sich auch mit den Ergebnissen der bis dato größten in den USA durchgeführten Studie, für die über 130 000 Patienten untersucht wurden, die mit einem Herzinfarkt ins Krankenhaus eingeliefert worden waren. Es stellte sich heraus, dass 75 Prozent von ihnen normale Gesamtcholesterin- und LDL-Werte hatten. In dieser Gruppe erfüllten 66 Prozent die Kriterien für das metabolische Syndrom, das den wichtigsten Risikofaktor darstellte.[30]

Um die Kriterien zu erfüllen, muss ein Patient mindestens drei der folgenden fünf Befunde aufweisen: eine beeinträchtigte Glukosetoleranz oder Typ-2-Diabetes, einen hohen Blutdruck (höher als 140/90 mmHG), erhöhte Triglyceridwerte (über 150 mg/dl beziehungsweise 1,7 mmol/l), einen niedrigen HDL-Cholesterinspiegel (unter 35 mg/dl beziehungsweise 1,03 mmol/l bei Männern und unter 39 mg/dl beziehungsweise 1,29 mmol/l bei Frauen) sowie einen erweiterten Bauchumfang (über 90 Zentimeter bei Männern und über 84 Zentimeter bei Frauen). Später stellte sich auch heraus, dass sich das metabolische Syndrom ungünstig auswirkt. Wer das Syndrom hat und einen Herzinfarkt erleidet, besitzt ein um 50 Prozent größeres Risiko, innerhalb eines Jahres wieder ins Krankenhaus zu kommen oder zu sterben.

HDL reagiert sehr schnell auf Ernährungsumstellungen, die den Verzicht auf raffinierte Kohlenhydrate und den Konsum von gesunden fettreichen Lebensmitteln beinhalten. Das Verhältnis von Triglyceriden zu HDL ist ein viel besserer Indikator des Herzinfarktrisikos. Eine Studie über Ausmaß und Schwere von Herzerkrankungen mit Personen, die sich einer Koronarangiographie unterzogen und als Hochrisikogruppe galten, ergab, dass das Verhältnis von Triglyceriden zu HDL der beste Indikator für den Krankheitsgrad war. Doch auch in dieser Studie, die die Herzkranzgefäße direkt untersuchte, wurde kein signifikanter Zusammenhang zwischen dem Grad der Erkrankung und dem Gesamtcholesterin- oder dem LDL-Spiegel gefunden.[31]

Wie sieht es aber mit Diäten und Cholesterin senkenden Medikamenten aus? Reduzieren sie nicht die Anzahl der Herzinfarkte und senken die Sterblichkeitsrate?

Kontrollierte Ernährungsversuche sind die beste wissenschaftliche Methode, um Ursache und Wirkung zu prüfen. Doch keine Ernährungsumstellung, bei der das Gesamtcholesterin sowie das LDL-C beispielsweise durch eine Reduktion von gesättigtem Fett gesenkt wurden, hat zu weniger Herzinfarkten, Schlaganfällen oder Toden geführt. Und dies war bereits der Fall, bevor die geänderten Ernährungsrichtlinien 1977 und 1983 in den USA und Großbritannien den reduzierten Konsum von gesättigten Fetten empfahlen.

Darüber hinaus zeigte eine 2016 im *British Medical Journal* veröffentlichte Forschungsarbeit, dass die Bemühungen, das Gesamt- und das LDL-Cholesterin zu reduzieren, einen nachteiligen Effekt haben könnten. Eine neuerliche Analyse unveröffentlichter Daten aus der berühmten Sydney Diet Heart Study und dem Minnesota Coronary Experiment offenbarte, dass Patienten mit Herzerkrankungen, die gesättigte Fette durch Pflanzenöl ersetzten, das viel Omega-6-Fette enthielt, eine höhere Herzinfarkt- und Sterblichkeitsrate aufwiesen, obwohl sich ihr Gesamt- und LDL-Cholesterinspiegel deutlich verringert hatte.[32]

Abgesehen von Statinen wurde noch bei keinem Cholesterin senkenden Medikament nachgewiesen, dass es die Todesrate senkt oder die Zahl der Herzinfarkte verringert. Und auch die positive Auswirkung von Statinen auf die Verlängerung der Lebensdauer ist überschaubar. Wenn Sie beispielsweise herzkrank sind oder einen Herzinfarkt erlitten haben, stehen die Chancen 1:83, dass Sie bei täglicher Einnahme eines Statins für die nächsten fünf Jahre ihr Ableben hinauszögern, und 1:39, dass ein weiterer Herzinfarkt hinausgeschoben oder verhindert wird.[33] Falls Sie aber noch gar keinen Herzinfarkt hatten oder bei Ihnen keine Herzerkrankung diagnostiziert wurde, verlängert das Medikament ihr Leben um keinen einzigen Tag.[34]

Und die genannten Wahrscheinlichkeitsraten geben den Bestfall wieder, denn viele Personen – bis zu ein Drittel – fallen aus diversen Gründen schon aus den klinischen Studien heraus, bevor diese überhaupt starten, zum Beispiel, weil sie die Nebenwirkungen des Medikaments nicht aushalten.[35]

Zieht man sämtliche bisher vorhandenen Daten in Betracht, so ist es weit plausibler, dass die Senkung der Herzinfarktrate durch Statine eher mit deren Eigenschaft, Entzündungen einzudämmen, zu tun hat.

Sogar Ancel Keys schien gegen Ende seines Lebens anzuerkennen, dass der Kreuzzug gegen Cholesterin fehlgeleitet war. In der *New York Times* wurde er 1987 mit folgenden Worten zitiert: »Ich bin inzwischen zu der Ansicht gelangt, dass Cholesterin nicht so wichtig [als Risikofaktor für Herzinfarkte] ist, wie wir einst glaubten.«[36]

Was können wir daraus ableiten? Dass LDL-Cholesterin nicht der Buhmann ist, zu dem es gemacht wurde – eher ist es die Partikelgröße des LDL, die mit Herzerkrankungen zu tun hat und die Innenbeschichtung der Herzkranzgefäße beschädigen kann. Und wir können schlussfolgern, dass es der falsche Weg ist, die Senkung des Gesamt- und LDL-Cholesterins als oberstes Ziel bei der Prävention und Behandlung von Herzerkrankungen auszurufen. Doktor Rita Redberg, renommierte Professorin für Kardiologie an der University of California in San Francisco sowie Chefredakteurin der medizinischen Fachzeitschrift *JAMA Internal Medicine*, bringt es auf den Punkt: »Cholesterin ist nur ein Laborwert. Wen interessiert es, den Cholesterinspiegel zu senken, wenn die Patienten daraus keinen Vorteil ziehen?«

Anstatt also Cholesterin zu fürchten, sollten wir uns mit ihm anfreunden, indem wir sein Profil verbessern, um das Risiko von Herz-Kreislauf-Krankheiten zu verringern. Oder noch besser: Wenn wir die wahre Ursache von Herzerkrankungen erkennen, wird das Cholesterin sich schon von selbst einpendeln.

Zusammenfassung:

- Cholesterin ist eines der wichtigsten Moleküle in unserem Körper. Ohne es würden wir sterben.
- Bei Menschen über 60 wird ein hoher LDL-Cholesterinspiegel nicht mit Herzerkrankungen in Verbindung gebracht und steht in umgekehrter Kausalität zur allgemeinen Sterblichkeitsrate.
- 75 Prozent der mit einem Herzinfarkt ins Krankenhaus eingewiesenen Menschen haben einen normalen Gesamt- und LDL-Cholesterinspiegel, aber 66 Prozent leiden am metabolischen Syndrom.
- Das Verhältnis von Triglyceriden zu HDL–Cholesterin ist ein viel besserer Indikator des Herzinfarktrisikos als das von Gesamtcholesterin zu LDL-Cholesterin.
- Falls Sie noch keinen Herzinfarkt hatten oder an keiner Herzerkrankung leiden, verlängert die Einnahme einer Cholesterin senkenden Statin-Tablette ihr Leben um keinen einzigen Tag.

7.

Die Hauptursache von Herzerkrankungen: Insulinresistenz und Entzündungen

———————●———————

»Ich glaube, das Leiden, das allen diesen Krankheiten
zugrunde liegt – Herzerkrankungen, hoher Blutdruck,
Demenz und sogar Krebs –, ist Insulinresistenz.«

– Professor Timothy Noakes

Insulin ist ein von der Bauchspeicheldrüse produziertes Hormon. Seine Hauptaufgabe besteht darin, den Körperzellen dabei zu helfen, Blutglukose aufzunehmen, die dann in Energie umgewandelt wird. Wenn der Glukosespiegel steigt, tut es auch der Insulinspiegel. Insulin hat darüber hinaus noch viele weitere Funktionen, zum Beispiel wandelt es überschüssige Glukose, die nicht sofort für die Energiegewinnung gebraucht wird, in Glykogen um, das gespeichert und für die Synthese von Eiweiß und für den Fettstoffwechsel benötigt wird. Indem es überschüssige Glukose in Triglyceride umwandelt, die als Fett gespeichert werden, verhindert Insulin auch, dass das gespeicherte Fett als Energie freigesetzt wird. Viele bezeichnen es deshalb als das »fettspeichernde« Hormon.

Insulinresistenz tritt auf, wenn die Leber-, Muskel- und Fettzellen gegen die Wirkung von Insulin resistent werden. Die Bauchspeicheldrüse versucht dies zu kompensieren und schüttet immer mehr Insulin aus. Schließlich steigt der Blutzuckerspiegel über das Normalmaß hinaus, was dann zur Diagnose von Typ-2-Diabetes führt. Allerdings kann eine Person jahre- oder sogar jahrzehntelang eine Insulinresistenz haben (Anzeichen sind chronisch erhöhte Insulinwerte oder Hyperinsulinämie), bevor bei ihr Typ-2-Diabetes diagnostiziert wird (mehr dazu in Kapitel 8).

Insulinresistenz hat sich als zuverlässiges Prognoseinstrument für Schlaganfälle, Bluthochdruck, Krebs und Herzerkrankungen erwiesen.[37] 2009 veröffentlichte die Zeitschrift *Diabetes Care* einen Artikel mit den Ergebnissen einer mathematischen Analyse und darauf aufbauend einer Rangordnung der Risikofaktoren für Herzinfarkte. Es wurde geschätzt, dass eine signifikante Anzahl der Herzinfarkte verhindert werden könnte, wenn diese Risikofaktoren bei Männern zwischen 20 und 30 angesprochen würden. Ganz oben auf der Liste stand Insulinresistenz. Gemäß den Berechnungen und unter Berücksichtigung von Überschneidungen würde die Behebung von Insulinresistenz allein schon 42 Prozent aller Herzinfarkte verhindern. 36 Prozent aller Herzinfarkte könnten durch die Behebung von Bluthochdruck verhindert werden, 31 Prozent durch die Korrektur von niedrigem HDL-Cholesterin, 21 Prozent durch die Revision eines hohen Body-Mass-Index, 16 Prozent durch die Behandlung von hohem LDL-Cholesterin und 10 Prozent durch die Verbesserung von hohen Triglyceridwerten.[38]

Das Fazit der Autoren: »Insulinresistenz ist wahrscheinlich die wichtigste Einzelursache für die Koronare Herzkrankheit (KHK). Ein besseres Verständnis ihrer Entstehung und davon, wie sie verhindert oder geheilt werden kann, könnte auf die KHK einen maßgeblichen Effekt haben.« Man beachte, dass LDL-Cholesterin ziemlich weit unten auf der Liste steht. Angesichts dessen, was wir über atherogene Dyslipidämie wissen (die sich durch einen erhöhten Triglyceridwert, niedriges HDL-Cholesterin und einen erhöhten Wert bei den kleinen dichten Typ-B-Partikeln des LDL-Cholesterins auszeichnet), ist es sehr wahrscheinlich, dass diese Platzierung mit der Korrektur eines erhöhten Wertes bei LDL-Typ-B-Partikeln zu tun hat, die (wie in Kapitel 6 geschildert) durch den Konsum von raffinierten Kohlenhydraten und Zucker zunehmen.

Auch Dr. Joseph Kraft identifizierte Insulinresistenz (Hyperinsulinämie) als die Hauptursache von Herzerkrankungen. Im Laufe seiner jahrzehntelangen, glanzvollen Karriere als Arzt und Pathologe fand Kraft heraus, dass die überwältigende Mehrheit von Menschen mit Herzerkrankungen – weit über 80 Prozent – an Hyperinsulinämie litten. Er entwickelte einen Test, der Hyperinsulinämie entdeckt, lange bevor die auf herkömmlichem Wege gemessenen Blutzuckerwerte auffällig und im prädiabetischen oder diabetischen Bereich anzusiedeln sind. Kraft verifizierte die Forschung des berühmten Pathologen Paul Kimmelstiel, der gezeigt hatte, dass diabetische Nierenschäden bereits auftreten, lange bevor erhöhte Glukosewerte entdeckt werden. Kraft weitete Kimmelstiels Forschungsergebnisse aus. Er fand heraus, dass auch die Herzkranzgefäße Schaden nehmen, bevor die normale Messung des Blutzuckerspiegels eine krankhafte Erhöhung anzeigt. Dies nannte er »Diabetes in situ«. Kraft schreibt: »Menschen mit Herz-Kreislauf-Erkrankungen, die nicht als Diabetiker gelten, wurden bisher einfach nicht auf Diabetes untersucht.« Es besteht eine erhebliche Überschneidung mit dem metabolischen Syndrom und der Insulinresistenz, bei der ein hohes Verhältnis von Triglyceriden zu HDL (über 2,75 bei Männern und über 1,65 bei Frauen) ein Indikator für das metabolische Syndrom ist. Dieses Verhältnis korreliert auch mit dem Risiko, einen Herzinfarkt zu erleiden, und zwar unabhängig vom BMI.[39]

Insulinresistenz geht auch mit den typischen Merkmalen des metabolischen Syndroms einher, das, wie ich in Kapitel 6 erklärt habe, die Mehrheit der Patienten aufweist, die mit einem Herzinfarkt ins Krankenhaus eingewiesen werden. Doch was noch wichtiger ist: Dies gilt auch für einen signifikanten Anteil »normalgewichtiger« Menschen. So wird geschätzt, dass bis zu 40 Prozent der Menschen mit normalem BMI Merkmale des metabolischen Syndroms aufweisen. Dies stimmt mit meinen eigenen Beobachtungen bei der Behandlung von Tausenden von Patienten mit Herzerkrankungen überein. Mit anderen Worten: Es gibt kein »gesundes Gewicht«. Stattdessen sollten wir uns darauf konzentrieren, was einen gesunden Menschen ausmacht.

Warum ist trotz der umfangreichen Datenmenge, die uns zur Verfügung steht, so wenig über Insulinresistenz bekannt und warum wird nicht häufiger in der Öffentlichkeit darüber gesprochen? Ein Grund ist, dass wir mit veralteten Konzepten und falschen wissenschaftlichen Annahmen arbeiten (»Low Fat ist gut«, »Weniger essen, mehr bewegen«, »Ein gesundes Gewicht halten« et cetera). Hinzu kommt, dass der konventionelle medizinische Ansatz darin besteht, Risikofaktoren oder Symptome mit Medikamenten zu behandeln (die bestenfalls marginale Resultate bringen, dafür aber Nebenwirkungen haben) und die Ursache für Krankheiten nicht an der Wurzel zu packen.

Wir haben uns fälschlicherweise auf die Höhe des Cholesterinspiegels im Blut versteift und darauf, ihn durch Ernährung und Medikamente zu senken, als ob dies die Lösung allen Übels wäre. Was wir aber nicht getan haben, ist, uns die *Qualität* des Cholesterins anzusehen. Diese falschen Vorstellungen, zusammen mit einer von kommerziellen Interessen gesteuerten schlechten Forschung und einer profitorientierten Medizin, haben leider viele Menschen in dem irrigen Glauben bestärkt, sie könnten sich ohne negative Auswirkungen mit Junkfood vollstopfen, solange sie Statine einnehmen. Diese Illusion führt aber letztendlich zu einer noch größeren gesundheitlichen Schädigung. Und schließlich gibt es bisher weder einen Markt noch ein Geschäftsmodell für die Botschaft, dass ein Risikofaktor durch einfache Änderungen im Lebensstil verhindert oder zumindest verringert werden kann.

Insulin spielt eine maßgebliche Rolle bei der Verstoffwechslung von Fett und Glukose. Ist der Insulinspiegel chronisch erhöht, sammelt sich überschüssiges Fett in der Leber an und die Fettsäureoxidation (Fettverbrennung) zur Energiegewinnung wird gestoppt, weil sich der Spiegel des wichtigen Hormons Adiponektin senkt. Ein niedriger Adiponektinspiegel steht im umgekehrten Verhältnis zum viszeralen Fett, das sich um die Organe in der Bauchhöhle bildet, vor allem um Bauchspeicheldrüse, Darm und Leber. Eine insulinresistente Leber wird mehr Glukose und Triglyceride in den Blutkreislauf geben, was normalerweise mit einem niedrigen HDL-Cholesterinspiegel einhergeht. Viszerales Fett ist verantwortlich für einen erweiterten Bauchumfang, der ein viel besserer Indikator für metabolische Gesundheit, das Gesamtkörperfett und das Risiko zukünftiger Erkrankungen ist als der Body-Mass-Index. Einige Studien in England haben ergeben, dass der BMI im Alter nur noch selten ansteigt, während der Bauchumfang auch noch bei Menschen in den Siebzigern alle zehn Jahre um acht bis zehn Zentimeter zunimmt. Der Grund dafür ist, dass die Muskelmasse im Alter abnimmt, vor allem bei Menschen, die nicht sehr aktiv sind. Dickere Bäuche und Muskelabbau (auch als sarkopenische Adipositas bekannt) führen zu einem vermehrten Auftreten von Typ-2-Diabetes, physischer Einschränkung und bei älteren Menschen zu Stürzen und gebrochenen Hüften.

Nachdem wir die Übel geschildert haben, die eine Insulinresistenz mit sich bringt, wenden wir uns nun ihrem Zwilling, der chronischen Entzündung zu. Es gibt viele Überschneidungen zwischen beiden Erkrankungen, da die eine die andere verursacht. Je insulinresistenter ein Körper ist, desto mehr systemische Entzündungen treten auf, und umgekehrt.

Wenn jemand einen Infekt hat oder sich verletzt, wird der Betroffene vom Immunsystem und der Entzündungsreaktion des Körpers geschützt. Dabei handelt es sich um eine akute Entzündung, die lebensrettend ist – ganz im Gegensatz zu chronischen Entzündungen. Stellen Sie sich vor, Ihr Körper würde ständig von Umweltreizen wie Rauchen, schlechter Ernährung und Stress attackiert werden. Dies führt uns zur wahren Ursache von Herzerkrankungen.

Die Koronare Herzkrankheit tritt oft auf, wenn der Blutfluss in einem oder mehreren der Gefäße, die den Herzmuskel mit Blut versorgen, stockt. Das geschieht als Folge der Ansammlung von Plaque oder der Verengung des Blutgefäßes im Laufe der Zeit – ein Prozess, der als Arteriosklerose bekannt ist. Ein Symptom der Arteriosklerose sind manchmal Schmerzen in der Brust, die bei körperlicher Anstrengung auftreten (meist, wenn das Blutgefäß um über 70 Prozent verengt ist). Oft wird jedoch erst eine Diagnose gestellt, wenn jemand einen Herzinfarkt erleidet. Ein solcher tritt auf, wenn ein Teil des Herzmuskels so lange keinen Sauerstoff erhält, dass Zellen absterben.

Früher glaubte man, dass die Gefäße sich allmählich verengen, bis sie völlig, das heißt zu 100 Prozent blockiert sind, was dann den Herzinfarkt auslöst. Doch dies geschieht nur selten. Tatsächlich gab es bei über der Hälfte derjenigen Personen, die einen ersten Herzinfarkt erlitten, zuvor keine Symptome. Wir wissen inzwischen, dass die meisten Herzinfarkte an Stellen auftreten, an denen die Verengung weniger als 70 Prozent beträgt. Wie lässt sich dies erklären? Eine Arteriosklerose fängt mit der Beschädigung der Innenbeschichtung der Herzkranzgefäße an: Eine Kombination aus Entzündungs- und Immunzellen aus dem Blut wandert zusammen mit Cholesterin in die Gefäßwand. Es können häufig Jahrzehnte vergehen, wie geringe Anfangsfettstreifen beweisen, die bei Autopsien von im Krieg gefallenen jungen Männern entdeckt wurden. Doch irgendwann kann diese

Zellenmischung größer werden, ins Gefäßinnere eindringen und dadurch eine Angina hervorrufen oder das Blutgefäß plötzlich blockieren, was wiederum zu einer sogenannten Plaqueruptur führen kann, die man sich wie das Aufplatzen eines eitrigen Pickels vorstellen muss.[40]

Wenn der »Pickel« aufplatzt, werden Plaquestücke frei, die wiederum den Blutfluss zum Herzmuskel komplett blockieren und einen Herzinfarkt auslösen können. Je eher die Blutversorgung durch Medikamente wie etwa Acetylsalicylsäure (die gerinnungshemmend wirkt, zum Beispiel Aspirin®) oder einen laparoskopischen Eingriff, der den Pfropfen mechanisch entfernt (primäre Angioplastie) wiederhergestellt wird, desto geringer ist die Schädigung des Herzmuskels und desto niedriger ist das Sterberisiko.

Etwas an diesem Prozedere ist besonders interessant: Das Entblocken der Arterie durch einen mechanischen Eingriff mithilfe eines kleinen Ballons und einer Metallspirale (einem Stent) kann einem Menschen, der einen akuten Herzinfarkt erleidet, das Leben retten – aber es kann keinen Infarkt verhindern. In anderen Worten: Es hat sich herausgestellt, dass bei einer Angina pectoris mit mindestens 70-prozentiger Arterienverengung ein Dehnen der Arterie durch einen kleinen Ballon und das Implantieren eines Stents, der den Blutfluss permanent verbessern soll, einen Herzinfarkt *nicht* verhindern und das Leben des Patienten *nicht* verlängern.[41]

Das klingt zunächst unlogisch, leuchtet aber ein, wenn man weiß, dass nicht gravierende Plaques eher aufbrechen können und dass der Stent die Blockade nicht wirklich entfernt, sondern dass diese das Gefäß komplett verschließen und einen Herzinfarkt auslösen können, der sonst nie eingetreten wäre. Vor allem aber: Stents beheben nicht die eigentliche Ursache des Problems: die Entzündung.

Ein weiterer faszinierender Aspekt ist die Fähigkeit des Herzens, sich an einen allmählichen Aufbau von Blockaden durch die Bildung von zusätzlichen schützenden Blutgefäßen (Kollaterale genannt) anzupassen, die die Blockade kompensieren und umgehen. Ich habe mehrfach Patienten gehabt, bei denen aufgrund von Angina-Symptomen koronare Angiogramme erstellt wurden. Es stellte sich dann heraus, dass eine der drei Hauptarterien vollständig blockiert war, ohne dass sich eine vorherige Schädigung des Herzmuskels feststellen ließ. Normalerweise bildet eine der beiden anderen Arterien neue kleine Blutgefäße aus, um die blockierte Hauptarterie zu ersetzen.

Zusammenfassend handelt es sich bei der Koronaren Herzkrankheit also um eine chronische Entzündungskrankheit, bei der das Immunsystem mit metabolischen Risikofaktoren interagiert, wodurch die Herzkranzgefäße sich verengen und dazu neigen, plötzlich Plaque-Pfropfen zu bilden, die zu einem Herzinfarkt führen. Die Prävention und Behandlung muss sich daher auf die Verhinderung und Eindämmung der Entzündung konzentrieren.

Das Risiko kann rapide verringert werden, indem man aufhört zu rauchen, seine Ernährung umstellt, sich bewusst bewegt und Stress abbaut – in anderen Worten: durch die Pioppi-Diät!

Fangen wir mit dem Faktor Rauchen an.

Obwohl Herz-Kreislauf-Erkrankungen (Herzinfarkte und Schlaganfälle) immer noch die Hauptursache für vorzeitige Todesfälle bei europäischen Männern und die Haupttodesursache weltweit (mit geschätzten 20 Millionen Toten jährlich) sind, lassen sich 50 Prozent des Rückgangs der durch Herzinfarkte ausgelösten Todesfälle in der westlichen Welt in den letzten drei Jahrzehnten allein auf den Rückgang des Tabakkonsums zurückführen. Dieser Effekt war vor allem nach der Einführung von gesetzlichen Rauchverboten spürbar. Hier zwei ausgiebig dokumentierte Beispiele:

In Helena, der Hauptstadt des US-Bundesstaates Montana, ging 2002, innerhalb von sechs Monaten nach Einführung eines Rauchverbots im öffentlichen Raum, die Zahl der mit Herzinfarkt ins Krankenhaus eingelieferten Patienten um 40 Prozent zurück.[42] Als das Gesetz widerrufen wurde, stieg die Zahl wieder auf das vorherige Niveau. Ähnlich in Schottland, wo ein paar Jahre zuvor ein Rauchverbot eingeführt wurde: Innerhalb eines Jahres sank die Zahl der aus diesem Grund Eingelieferten um 17 Prozent und die Zahl der außerhalb eines Krankenhauses an einem Herzinfarkt Verstorbenen sank um 6 Prozent. Wie lässt sich so ein dramatischer Effekt erklären? Erinnern Sie sich noch an meine Erklärung der Plaqueruptur? Man hat herausgefunden, dass nur 30 Minuten Passivrauchen die Aktivität der Blutplättchen erhöht, also der Blutzellen, die an der Arterienblockade beteiligt sind.[43] Wenn man im Alltag weniger Rauch ausgesetzt ist, verringert man also die Wahrscheinlichkeit, dass das Blut verklebt und Pfropfen bildet, die zur Verstopfung der Arterien führen können.

Vergleicht man die signifikant höhere Sterblichkeitsrate durch Herzerkrankungen in den USA mit der in den Mittelmeerländern vor 50 Jahren – etwa zu der Zeit, als Ancel Keys seine Sieben-Länder-Studie durchführte –, stößt man auf eine weitere faszinierende Statistik: Der Durchschnittsamerikaner rauchte damals doppelt so viele Zigaretten wie der durchschnittliche Südeuropäer.

In Kapitel 6 habe ich erklärt, dass randomisierte kontrollierte Studien, bei denen der Cholesterinspiegel durch eine Diät gesenkt werden sollte, sich nicht positiv auf die Gesundheit auswirkten und in einigen Fällen sogar das Gegenteil bewirkten. Es stellt sich also die Frage, ob es qualitativ hochwertige Studien gibt, bei denen es nachweislich gelang, die Zahl der Herzinfarkte, Schlaganfälle und weiterer vorzeitiger Todesfälle durch verwandte Ursachen zu reduzieren. Und deuten diese darauf hin, dass eine spezielle Ernährung die Anzahl der Herzinfarkte genauso zurückschnellen lässt wie Rauchverbote? Die Antwort ist ein lautes JA. Es hat mehrere randomisierte kontrollierte klinische Studien gegeben, die sich sowohl mit primärer als auch mit sekundärer Prävention befasst haben.

Zu einer primären Prävention zählen die Maßnahmen, die man unternimmt, um das Auftreten einer Erkrankung zu verhindern – also bei Menschen, die noch keinen Herzinfarkt erlitten haben. Zur sekundären Prävention gehört die Handhabung einer bereits diagnostizierten Erkrankung, um weitere negative Konsequenzen zu verhindern – also Menschen, die bereits einen Herzinfarkt überlebt haben, vor einem weiteren zu bewahren.

Wir wollen uns zunächst einer bahnbrechenden Studie zur primären Prävention zuwenden. Die von der spanischen Regierung finanzierte PREDIMED-Studie verglich zwei Mittelmeerdiäten bei etwa 7500 Teilnehmern mittleren Alters, die als Hochrisikogruppe für Herz-Kreislauf-Erkrankungen eingestuft wurden. Das Verhältnis von Männern (43 Prozent) und Frauen (57 Prozent) war ausgewogen. Die Studie verglich eine eher fettreiche Mittelmeerdiät mit einer eher fettarmen. Letztere Gruppe wurde ausdrücklich dazu angehalten, den Konsum aller Fettarten zu reduzieren und mehr Low-Fat-Milchprodukte, mageres Fleisch, Kartoffeln, Nudeln, Reis, Obst und Gemüse zu essen.

Die Fragestellung lautete, ob die tägliche Einnahme von mindestens vier Esslöffeln nativem Olivenöl oder einer Handvoll Nüsse (15 Gramm Walnüsse, 7,5 Gramm Mandeln und 7,5 Gramm Haselnüsse) im Vergleich zu einer Low-Fat-Diät zu einem Rückgang von Herzinfarkten, Schlaganfällen oder der Sterblichkeitsrate führen würde.

Nach fünf Jahren wurde die Studie abgeschlossen, weil klar wurde, dass die fettreichere Mittelmeerdiät mit 30 Prozent weniger Herz-Kreislauf-Erkrankungen (Herzinfarkte, Schlaganfälle oder Tode) deutlich gesünder war. Eine weitere statistische Analyse ergab, dass dies vor allem mit der Verringerung der Schlaganfälle zu tun hatte.[44]

Die Studie besaß noch weitere wichtige Merkmale. Erstens war die Kalorienzahl nicht begrenzt. Die Gründe dafür werde ich in Kapitel 9 darlegen. Zweitens gab es zwischen den beiden Gruppen keinen signifikanten Unterschied beim Cholesterinspiegel – was Sie aber inzwischen nicht mehr überraschen dürfte. Drittens stellte sich die Wirksamkeit der Diät bei der Senkung der Schlaganfallrate schon innerhalb von Wochen ein. Diese Lebensmittel wirkten tatsächlich wie Medikamente.

Und nicht zuletzt war die Ernährung der Low-Fat-Gruppe im Vergleich zur durchschnittlichen westlichen Ernährung immer noch ziemlich gesund, da die Testteilnehmer angehalten waren, viel Gemüse und wenig Süßigkeiten zu essen. In anderen Worten: Wenn man eine durch Olivenöl oder Nüsse ergänzte Mittelmeerdiät mit einem typischen westlichen Ernährungsplan aus industriell verarbeiteten Lebensmitteln und Fastfood vergliche, wäre das Ergebnis sogar noch spektakulärer.

Andere Studien haben ergeben, dass mehr als zweimal pro Woche Fastfood zu essen die Insulinresistenz verdoppelt und der Konsum von Transfetten (die normalerweise in frittierten und abgepackten Lebensmitteln wie Fertiggerichten, Kuchen und Keksen stecken) innerhalb von Wochen das C-reaktive Protein sowie andere Entzündungsmarker im Blut erhöht. Zum Glück ist bei industriellen Transfetten in abgepackten Lebensmitteln in den letzten 15 bis 20 Jahren in westlichen Ländern ein Rückgang zu verzeichnen, was zu einer deutlichen Verringerung der Sterblichkeitsrate durch Herz-Kreislauf-Erkrankungen beigetragen hat. So wird geschätzt, dass das Verbot von Transfetten im Jahr 2004 in Dänemark im Laufe von zehn Jahren 7000 kardiovaskulär bedingte Tode verhindert hat.[45]

Seit dem Ende der PREDIMED-Studie im Jahr 2013 wurden die Teilnehmer, die die fettreichere Mittelmeerdiät anwandten, weiter beobachtet – und die Analyse ihrer gesundheitlichen Entwicklung hat Erstaunliches ergeben. Von den insgesamt über 4000 weiblichen Teilnehmern der Studie stellte man bei denen, die neben der traditionellen mediterranen Ernährung mindestens vier Esslöffel natives Olivenöl zu sich nahmen, ein um 68 Prozent niedrigeres Brustkrebsrisiko fest im Vergleich zu denen, die über einen Zeitraum von fünf Jahren die Low-Fat-Diät eingehalten hatten. Forscher, die eine separate Analyse der PREDIMED-Teilnehmer vornahmen, fanden zusätzlich heraus, dass diejenigen, die täglich eine Handvoll Nüsse aßen, geistig weniger abbauten. Dies ist jedoch kein neuer Aspekt der Mittelmeerdiät. Vor dem G8-Gipfel über Demenz im Dezember 2013 schrieben ich und eine Reihe von renommierten britischen und internationalen Ärzten einen Brief an den damaligen britischen Premierminister David Cameron und seinen Gesundheitsminister und drängten sie darin dazu, die Mittelmeerdiät zu einem zentralen Bestandteil des Kampfes gegen Demenz zu machen, einer Krankheit, die westliche Volkswirtschaften inzwischen 420 Milliarden US-Dollar pro Jahr kostet.

In dem Schreiben legten wir dar, dass dies besonders wichtig sei, da Medikamente, die das Fortschreiten von Demenz verlangsamen sollten, bisher nicht besonders effektiv und extrem teuer sind und zudem Nebenwirkungen haben. Eine signifikante Studie über einen Zeitraum von 20 Jahren untersuchte Menschen mittleren Alters (zwischen 43 und 64), die sich ein mediterranes Ernährungsverhalten angewöhnt hatten, und kam zu dem Schluss, dass diejenigen, die sich am strengsten daran hielten, im Alter deutlich weniger an Gedächtnisverlust litten. Dieses Ergebnis hielt auch stand, wenn man berücksichtigte, wie physisch aktiv die Menschen waren und ob sie rauchten oder nicht. Eine separate Analyse anderer Studien ergab, dass die Erkrankung langsamer fortschreitet, wenn Betroffene im Frühstadium von Alzheimer auf eine mediterrane Ernährung umstellten. Die Mittelmeerdiät verhindert also nicht nur Demenz, sondern verlangsamt auch den Verlauf bei denjenigen, die bereits an der Krankheit leiden.

Hinzu kommt, dass Omega-3-Fettsäuren und die entzündungshemmenden Elemente in Nüssen, fettem Fisch, Olivenöl und vielen Gemüsesorten das Hirn nicht nur vor Demenz schützen, sondern auch die Durchblutung des Gehirns verbessern (wie durch MRT-Scans des Gehirns bewiesen wurde).

Die PREDIMED-Studie deutete an, dass der größte Vorteil der Mittelmeerdiät die Verhinderung von Schlaganfällen ist. Eine 2017 veröffentlichte bahnbrechende Studie lässt vermuten, dass die positive Wirkung auf das Gehirn sogar Depressionen verhindern kann.[46]

Diese von australischen Forschern durchgeführte Studie enthüllte, dass eine Mittelmeerdiät mit wenig Zucker, raffinierten Zerealien und Nudeln innerhalb von nur zwölf Wochen die Stimmung von Patienten mit schweren Depressionen merklich hob. Der leitende Wissenschaftler, Professor Felice Jacka, Direktor des Food and Mood Centre der Deakin University, sagte in einem Interview mit ABC News Australia: »Wir wissen bereits, dass Ernährung eine sehr starke Wirkung auf die biologischen Aspekte unseres Körpers hat, die Depressionsfaktoren beeinflussen. Das Immunsystem, die Plastizität des Gehirns und die Darmflora scheinen nicht nur für unsere physische, sondern auch für unsere psychische Gesundheit entscheidend zu sein.«

In letzter Zeit wurde viel über die Darmflora geschrieben und geredet, weshalb wir hier kurz darauf eingehen wollen. Mit Darmflora (auch: intestinale Mikrobiota oder intestinales Mikrobiom) sind die Billionen von Mikroben und Bakterien gemeint, die unseren Darm bevölkern und auf die wir inzwischen mithilfe genetischer Methoden leicht getestet werden können. Wir fangen gerade an zu begreifen, dass diese Mikroben nicht nur an der Regulierung des Immunsystems und des Stoffwechsels beteiligt sind, sondern auch bei der Entwicklung des Gehirns eine maßgebliche Rolle spielen. Die Mikrobiota sind auch an der Produktion des Hormons Serotonin beteiligt, dessen Mangel zu Depression führen kann. Chemikalien in unserer Umgebung und in industriell verarbeiteten Lebensmitteln, die die guten Bakterien in unserem Darm vernichten und die Bakterienvielfalt reduzieren, wurden mit der Entstehung vieler Erkrankungen in Verbindung gebracht, darunter Adipositas, Depression, Allergien, Autoimmunerkrankungen und das metabolische Syndrom. Künstliche Süßstoffe, Antibiotika und ein Mangel an Ballaststoffen scheinen einen negativen Effekt auf die Darmflora zu haben.

Professor Tim Spector, ein genetischer Epidemiologe am King's College London hat auf diesem Gebiet umfassend recherchiert und festgestellt, dass einige Lebensmittel, von denen viele fester Bestandteil der traditionellen Mittelmeerdiät sind, dem Darm guttun und die Diversität der Darmflora erhöhen. Dazu gehören Nahrungsmittel, die viele Ballaststoffe oder Polyphenole enthalten, zum Beispiel einige nicht stärkehaltige Gemüsesorten, Nüsse, Samen, Rotwein, manche Käsesorten und fermentierte Lebensmittel wie Joghurt, Kefir und Kimchi. Und genau diese Arten von Lebensmitteln, vor allem in Form von regional angebautem Gemüse, bilden die Ernährungsgrundlage der Bewohner von Pioppi.

Wenden wir uns nun der sekundären Prävention von Herz-Kreislauf-Erkrankungen zu. Kann eine Ernährungsumstellung nach einem Herzinfarkt weitere Infarkte verhindern und das Leben verlängern?

Die 1994 als Vorbericht und 1999 in der Finalversion in *The Lancet* veröffentlichte Lyon-Diet-Heart-Studie war eine randomisierte kontrollierte Studie mit über 600 Überlebenden eines ersten Herzinfarkts. Eine Gruppe sollte sich gemäß den Richtlinien der American Heart Association (AHA) fettarm ernähren, während die Vergleichsgruppe eine Mittelmeerdiät mit viel Olivenöl und Rapsöl-Margarine einhielt. Raps ist ähnlich zusammengesetzt wie Olivenöl, enthält aber wesentlich mehr Omega-3-Fettsäuren. Die Resultate aus der Mittelmeerdiät-Gruppe waren erstaunlich. Nach vier Jahren war ihr Risiko, an Herz-Kreislauf-Komplikationen zu erkranken, um 70 Prozent niedriger als das der Low-Fat-Gruppe.

Um das Ergebnis ins rechte Licht zu rücken: Einem von 30 Menschen, die sich eher mediterran als nach den Empfehlungen der AHA ernährten, wurde also das Leben gerettet. Im Hinblick auf die Senkung der Sterblichkeitsrate war die Wirkung damit fast dreimal so stark wie bei der Einnahme eines Statins (einer von 83) und das ganz ohne Nebenwirkungen. Bei der Vermeidung weiterer Herzinfarkte lag die Zahl sogar bei einem von 18, aber es gab noch eine weitere überraschende Entdeckung: Die Krebsrate nach vier Jahren war ebenfalls signifikant niedriger (einer von 30).

Wieder gab es keinen Unterschied im Cholesterinspiegel zwischen den beiden Gruppen, was vermuten lässt, dass die positive Wirkung durch einen anderen Faktor in der Ernährung erzielt wird. Inzwischen sollte klar sein, dass die entzündungshemmenden Komponenten (Polyphenole) in der Nahrung wichtig sind, aber auch das Verhältnis von Omega-6-Fettsäuren zu Omega-3-Fettsäuren scheint eine entscheidende Rolle zu spielen.

Dr. Artemis Simopoulos, Gründer des Center for Genetics Nutrition and Health in Washington, DC, hat umfassende Forschungen zum Einfluss des Verhältnisses von Omega 6 zu Omega 3 auf die Gesundheit betrieben. Ein Ungleichgewicht dieser essenziellen Fettsäuren wurde mit Herzerkrankungen, Dickdarmkrebs und rheumatoider Arthritis in Verbindung gebracht. Bei unseren Jäger-und-Sammler-Vorfahren im Paläolithikum betrug das Verhältnis fast 1:1, in modernen westlichen Diäten liegt es eher bei 25:1. Simopoulos weist darauf hin, dass das paläolithische Verhältnis dem der griechischen Insel Kreta zur Zeit von Ancel Keys' Sieben-Länder-Studie entspricht. Damals hatten die Einwohner von Kreta die niedrigste Sterblichkeitsrate (durch Herzerkrankungen und insgesamt) sämtlicher Mittelmeerregionen, obwohl der Cholesterinspiegel bei allen ähnlich war.[47]

Simopoulos betont, dass die typische Ernährung der Kreter vorwiegend aus viel Obst und Gemüse, Nüssen, Olivenöl und Oliven, Käse und Fisch, Sauerteigbrot statt Pasta und wenig Fleisch bestand.

Eier und Fleisch kamen von freilaufenden Hühnern und anderen Weidetieren; das Fleisch der mit Getreide gefütterten Tiere moderner westlicher Betriebe ist arm an Omega 3. Auf Kreta herrschte in der gesamten Nahrungskette eine perfekte Balance zwischen Omega-3- und Omega-6-Fettsäuren. Die Nahrung der Kreter enthielt auch einen hohen Anteil an Selen, einem Spurenelement mit antioxidantischen Eigenschaften. Viel Selen ist zum Beispiel in Tintenfisch, Gelbflossen-Thunfisch, Fleisch von grasgefütterten Rindern und Eiern von freilaufenden Hühnern enthalten. Bei der Lyon-Diet-Heart-Studie handelte es sich effektiv um eine modifizierte Version der Kreta-Diät mit einem Verhältnis von Omega 6 zu Omega 3 von 1:4. Deren gesundheitsfördernde Komponenten wurden später bei einer Studie mit herzkranken indischen Patienten eingesetzt.

Indien hat eine sehr hohe Rate an vorzeitigen Todesfällen (unter 65 Jahren) durch Herzerkrankungen, die in den vergangenen zwei Jahrzehnten weiter angestiegen ist. Zu den Ursachen gehören unter anderen das Rauchen sowie ein rasanter Anstieg von Typ-2-Diabetes (Indien steht damit weltweit hinter China an zweiter Stelle). Falls es nicht gelingt, dies unter Kontrolle zu bringen, werden vorzeitige Tode die indische Wirtschaft bis 2030 geschätzte drei Billionen Dollar kosten. Die bekannten Risikofaktoren scheinen jedoch nicht der einzige Grund für das Problem zu sein. Im ländlichen Indien ist das typische Verhältnis von Omega-6- zu Omega-3-Fettsäuren mit 5–6:1 ziemlich gut, doch in urbanen Gebieten liegt es annähernd bei 40:1.

Viele glauben, dass die gesundheitlichen Vorteile der Mittelmeerdiät nicht allein in den individuellen Komponenten liegen, sondern dass durch die Zusammenstellung der Nahrungsmittel ein Synergieeffekt entsteht. So erhöht zum Beispiel Olivenöl die Aufnahme von Omega-3-Fettsäuren in die Zellmembran, während Omega 6 aus Maiskeimöl diese eher behindert. Maiskeimöl wurde beispielsweise bei der Lyon-Diet-Heart-Studie von der Kontrollgruppe verwendet, die sich nach den Empfehlungen der American Heart Association ernährte.

Zur Erinnerung: Omega 6 ist auch eine essenzielle Fettsäure, die bei der Immunabwehr gegen Infektionen eine Rolle spielt. Das Problem bei der westlichen Ernährung besteht darin, dass man durch industriell verarbeitete Nahrung zu viel davon und zu wenig Omega 3 aufnimmt.[48]

Was sind also die größten Lieferanten von Omega-6-Fettsäuren, die das Gleichgewicht zerstören? Die Antwort lautet: Im Wesentlichen alles, was mit industriell hergestelltem Keimöl (generell als Pflanzenöl bezeichnet) zubereitet wurde, also Maiskeimöl, Sonnenblumenöl, Distelöl, Sojaöl und Baumwollsamenöl. Dazu gehören viele Backwaren wie Brot, Kuchen und Gebäck. Doch das Problem ist nicht nur Omega 6. Jüngere Untersuchungen des chemischen Pathologen Professor Martin Grootveld von der De Montford University in Leicester haben ergeben, dass diese Öle, wenn sie hoch erhitzt werden, chemische Verbindungen namens Aldehyde bilden, die mit Krebs, Herzerkrankungen und Demenz in Verbindung gebracht werden. Eine typische Mahlzeit aus in solchen Ölen frittierten Fish & Chips enthält eine Aldehydmenge, die 100- bis 200-mal den von der WHO empfohlenen Höchstwert überschreitet.[49] Ich persönlich vermeide alles, was in diesen Ölen gekocht wurde, und esse zum Beispiele nur in solchen indischen Restaurants, die mein Essen in Butter oder Ghee zubereiten können, was auch besser schmeckt.

Ein hoher Blutdruck gilt im Allgemeinen als weltweiter Sterberisikofaktor Nummer eins, weil er auch der Hauptrisikofaktor für Schlaganfälle und ein Risikofaktor für Herzinfarkte ist. Studien haben gezeigt, dass das Risiko eines Schlaganfalls sich erheblich erhöht, sobald der Blutdruck eines Menschen über 140/90 steigt. Es wird geschätzt, dass einer von drei erwachsenen Amerikanern an Bluthochdruck leidet und dass 50 Prozent aller Fälle von Bluthochdruck durch Insulinresistenz verursacht werden. Warum nicht einfach Tabletten schlucken, um den Blutdruck zu kontrollieren? Medikamente gegen Bluthochdruck spielen bei der richtigen Patientengruppe eine wichtige Rolle bei der Prävention von Schlaganfällen und Herzinfarkten, aber sie scheinen am besten bei Menschen zu wirken, deren Blutdruck durchschnittlich über 160/100, also besonders hoch, liegt. Eine ausführliche Analyse durch Wissenschaftler der Cochrane Collaboration, die randomisierte kontrollierte Studien mit insgesamt 500 000 Patienten zusammenfassten, ergab, dass bei Patienten, die gegen einen leicht erhöhten Blutdruck Medikamente einnahmen (wahrscheinlich die Mehrheit der Behandelten in Großbritannien), Herzinfarkte, Schlaganfälle und vorzeitiges Ableben nicht verhindert wurden, obwohl der Blutdruck gesenkt worden war.[50]

Es ist schwer, den Grund dafür zu erklären, doch wie bei vielen Medikamenten mag es unbeabsichtigte und bisher unbekannte Auswirkungen auf den Körper geben, die den Vorteil der Blutdrucksenkung wieder zunichtemachen. Es könnte auch damit zusammenhängen, dass fast einer von zehn behandelten Personen (9 Prozent) unter inakzeptablen Nebeneffekten litt. Doch der entscheidende Grund könnte sein, dass die Hauptursache in der Hälfte der Fälle nicht behandelt wird, nämlich die Insulinresistenz. Ich habe Patienten erlebt, bei denen innerhalb von Wochen nach der Reduzierung des Konsums von Zucker und raffinierten Kohlenhydraten der leicht erhöhte Blutdruck wieder im Normalbereich lag, ohne dass sie sich mehr bewegt hätten.

Wenn diese Patienten den Umfang ihrer physischen Aktivitäten nur etwas erhöht hätten, wären sie wahrscheinlich in den Genuss weiterer gesundheitlicher Vorteile gekommen. Eine Studie mit unsportlichen Erwachsenen mittleren Alters ergab, dass nur 30 Minuten strammen Gehens dreimal pro Woche innerhalb von Monaten dazu beitrug, die Insulinresistenz zu verringern, auch wenn die Personen nicht an Gewicht verloren. Mindestens 150 Minuten zügiges Gehen pro Woche kann die durchschnittliche Lebenserwartung um 3,2 Jahre anheben. Das passt zum Lebensstil der Bewohner von Pioppi, wo es kein Fitnessstudio gibt. Ihre regelmäßige Form der Bewegung ist das Gehen im Freien.

Und nicht nur Ernährung und regelmäßige Bewegung wirken sich positiv auf Insulinresistenz und chronische Entzündung aus. Schlaf und soziale Bindungen sind ebenfalls Lebensstilfaktoren mit großem Effekt auf unsere Gesundheit, die aber häufig übersehen werden.

Die Bedeutung eines guten Schlafes ist kaum zu überschätzen, wie jeder weiß. Während Ernährungsregeln einen fanatischen (in manchen Fällen sogar fast religiösen) Eifer entzünden können, wird man selten bis nie eine Diskussion über Schlaf hören. Seltsamerweise wissen wir das alle, ohne dafür auf wissenschaftliche Forschungen verweisen zu müssen.

Tatsächlich gibt es nur wenige Studien über Schlaf, verglichen mit dem umfangreichen Forschungsmaterial über Medikamente, Bewegung und anderen, lukrativeren, pharmazeutischen oder gesundheitlich relevanten Phänomenen. Schlaftabletten zu vermarkten ist ausgesprochen einfach, denn wer nicht genug erholsamen Schlaf bekommt, wird schnell Maßnahmen ergreifen, um die Situation zu ändern.

Wir wissen, dass man nach nur einer schlaflosen Nacht am nächsten Tag weniger insulinsensitiv ist. Es gibt Belege dafür, dass man jede Nacht mindestens sieben Stunden erholsamen Schlaf kriegen sollte. Und verringerte Insulinsensitivität ist kein isoliertes Hormonphänomen: Der Testosteronspiegel sinkt ebenfalls, die Gehirnleistung nimmt ab und Ghrelin, ein Hormon, das unser Hunger- und Sättungsgefühl steuert, kann verrückt spielen.

Kurz gesagt: Nach nur einer unruhigen Nacht sind wir insgesamt angeschlagen und neigen eher dazu, uns auf Nahrungsmittel zu stürzen, die vielleicht kurzfristig als Wachmacher dienen, aber in gesundheitlicher Hinsicht keine kluge Wahl sind. Es ist also nicht weiter überraschend, dass mehrere aufeinanderfolgende Nächte mit unruhigem Schlaf unsere Leistungsfähigkeit deutlich reduzieren. In einer durchschnittlichen Arbeitswoche wäre es am Donnerstag so weit. Kommt Ihnen das irgendwie bekannt vor?

Die Nachmittags-Siesta ist in Pioppi seit sehr langer Zeit fester Bestandteil des Tagesablaufs. Diese Menschen wissen intuitiv, wie wichtig Schlaf ist, und wir sind überzeugt davon, dass dies eine Schlüsselkomponente der *diaita* ist, die bisher vollkommen ignoriert wurde. Jeden Tag, sieben Tage die Woche, 365 Tage pro Jahr eine Siesta? Schön wär's! Siestas sind für viele von uns einfach nicht praktikabel, aber wir können definitiv Maßnahmen ergreifen, um die Qualität des Schlafes, den wir kriegen, zu verbessern.

Ein weiterer Faktor ist, dass das blaue Licht von modernen technischen Geräten den Melatoninspiegel im Körper massiv durcheinanderbringen kann. Wenn wir ständig das Schlafsignal unseres Körpers stören, dürfen wir uns nicht wundern, wenn wir schlecht schlafen. Unsere Smartphones, Computer und Tablets verursachen einen Mini-Jetlag-Effekt, wenn wir sie im Dunkeln benutzen. Sie wissen vielleicht, wie spät es ist, aber Ihr Körper lässt sich von dem künstlichen blauen Licht der Geräte täuschen.

Um dem entgegenzuwirken, sollten Sie die Geräte bei Nacht entweder auslassen oder sich eine Brille mit Blaufilter zulegen. Auch die kostenlose App f.lux kann helfen, da sie die Farben der Smartphone- und Tabletbildschirme an die Tageszeit anpasst.

Soziale Isolation ist ein weiterer Lebensstilfaktor, der nicht nur alte Menschen, sondern zunehmend auch junge betrifft. Ein Mangel an sozialer Interaktion erhöht nicht nur die Wahrscheinlichkeit für psychische Erkrankungen und Depression, sondern auch das Risiko eines frühzeitigen Todes durch Herzerkrankungen oder Krebs. Man schätzt, dass in England 700 000 Männer und 1,1 Millionen Frauen über 50 unter extremer Einsamkeit leiden und dass dies im Hinblick auf einen frühzeitigen Tod denselben Effekt hat wie das Rauchen von 15 Zigaretten pro Tag.

Einsamkeit geht zudem oft einher mit Alkoholismus, Suizidgedanken und einer erhöhten Einnahme von Medikamenten und erzeugt chronischen Stress. All dies hat negative Auswirkungen auf unser Immunsystem, unser neuroendokrines System und unser Herz-Kreislauf-System und führt zu einer verstärkten Bildung von Entzündungsmarkern im Blut.

Soziale Interaktion ist zudem entscheidend für unser Wohlbefinden und unsere Zufriedenheit. In seinem Buch *Happier* schreibt Dr. Tal Ben-Shahar, der an der Harvard University Vorlesungen in positiver Psychologie hält: »Das Leben mit Menschen zu teilen, die uns wichtig sind und denen wir wichtig sind – Gedanken und Gefühle mit ihnen zu teilen –, intensiviert unsere Erfahrung von Sinn, tröstet uns im Schmerz, vertieft unsere Freude am Leben. ›Ohne Freundschaft‹, so Aristoteles, ›ist es nicht möglich, glücklich zu sein‹.«

Schwere Kindheitstraumata können die Lebenserwartung um bis zu 20 Jahre senken. In dem in der Fachzeitschrift *Nature* veröffentlichten Artikel »Too Toxic to Ignore« beschreiben Elizabeth Blackburn, Nobelpreisträgerin für Physiologie, und die Psychologieprofessorin Elissa Epel, wie menschliche Telomere (Zellbestandteile, die mit dem Altern und der normalen Zellteilung zu tun haben) sich bei anhaltendem Stress verkürzen. Dieser Vorgang wird wiederum verstärkt mit Herz-Kreislauf-Erkrankungen, Typ-2-Diabetes, Demenz und manchen Krebsarten in Verbindung gebracht. Ihre Forschungen ergaben auch Folgendes: Je länger eine Mutter Hauptversorgerin für ein chronisch krankes Kind ist, desto kürzer sind ihre Telomere. Die Mütter in ihren Studien, die psychologisch am meisten belastet waren, hatten die kürzesten Telomere – das Äquivalent von zehn Jahren Alterung. Die gute Nachricht ist jedoch, dass es nie zu spät scheint, Telomere zu beeinflussen. Nur drei Monate gezielter Stressabbau, zum Beispiel durch Meditation, Pilates oder Yoga, in Kombination mit einer Ernährungsumstellung und der richtigen Art von regelmäßiger Bewegung, können das Schrumpfen der Telomere reduzieren und möglicherweise sogar den Alterungsprozess verlangsamen.[51]

Eine faszinierende randomisierte kontrollierte Studie, die in Indien an 42 Männern mit attestierter Herzerkrankung vorgenommen wurde, stellte bei einer Gruppe, die Yoga machte, im Vergleich zur Kontrollgruppe, die sich Standardmaßnahmen bei Herzerkrankungen unterzog, nicht nur ein verlangsamtes Fortschreiten der Herzkranzgefäßverengung (Stenose) fest, sondern sogar einen Rückgang der Verengung. Die Studie liefert also Beweise dafür, dass Yoga Herzerkrankungen heilen kann, und diese positive Auswirkung machte sich bereits nach nur einem Jahr bemerkbar![52]

In Pioppi spürten wir ein überwältigendes Gefühl von Gemeinschaft und Wärme unter den Bewohnern. Die Älteren gehen in Grüppchen spazieren, sitzen beieinander, schwatzen und lachen und nehmen sich Zeit dafür, bei einem Glas Rotwein das köstliche, im besten nativen Olivenöl aus der Region getränkte Essen zu genießen. Nach nur wenigen Tagen in der Gesellschaft dieser außergewöhnlichen Menschen und der entspannten Umgebung des winzigen italienischen Dorfes, stellte ich fest, dass sich der chronische Stress, den ich seit Monaten verspürte, in Luft aufgelöst hatte. Es stellte sich heraus, dass die in bescheidenen Verhältnissen lebenden Einwohner von Pioppi den Schlüssel zu Gesundheit, Glück und Langlebigkeit gefunden haben, etwas, das den teuersten und besten Medikamenten der westlichen Medizin bisher nicht annähernd gelungen ist.

Zusammenfassung:

- Insulin ist das »fettspeichernde Hormon«.
- Insulinresistenz hat sich als unabhängiger Risikofaktor für Schlaganfälle, Bluthochdruck und Krebs erwiesen und als Risikofaktor Nummer eins für Herzinfarkte.
- 40 Prozent der Menschen mit normalem Body-Mass-Index weisen dieselben metabolischen Unregelmäßigkeiten auf wie Menschen mit dem metabolischen Syndrom.
- Die Koronare Herzkrankheit ist ein chronischer Entzündungszustand, den man durch Veränderungen des Lebensstils wie dem Verzicht auf Tabak, einer Ernährungsumstellung, bewusster Bewegung und Stressabbau rasch verhindern und eindämmen kann.

8.

Typ-2-Diabetes ist eine Kohlenhydratintoleranz

———————•———————

»Ich habe Patienten erlebt, die nach Einschränkung ihres
Kohlenhydratkonsums innerhalb von drei Monaten ihren Typ-
2-Diabetes heilten. Das schafft kein Medikament.«

– Dr. Neville Wellington, Arzt für Allgemeinmedizin,
Kapstadt, Südafrika

Lächelnd betrat sie den Behandlungsraum, eine asiatische Frau Anfang 60
in Begleitung ihrer Tochter. Sie war zu einer Herzuntersuchung hier, weil
sie ihre Ernährung umgestellt hatte, nachdem sie ein TV-Interview mit
mir gesehen hatte, in dem ich über Typ-2-Diabetes als Folge von Kohlen-
hydratintoleranz berichtete. Was sie, durch das Interview inspiriert, seitdem aus eigenem Antrieb erreicht hatte, war erstaunlich. Vor 25 Jahren
war sie mit Typ-2-Diabetes diagnostiziert worden und hatte sich danach,
ärztlichem Rat folgend, mit wenig Fett und vielen Kohlenhydraten ernährt,
wodurch ihr Blutzuckerspiegel wenig überraschend allmählich angestiegen
war. Es fing mit Tabletten an, doch die letzten 20 Jahre hatte sie sich täglich
80 Einheiten Insulin spritzen müssen.

Nach nur drei Monaten, in denen sie den Konsum von raffiniertem Zucker, Brot und Reis durch mehr Käse, Butter und ballaststoffreiches Gemüse ersetzt hatte, brauchte sie kein Insulin mehr. Obwohl ihre Blutzuckerwerte nun dank des Verzichts auf raffinierte Kohlenhydrate unter Kontrolle
waren, machte sie sich Sorgen, dass der gesteigerte Konsum von gesättigten

Fetten ihr Herzerkrankungsrisiko erhöhen könnte. Ich konnte sie nicht nur davon überzeugen, dass Lebensmittel wie Milch, Eier, Käse und Joghurt ihre Herzkranzgefäße nicht verstopfen würden, sondern stellte auch fest, dass sich ihr Cholesterinprofil drei Monate nach der Ernährungsumstellung sogar leicht verbessert hatte.

Der Gesamtcholesterinspiegel und das LDL-Cholesterin waren zwar gleich geblieben, aber der Triglyceridwert hatte sich verringert und das HDL-Cholesterin war angestiegen. Wegen des hohen Blutzuckerspiegels über viele Jahre hinweg waren ihre Nieren in den letzten Jahren nicht mehr voll funktionsfähig und sie steuerte auf ein Nierenversagen zu.

Typ-2-Diabetes ist eine Krankheit, die viele Organe und Körpersysteme betrifft und sich auf jedes wichtige Organ im Körper auswirkt. Formell wird sie bei einem Nüchternblutzuckerwert über 7 mmol/l oder einem HbA1C von über 6,5 mmol/l diagnostiziert. Sie geht mit dem deutlich erhöhten Risiko einher, Probleme mit den großen Blutgefäßen zu bekommen, was zu Herzerkrankungen, Schlaganfällen und peripheren Gefäßerkrankungen führen kann.

In den über 15 Jahren, in denen ich als Arzt praktiziere, habe ich hautnah miterlebt, was Patienten, die an dieser Krankheit leiden, und ihre Familien durchmachen müssen. Die durchschnittliche Lebenserwartung von Menschen mit Typ-2-Diabetes sinkt um fünf bis 15 Jahre. Eine meiner frühesten Erinnerungen stammt aus meinem ersten Jahr als Juniorarzt im Krankenhaus Edinburgh Royal Infirmary. Ein Mann von Ende 50 mit Typ-2-Diabetes, der außerdem ein schwerer Raucher war (die schlimmste Kombination), wurde mit Gangrän im Fuß als Resultat eines blockierten Blutgefäßes im Bein eingeliefert. Der einzige Weg zu verhindern, dass die Gangrän weiter hochwanderte und den Blutkreislauf infizierte, war eine Amputation. Ich werde nie das Geräusch vergessen, als ich und der Oberarzt durch Knochen und Fleisch sägen mussten.

Typ-2-Diabetes erhöht auch signifikant das Risiko mikrovaskulärer Komplikationen (Erkrankungen der kleineren Blutgefäße), die wiederum die Nieren (Nephropathie), die Nerven (Neuropathie) und die Augen (Retinopathie) angreifen.

Und das ist noch nicht alles. Die Lebensqualität von Menschen mit Typ-2-Diabetes ist in der Regel deutlich schlechter als die von gesunden Menschen. Eine Studie der University of California in San Francisco mit über 13 000 an Typ-2-Diabetes erkrankten Erwachsenen zwischen 20 und 75 Jahren ergab, dass über die Hälfte an akuten oder chronischen Schmerzen litt, die ähnlich stark waren wie die, von denen Menschen mit Krebs im Endstadium berichten. Und fast ein Viertel gab Müdigkeit, Niedergeschlagenheit, Schlafstörungen und physische und emotionale Einschränkungen an. Diese Symptome traten in allen Phasen der Krankheit auf und bei allen Altersgruppen, häuften sich aber zum Lebensende hin.[53]

Viele der Symptome sind möglicherweise auch eine Folge der Nebenwirkungen der verschriebenen Medikamente. Es gilt als erwiesen, dass höhere durchschnittliche Blutzuckerwerte (in HbA1C gemessen) die Wahrscheinlichkeit von Komplikationen im Krankheitsverlauf erhöhen. Die konventionelle medizinische Lösung bestand bisher darin, dies mit Medikamenten unter Kontrolle zu halten. Für Menschen mit Typ-1-Diabetes (eine Autoimmunkrankheit, bei der die Bauchspeicheldrüse kein Insulin mehr produziert) sind diese Medikamente Lebensretter; Typ-1-Diabetes hat nichts mit dem Lebensstil zu tun. Bei Typ-2-Diabetes hingegen, der sich fast vollkommen verhindern lässt, verlängern die Glukose senkenden Medikamente weder das Leben noch senken sie die Schlaganfall- oder Todesraten durch Herzerkrankungen. Und noch schlimmer: Die Nebenwirkungen dieser Medikamente sind verantwortlich für 100 000 Notaufnahmen jährlich in den USA.[54]

In Großbritannien sind die Kosten für Insulin und orale Diabetesmedikamente in den letzten Jahren um über 300 Prozent gestiegen und die Gesamtkosten für den britischen Gesundsheitsdienst belaufen sich inzwischen auf über 700 Millionen britische Pfund pro Jahr.[55]

Denken Sie einen Moment darüber nach. Wir geben hunderte Millionen an Steuergeldern für Diabetesmedikamente aus, die jedoch keinerlei Wirkung im Hinblick auf einige der wichtigsten gesundheitlichen Probleme der Erkrankung an Typ-2-Diabetes haben. 2014 schrieb ich zusammen mit Dr. Ben Maruthappu, einem Oberarzt, der für den CEO des britischen Gesundheitsdiensts Simon Stevens arbeitet, und mit Professor Terence Stephenson, dem Vorsitzenden der Academy of Medical Royal Colleges (inzwischen Vorsitzender der britischen Ärztekammer), im Leitartikel einer Fachzeitschrift, dass sich Ärzte der höchstens marginalen Vorteile dieser Medikamente bewusst sein sollten und dass sie ihre Patienten über die

Möglichkeit einer Mittelmeerdiät informieren sollten, die ohne Nebenwirkungen eine viel größere Wirkung erzielen würde.[56]

Viele Patienten glauben nämlich leider, dass sie sich fettarm und kohlenhydratreich ernähren müssen, um Herzkrankheiten zu vermeiden, und dass die Medikamentendosis entsprechend angepasst würde. Man nehme zum Beispiel den Mann, der in Kapstadt bei einer Radiosendung anrief, in der ich als Gast eingeladen war, um über das Verhältnis von Ernährung und Herzerkrankungen zu diskutieren. Bei ihm war Typ-2-Diabetes diagnostiziert worden und er war nun in der irrigen Annahme, dass er Zucker konsumieren müsse, damit seine Diabetesmedikamente »funktionierten« – obwohl Zucker seinen Zustand nur noch verschlechterte.

In Großbritannien leiden derzeit geschätzt 3,1 Millionen Menschen an Typ-2-Diabetes. Die Krankheit stellt für den britischen Gesundheitsdienst den größten Einzelkostenpunkt dar und ihre Vormachtstellung hat sich in den letzten 20 Jahren mehr als verdoppelt.

Rechnet man die Kosten für den Produktivitätsausfall wegen Krankmeldungen dazu, kostet Typ-2-Diabetes Großbritannien 20 Milliarden britische Pfund pro Jahr. Wenn keine entscheidenden Schritte unternommen werden, um die Anzahl der Leidenden zu reduzieren, wird diese Zahl bis 2035 schätzungsweise die erschreckende Summe von 40 Milliarden Pfund erreichen. In den USA betrugen die Gesamtkosten für Diabetes im Jahr 2012 245 Milliarden US-Dollar, was einen Anstieg um 40 Prozent in nur fünf Jahren ausmacht. In Deutschland sieht es nicht besser aus: Dem Deutschen Gesundheitsbericht *Diabetes 2017* zufolge sind etwa 6,7 Millionen Deutsche an Diabetes erkrankt, wodurch jährlich Kosten von rund 35 Milliarden Euro für die Behandlung, Pflege, Arbeitsunfähigkeit und Frühverrentung entstehen.

Doch bei allen diesen Schreckensmeldungen gibt es auch eine gute Nachricht, nämlich in Form einer Reihe von wissenschaftlichen Belegen, dass die Krankheit geheilt werden kann oder dass die Leidtragenden zumindest ihre Medikation absetzen können, wenn sie ihre Ernährung umstellen. Dies widerspricht dem, was ich an der Universität gelernt habe, nämlich, dass Typ-2-Diabetes eine »chronische und irreversible Krankheit« ist. Die bis dato umfassendste Untersuchung dazu, die sämtliche vorhandenen Beweise unter die Lupe nahm, wurde in dem wissenschaftlichen Aufsatz »Einschränkung der Kohlenhydrate in der Ernährung als erster Ansatz bei der Behandlung von Diabetes: kritische Prüfung und Beweisgrundlage« zusammengetragen, der 2015 in *Nutrition and Metabolism* erschien. Darin wurden die Forschungen des führenden Biochemikers Dr. Richard Feinman und 26 weiterer internationaler Koryphäen auf den Gebieten der Biochemie, Medizin und Ernährungswissenschaft umrissen.[57] Ihre Schlussfolgerungen wurden zu zwölf Punkten zusammengefasst:

1. Hyperglykämie ist das hervorstechendste Merkmal von Adipositas und Typ-2-Diabetes. Eine Reduktion des Kohlenhydratkonsums senkt den Blutzuckerspiegel am effektivsten.

2. Bei Menschen mit Adipositas und Typ-2-Diabetes basierte eine vermehrte Kalorienaufnahme fast ausschließlich auf einer vermehrten Aufnahme von Kohlenhydraten.

3. Die positive Wirkung einer kohlenhydratarmen Ernährung muss nicht mit einer Gewichtsabnahme einhergehen.

4. Obwohl ein Gewichtsverlust nicht erforderlich ist, eignet sich keine Diät besser dafür als die Reduktion von Kohlenhydraten.

5. Eine kohlenhydratarme Ernährung ist für Menschen mit Typ-2-Diabetes mindestens so gut wie das Befolgen anderer Diätprogramme und häufig deutlich besser.

6. Das Ersetzen von Kohlenhydraten durch Eiweiß ist generell vorteilhaft.

7. Die Menge des Nahrungsfetts insgesamt und des gesättigten Fetts im Speziellen korreliert nicht mit dem Risiko einer Herz-Kreislauf-Erkrankung.

8. Plasma-gesättigte Fettsäuren werden eher von Nahrungskohlenhydraten kontrolliert als von Nahrungsfetten.

9. Der beste Indikator für mikrovaskuläre und, in einem geringeren Maße, makrovaskuläre Komplikationen ist die Kontrolle des Blutzuckers.

10. Eine kohlenhydratarme Ernährung ist die effektivste Methode (neben Hungern), die Anzahl der Serumtriglyceride zu reduzieren und das High-Density-Lipoprotein (HDL) zu erhöhen.

11. Patienten, die eine kohlenhydratarme Diät einhalten, können ihre Medikation verringern und häufig ganz einstellen. Menschen mit Typ-1-Diabetes brauchen dann meistens weniger Insulin.

12. Eine intensive Senkung des Blutzuckers durch eine kohlenhydratarme Diät hat keine Nebenwirkungen, die mit denen einer intensiven pharmakologischen Behandlung vergleichbar wären.

Der Allgemeinmediziner und Diabetes-Experte Dr. David Unwin sparte im Vergleich zu anderen Praxen in seiner eigenen Praxis fast 40 000 Pfund an Medikamenten für Typ-2-Diabetes ein, indem er seinen Patienten einfach empfahl, industriell verarbeitete Kohlenhydrate zu meiden. Wenn alle Allgemeinmediziner in den 9400 Praxen Großbritanniens diesen kostenlosen Rat weitergeben würden, könnte der britische Gesundheitsdienst allein an Medikamenten 370 Millionen Pfund einsparen.

Dr. Unwin erklärt: »Einem Patienten mit Diabetes zu sagen, dass er durchaus Zucker in Maßen essen darf, ist eine moderate Art der Vergiftung«, und er hat recht. Letztendlich verwandeln sich jedoch alle Kohlenhydrate bei der Verdauung in Glukose – entscheidend sind die Dosis und die Art der Lebensmittel. Genau wie ich ist Unwin ein Gründungsmitglied der Public Health Collaboration, einer Non-Profit-Organisation, die unabhängig von den Interessen der Lebensmittelindustrie arbeitet. Die untenstehende Tabelle gibt den Glukosegehalt einiger gängiger Lebensmittel in Teelöffeln an.

Der Verzehr vieler dieser Lebensmittel, die nur wenige Nährstoffe enthalten, verursacht einen rasanten Anstieg des Zucker- und Insulinspiegels. Ich selbst habe Brot, Nudeln und Reis aus meinem Ernährungsplan gestri-

Lebensmittel	Portions-größe (g)	Zucker in Teelöffeln
Basmatireis, gekocht	150	10.1
Kartoffel, im Ofen gebacken	150	8.2
Pommes frites, im Ofen gebacken	150	7.5
Mais, gekocht	80	7.3
Spaghetti, gekocht	180	6.6
Vollkornbrot, 2 kleine Scheiben	60	6
Banane, roh	120	5.7
Apfel, roh	120	2.3
Tiefkühlerbsen, gekocht	80	1.3
Brokkoli, gekocht	80	0.2
Eier	60	0

chen, betrachte sie aber als Speisen, die man gelegentlich in kleinen Dosen genießen darf.

Ein Programm nach denselben Prinzipien wurde auch von einer anderen Organisation ins Leben gerufen: Diabetes.co.uk, die ebenfalls unabhängig von den Interessen der Lebensmittel- und Pharmaindustrie operiert (das heißt, sie wird nicht gesponsert und erhält auch sonst keine finanziellen Zuwendungen). Innerhalb nur eines Jahres wurde durch die Teilnahme von 7297 Typ-2-Diabetespatienten an ihrem Ernährungsprogramm mit nur wenig raffinierten Kohlenhydraten allein durch die Senkung der Medikation eine Kostenersparnis von 6,9 Millionen Pfund erreicht.

In Pioppi haben wir beobachtet, dass Pasta niemals als Hauptgericht gegessen, sondern immer nur als Vorspeise serviert wird. Wenn man natives Olivenöl an Nudeln oder Brot gibt, wird der glykämische Index gesenkt;

der Anstieg von Glukose und Insulin im Blut ist also nicht so stark. Untersuchungen haben außerdem gezeigt, dass Essig, eine weitere beliebte Zutat im Mittelmeerraum, die Insulinsensitivität bei Typ-2-Diabetespatienten um über 30 Prozent senkt.

Und wie sieht es in Pioppi mit Pizza aus? Sie wird dort tatsächlich nur ein- oder zweimal im Monat gegessen. Die Kombination aller positiven Elemente ihrer Ernährung und ihres Lebensstils sowie null Konsum von raffiniertem Zucker erklärt, warum kleinere Portionen von raffinierten Kohlenhydraten, wozu frisch gebackenes Brot und Pizza gehören, den Einwohnern von Pioppi keinen Schaden zufügen.

Zusammenfassung:

- Typ-2-Diabetes ist eine Krankheit, die mit der Unfähigkeit des Körpers zusammenhängt, Kohlenhydrate zu verstoffwechseln.
- Die Krankheit betrifft viele Organe und wird durch einen erhöhten Blutzuckerspiegel charakterisiert, der das Risiko von Herzinfarkten, Schlaganfällen, peripheren Herzerkrankungen, Augenkrankheiten, Nierenleiden und Nervenschäden erhöht.
- Die Krankheit kann kontrolliert und potenziell auch geheilt werden, wenn man nur wenige raffinierte Kohlenhydrate verzehrt.
- Die positive Wirkung einer kohlenhydratarmen Ernährung ist unabhängig von einer Gewichtsabnahme.
- In Pioppi wird Pasta nie als Hauptgericht serviert und Pizza nur ein- bis zweimal pro Monat gegessen.

9.

Hören Sie auf, Kalorien zu zählen und zwischendurch Snacks zu essen

———————————•———————————

»Es ist extrem naiv von der Öffentlichkeit und den Ärzten zu glauben, dass eine Kalorie Brot, eine Kalorie Fleisch und eine Kalorie Alkohol dieselben metabolischen Auswirkungen auf den Körper haben.«

– Professor David Haslam, Vorsitzender des National Obesity Forum

Seit Jahrzehnten lautet die Botschaft des öffentlichen Gesundheitswesens, dass »eine Kalorie eine Kalorie ist« und dass alle Kalorien zählen, egal, wo sie herkommen. Diese irreführende Botschaft wurde zur Allgemeinweisheit und das Ergebnis ist, dass die Lebensmittelindustrie von der erfolgreichen Werbung für kalorienarme, industriell verarbeitete Produkte profitiert, die sich jedoch als gesundheitsschädlich erwiesen haben. Doch was sagt die Wissenschaft wirklich?

Physikalisch gesehen ist eine Kalorie eine Maßeinheit für Energie. Fett hat neun Kalorien pro Gramm und Eiweiß und Kohlenhydrate haben jeweils vier Kalorien pro Gramm. Wenn wir das Ganze jedoch von der biochemischen Warte aus betrachten – also berücksichtigen, wie unser Körper Nahrung verarbeitet und verstoffwechselt –, sieht die Sache ganz anders aus: Dann kommt es nämlich vor allem darauf an, wo die Kalorien herkommen.

Wie wir gesehen haben, wirkt sich Fett weniger auf Blutzuckerspiegel und Insulinausschüttung aus als Eiweiß und Kohlenhydrate, aber unterschiedliche Fettarten haben auch unterschiedliche gesundheitliche Auswirkungen. Kalorien aus Transfetten erhöhen zum Beispiel das Risiko eines Herzinfarkts, während Kalorien aus Omega-3-Fettsäuren davor schützen.

Ballaststoffreiche Kohlenhydrate aus ganzen Früchten und Gemüse sind gut für den Darm und verzögern die Aufnahme von Glukose. Die Stärke in industriell verarbeiteten Kohlenhydraten wie Brot, Nudeln und Reis wird hingegen schnell abgebaut und bewirkt einen deutlich größeren und schnelleren Anstieg von sowohl Blutzucker als auch Insulin. Beim Abbau von Eiweiß muss der Körper im Vergleich zum Abbau von Kohlenhydraten doppelt so viel Energie einsetzen (der sogenannte »thermische Effekt der Nahrung«).

Werden ausschließlich die Kalorien betrachtet, ignoriert man zudem die Frage, was gute Ernährung ist, und es wird nicht berücksichtigt, welchen metabolischen Effekt Nahrung auf den Körper hat und wie unterschiedliche Kalorienquellen den Appetit zügeln oder anregen. Verbindet man all dies mit der Wirkung bestimmter Makronährstoffe auf unser Hungergefühl, versteht man leicht, warum Adipositas in der Generation unserer Großeltern selten vorkam, obwohl sie keine Kalorien zählten. Die Bewohner von Pioppi zählen definitiv keine Kalorien, nehmen aber nährstoffreiche, gesunde Mahlzeiten zu sich und essen keine Snacks zwischendurch. Wenn es um das Sättigungsgefühl geht, sind Fett, Ballaststoffe und Eiweiß wichtig. Zucker und industriell verarbeitete Kohlenhydrate erzeugen hingegen ein permanentes Hungergefühl.

Bevor ich Zucker und raffinierte Kohlenhydrate komplett aus meinem Speiseplan verbannt hatte, dachte ich, dass es normal wäre, alle paar Stunden hungrig zu sein. An einem typischen Tag aß ich zum Frühstück eine Schüssel mit gezuckertem Müsli und trank dazu ein Glas Orangensaft. Nach 30 bis 45 Minuten Training im Fitnessstudio trank ich einen »Sport«-Drink. Bei der Arbeit im Krankenhaus verspürte ich gegen 10.30 Uhr wieder Hunger und aß einen Schokoriegel, um die Zeit bis zum Lunch zu überbrücken. Um 12.30 Uhr hatte ich einen Mordshunger. Mein Mittagessen bestand in der Regel aus einem Nudelgericht oder einem Sandwich und einer Tüte Kartoffelchips. Etwa anderthalb Stunden später überkam mich Müdigkeit, sodass ich mir einen Latte Macchiato mit extra Schokosirup bestellte. Zum Abendessen gab es fast immer ein Currygericht mit viel Reis. Vor dem Zubettgehen hatte ich noch Appetit auf etwas Süßes und aß ein Stück Schokoladenkuchen. Am nächsten Morgen wachte ich schon völlig ausgehungert auf und der Teufelskreis begann von Neuem.

Nachdem ich mich mit den wissenschaftlichen Hintergründen beschäftigt und Zucker und raffinierte Kohlenhydrate aus meinem Speiseplan verbannt hatte, verspürte ich stundenlang nach einer Mahlzeit kein Hungergefühl mehr und konnte problemlos auf Snacks aus industriell verarbeiteten Lebensmitteln verzichten. Innerhalb von wenigen Wochen verlor ich etwa sechs Kilogramm Bauchfett, ohne mich überhaupt anzustrengen, und mein Cholesterinprofil ist heute besser als je zuvor. Das folgende Diagramm erklärt, welche Wirkung der ständige Verzehr von ballaststoffarmen Kohlenhydraten wie Brot, Nudeln und Reis auf Blutzucker und Insulin hat.

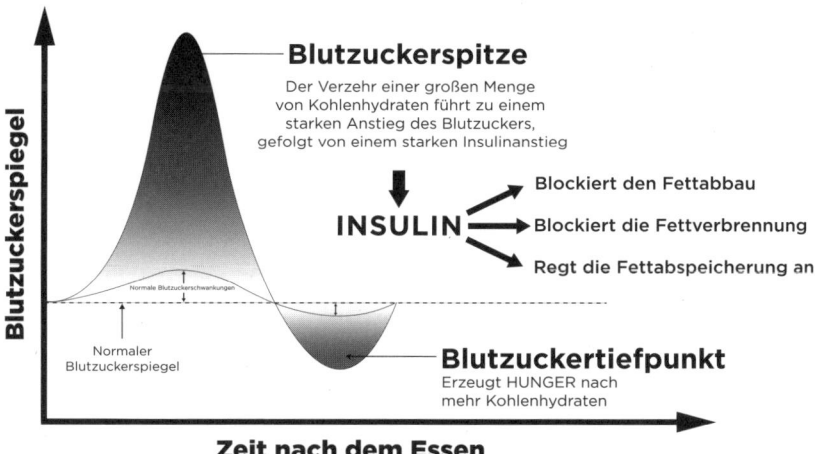

Durch den Verzehr von ballastoffarmen Kohlenhydraten wird man in einem Teufelskreis aus Glukoseabhängigkeit und Hungergefühl gefangen

Blutzuckerspiegel (y-Achse)

Blutzuckerspitze
Der Verzehr einer großen Menge von Kohlenhydraten führt zu einem starken Anstieg des Blutzuckers, gefolgt von einem starken Insulinanstieg

INSULIN
→ Blockiert den Fettabbau
→ Blockiert die Fettverbrennung
→ Regt die Fettabspeicherung an

Normale Blutzuckerschwankungen

Normaler Blutzuckerspiegel

Blutzuckertiefpunkt
Erzeugt HUNGER nach mehr Kohlenhydraten

Zeit nach dem Essen

Nachweis: Dr. Ted Naiman

Eines der frühesten Experimente zu Adipositas wurde von den Forschern A. Kekwick und G. L. Pawan durchgeführt und 1956 in *The Lancet* veröffentlicht. Sie teilten die Probanden in drei Gruppen ein: Die erste ernährte sich zu 90 Prozent von Fett, die zweite zu 90 Prozent von Eiweiß und die dritte zu 90 Prozent von Kohlenhydraten. Die Kalorienmenge, die die drei Gruppen zu sich nahmen, war jedoch gleich. Die Fett-Gruppe nahm am meisten ab, woraufhin die Autoren schlossen, dass »die eigentliche Zusammensetzung der Ernährung wichtiger zu sein scheint als die Kalorienzahl«.[58]

Es ist wissenschaftlich erwiesen, dass kalorienarme Diäten für übergewichtige oder adipöse Menschen nicht nur auf ganzer Linie versagt haben, sondern auch potenziell schädlich sind. Die Diätindustrie, die Kalorienreduktion vor gute Ernährung stellt, erwirtschaftet in den USA 58 Milliarden Dollar jährlich – und das trotz der Tatsache, dass über zwei Drittel der Menschen, die abnehmen, innerhalb weniger Jahre wieder zunehmen und viele davon letztendlich mehr wiegen als zuvor. Dieser durch Diäten ausgelöste Jo-Jo-Effekt kann gesundheitsschädlich sein, weil er das Risiko erhöht, an Bluthochdruck, Insulinresistenz und chronischen Entzündungen zu erkranken.[59]

Der aktuelle kalorienorientierte Ansatz beim Abnehmen ist eindeutig unwirksam und richtet sich gegen fetthaltige Lebensmittel. Eine Analyse der Daten des britischen Clinical Practice Research Datalink aus den Jahren 2004 bis 2014 schätzt die Wahrscheinlichkeit, dass übergewichtige Menschen mit diesem Ansatz einen normalen BMI erreichen auf 1 zu 167. Das bedeutet eine Misserfolgsquote von mehr als 99 Prozent, wofür vor allem kalorienarme Diäten verantwortlich sind. Es überrascht uns nicht, dass die Autoren weiter feststellen: »Die Datenanalyse deutet darauf hin, dass Abnehmprogramme, die auf eine Kalorienreduktion sowie vermehrte körperliche Betätigung ausgerichtet sind, mit großer Wahrscheinlichkeit keine klinisch signifikanten Gewichtsabnahmen erreichen werden.«[60]

Look AHEAD (Action for Health in Diabetes) war die größte und längste randomisierte kontrollierte Studie, die untersuchte, ob Teilnehmer am Ende gesünder waren, wenn sie sich an eine kalorienreduzierte Low-Fat-Diät hielten und sich mehr bewegten. An der Studie nahmen über 5000 übergewichtige oder adipöse Patienten mit Typ-2-Diabetes teil, sie wurde aber nach zehn Jahren eingestellt, weil das Programm sich als unwirksam erwies. Diejenigen Probanden, die sich an die Diät und den Bewegungsplan hielten, hatten zwar mehr Gewicht verloren als die Kontrollgruppe, doch ein Rückgang der Sterblichkeitsrate, Herzinfarkte, Schlaganfälle oder Krankenhauseinweisungen war nicht zu verzeichnen.[61]

Die PREDIMED-Studie zeigt: Wenn es sich um eine fettreiche Mittelmeerdiät ohne Kalorienbegrenzung gehandelt hätte, wären Herzinfarkte, Schlaganfälle und Tode wahrscheinlich verhindert worden. Kombiniert mit einem reduzierten Verzehr von raffinierten Kohlenhydraten hätten viele Patienten zudem mit hoher Wahrscheinlichkeit ihre Medikamente absetzen und ihren Typ-2-Diabetes potenziell rückgängig machen können.

Die Gleichsetzung von »Low Fat« mit kalorienarm wirkt sich außerdem negativ auf das gute Cholesterin HDL aus, was, wie wir gesehen haben, nach der Insulinresistenz das wichtigste Element bei der Bestimmung des Herzinfarktrisikos ist. Zucker und industriell verarbeitete Kohlenhydrate senken HDL. Wenn man diese Lebensmittel jedoch durch Fett aus bestimmten Nahrungsmitteln wie nativem Olivenöl, Walnüssen, Vollmilchprodukten und Kokosöl ersetzt, erhöht sich das HDL, was zu einer Reduktion der Triglyceride und einer allgemeinen Verbesserung des Cholesterinprofils führt.

Eine weitere Veränderung seit den 1970er-Jahren, als die Low-Fat-Revolution losgetreten wurde, ist die Anzahl der Mahlzeiten. Vor 1970 und der Adipositas-Epidemie nahm man in der Regel drei Mahlzeiten pro Tag zu sich: Frühstück, Mittagessen und Abendessen. Heutzutage essen einige von uns (genau wie ich früher) sechsmal täglich: Frühstück, Snack, Mittagessen, Snack, Abendessen, Snack. Und die meisten dieser Mahlzeiten enthalten Zucker. Wenn wir vom Aufwachen bis zum Schlafengehen kontinuierlich essen, hat unser Körper nicht genug Zeit zu verdauen und die Nährstoffe zu verwerten. Stattdessen hat er kontinuierlich die Gelegenheit, Nahrungsenergie zu speichern, ohne die Möglichkeit, sie zu verbrennen.

Snacks bewirken oft, dass in hohem Maße Insulin ausgeschüttet wird (und wir dick werden), weil wir die Bequemlichkeit und lange Haltbarkeit industriell verarbeiteter Kohlenhydrate schätzen. Es ist einfacher, ein paar Cracker als Snack zu essen, als ein kleines Stück Lachs zu braten oder zu grillen. Und die Snacks, die wir – zusätzlich zu den ebenfalls aus verarbeiteten Lebensmitteln bestehenden Hauptmahlzeiten – zu uns nehmen, erzeugen einen Teufelskreis aus ständigem Essen und ständigem Hunger. Auf diese Weise nimmt unser Konsum an ungesunden Kalorien erheblich zu.

Ein gemeinsamer Bericht vom britischen National Obesity Forum und der Publich Health Collaboration, an dem ich als Autor beteiligt war, stellt fest: »Den Fokus von den Kalorien wegzunehmen und stattdessen auf die Qualität der Nahrung zu richten, wird dabei helfen, Adipositas, damit einhergehende Krankheiten und kardiovaskuläre Risiken schnell zu verringern.«

Unsere Großmütter hatten also recht: Esst richtige Mahlzeiten und hört mit den Snacks auf. Und wenn es doch mal ein Snack sein muss, dann wenigstens ein gesunder, zum Beispiel eine Handvoll Nüsse!

Zusammenfassung:

- Unterschiedliche Kalorienquellen haben unterschiedliche metabolische Auswirkungen auf den Körper.
- Wenn es um das Sättigungsgefühl geht, sind Fett, Ballaststoffe und Eiweiß wichtig, Zucker und industriell verarbeitete Kohlenhydrate erzeugen hingegen ein permanentes Hungergefühl.
- Kalorienreduzierte Low-Fat-Diäten verbessern nicht die Gesundheit.
- Kalorienarme Low-Fat-Diäten wirken sich negativ auf den HDL-Cholesterinspiegel aus.
- Der durch Diäten ausgelöste Jo-Jo-Effekt kann gesundheitsschädlich sein, weil er das Risiko erhöht, an Bluthochdruck, Insulinresistenz und chronischen Entzündungen zu erkranken.

10.

Der Mythos vom Abnehmen durch Sport: Vor einer schlechten Ernährung kann man nicht davonlaufen

———————●———————

»Eine adipöse Person muss ihr Bewegungspensum kein bisschen erhöhen, um abzunehmen. Sie muss nur weniger essen.«

– Lord Ian McColl of Dulwich, Professor für Chirurgie

Mich sportbesessen zu nennen, wäre eine Untertreibung. Ich bin schon von klein auf immer aktiv gewesen, war Kapitän von Sportteams in der Schule und im Verein und gewann als Jugendlicher Wettbewerbe und Pokale in Badminton und Cricket. Ich war Bowler und Schlagmann für das Cricketteam am Manchester Gymnasium. Nachdem ich mit 16 für das Leistungszentrum des örtlichen Cricket Clubs ausgewählt worden war, musste ich mich entscheiden, ob ich eine Karriere im Sport oder in der Medizin verfolgen wollte. Ich entschied mich für die Medizin.

Was ich damit sagen will: Ich habe eine sehr positive Einstellung zu Sport und einem aktiven Leben. Für mich ging es dabei aber immer vorrangig um den Spaß und nicht um die Gesundheit. Nach herkömmlichen BMI-Standards war ich nie übergewichtig, hatte aber seit dem Teenageralter immer ein Fettpolster um den Bauch, das ich als unproportional empfand, weil ich ansonsten schlank war. Ich akzeptierte es als genetisch vorgegeben, weil mein Vater, der auch sein ganzes Leben lang sehr sportlich war, ebenfalls eine

Wampe hat. Als ich jedoch die gewaltigen Mengen an Zucker, Brot und Nudeln, die ich bis dato konsumiert hatte, von meinem Speiseplan strich, ohne mich mehr zu bewegen, verlor ich sechs Kilogramm, und zwar offenbar alle davon am Bauch. Während der Produktion seines ersten Films *Cereal Killers* nahm Donal ab, obwohl er nur acht Minuten Sport pro Woche trieb.

Seit die Adipositas-Epidemie sich zu einer Volksgesundheitskrise ausgeweitet hat, heißt es überall, dass Bewegungsmangel der Übeltäter ist: Wir bewegen uns weniger und werden deshalb immer dicker. Doch das ist reine Erfindung und wurde vor allem von der Lebensmittelindustrie und den von ihr gesponserten Wissenschaftlern propagiert, um von der aggressiven und unverantwortlichen Vermarktung von Junkfood abzulenken, die vor allem auf die schwächsten Mitglieder der Gesellschaft (zu denen auch Kinder gehören) abzielt. Der Lebensmittelindustrie ist es sogar geschickt gelungen, industriell verarbeitetes Fastfood mit Sport zu verbinden. Im Sommer 2012 moderierte ich einen Beitrag für die BBC-Sendung *Newsnight*, in dem ich sagte, dass es inmitten einer Adipositas-Epidemie obszön sei, Firmen, die Junkfood verkaufen, zu den Sponsoren der Olympischen Spiele in London zu machen. Unternehmen wie McDonald's und Coca-Cola die effektivsten Marketingplattformen der Welt zu bieten, damit sie mit Werbung für ihre Produkte Milliarden von Menschen rund um den Globus erreichen können, verstärkt die Botschaft, dass man essen kann, was man will, solange man nur Sport macht – und nichts entspricht weniger der Wahrheit.

2016 analysierte der renommierte Professor für Chirurgie Lord Ian McColl in einem Artikel in der Tageszeitung *Daily Telegraph*, wer seiner Meinung nach schuld an der »Übergewicht-Epidemie« ist: »Die Schuldigen sind die moralisch korrupten Wissenschaftler und Politiker, die sich von den Lebensmittelherstellern zu der Aussage haben manipulieren lassen, dass Übergewicht eine Folge von Bewegungsmangel ist. Sie befürworteten fälschlicherweise eine fettarme, kohlenhydratreiche und zuckerreiche Ernährung, die die Profite der Nahrungsmittelindustrie in die Höhe trieb.« Und McColl hatte absolut recht damit.

Doch was sagen unabhängige Wissenschaftler dazu?

Zunächst einmal hat es entgegen landläufiger Meinung in den letzten vier Jahrzehnten, in denen immer mehr Menschen übergewichtig wurden, kaum eine Veränderung beim Bewegungsniveau der Einwohner westlicher Länder gegeben.[62] Es liegen sogar Zahlen vor, die andeuten, dass das durchschnittliche Ausmaß physischer Aktivität in mehreren US-Staaten angestiegen ist, doch in denselben Staaten gleichzeitig auch die Adipositas-Quote zugelegte. Wie lässt sich dies auf den Einzelnen bezogen erklären?

Bewegung regt bei vielen Menschen den Appetit an. Eine im *New England Journal of Medicine* veröffentlichte randomisierte kontrollierte Studie fand heraus, dass übergewichtige Menschen, die eine Diät machten, ohne sich dabei mehr zu bewegen, innerhalb eines Jahres stärker abnahmen als Menschen, die die Diät mit Sport verbanden.[63]

Auch wenn man die inkorrekte Annahme akzeptiert, dass »eine Kalorie eine Kalorie ist«, wird man im Hinblick aufs Abnehmen beim Sport nur sehr spärlich belohnt, denn man muss schon 45 Minuten gehen, um die Kalorien von 3 Keksen zu verbrauchen, oder mehrere Kilometer rennen, um einen Burger mit Fritten plus einem Softdrink wieder abzutrainieren.

Tatsächlich verbrennen wir 60 bis 75 Prozent der Kalorien durch absolutes Nichtstun. Auch beim Ausruhen braucht unser Körper nämlich schon ziemlich viel Energie, nur um uns am Leben zu erhalten, zum Beispiel durch Atmung, dem Pumpen von Blut durch den ganzen Körper und dem Wachstum und der Reparatur von Zellen. Würden Sie diese Funktionen lieber durch nahrhaftes Essen in Gang halten oder durch industriell verarbeitetes Junkfood?

Patienten erzählen mir oft, dass sie durch eine Verletzung, durch Arthritis oder eine andere Erkrankung, die sie daran gehindert hat, Sport zu treiben, an Gewicht zugenommen haben. Dadurch wird der Mythos »Bewegungsmangel führt zu Übergewicht« in ihrem Kopf zementiert. Wenn ich sie weiter befrage, stelle ich jedoch immer fest, dass ihre Nahrung zu einem großen Teil aus verarbeiteten Kohlenhydraten besteht. Professor Tim Noakes erklärt: »Die gesundheitlichen Vorzüge von Bewegung sind unglaublich, doch wenn Sie Sport machen müssen, um Übergewicht zu vermeiden, ernähren Sie sich falsch.«

Tim entwickelte im mittleren Alter Typ-2-Diabetes; er hatte an 70 Marathonläufen teilgenommen. In *Cereal Killers* sieht man Professor Noakes Seiten aus einem Buch herausreißen, dass er selbst geschrieben hat (*Lore of Running*) und das als Bibel der Marathonläufer gilt. In dem Abschnitt, den er herausriss, wird Ausdauerathleten empfohlen, sich vor einem großen Rennen mit Kohlenhydraten vollzustopfen, etwas, das Tim selbst jahrzehntelang tat. Inzwischen hat er erkannt, dass dies falsch und schädlich ist. Während der Dreharbeiten zu *The Big Fat Fix* erzählte uns Tim, der schon als junger Wissenschaftler an sportwissenschaftlichen Forschungsprojekten teilnahm, dass sein Nüchternblutzuckerwert mit 28 Jahren bei 40 lag – viermal höher als das, was heute als normale Obergrenze gilt. Er war also insulinresistent, Jahrzehnte bevor er an Typ-2-Diabetes erkrankte. Inzwischen hat er die Krankheit dank einer kohlenhydratarmen Diät im Griff.

Verstehen Sie mich nicht falsch, ich schreibe das alles nicht, um die Bedeutung von Bewegung herabzusetzen. In einem Bericht mit dem Titel »Bewegung: die Wundertherapie«, den ich mitverfasst und für die Academy of Medical Royal Colleges herausgegeben habe, machten wir deutlich, dass regelmäßige Bewegung zahlreiche gesundheitliche Vorteile mit sich bringt und zum Beispiel das Risiko, viele chronische Krankheiten zu entwickeln, darunter Typ-2-Diabetes, Demenz und einigen Krebsarten, um mindestens 30 Prozent senkt.[64] Nur an Gewicht verliert man dabei nicht, denn beim Abnehmen ist eher entscheidend, was man seinem Körper zuführt.

Beim Sport kommt es außerdem darauf an, sich richtig zu bewegen und das Verletzungsrisiko zu senken. »Achtsame Bewegung« ist vielleicht eine bessere Bezeichnung für das, was wir alle anstreben sollten. (Donal geht darauf in den Kapiteln 11 und 12 näher ein.) Für die meisten Menschen ist das Laufen auf Asphalt oder einem anderen harten Untergrund schlecht für die Gelenke. Jeder Orthopäde, mit dem ich darüber gesprochen habe, sagt dasselbe: Niemand sollte auf der Straße laufen. Viele haben Patienten operiert, die in ihren Dreißigern oder Vierzigern schon ein künstliches Knie- oder Hüftgelenk brauchten, nachdem sie jahrelang ihre Gelenke durch das Rennen auf harten Oberflächen belastet hatten. Ich selbst litt an chronischen Knieschmerzen, nachdem ich zehn Jahre lang 15 Kilometer pro Woche gelaufen war. Inzwischen habe ich mein Kardiotraining völlig umgestellt: Ich gehe täglich 30 Minuten zügig und absolviere dabei dreimal pro Woche ein vierminütiges hochintensives Intervalltraining. Es gibt auch Untersuchungen, die darauf hinweisen, dass Gehen effektiver vor Herzerkrankungen schützt als Laufen. Mindestens 150 Minuten moderater Bewegung pro Woche (das sind 22 Minuten straffes Gehen pro Tag) können die Lebenserwartung unabhängig vom Gewicht um viereinhalb Jahre verlängern.[65]

Ich habe ja bereits darauf hingewiesen, dass es so etwas wie ein gesundes Gewicht nicht gibt und dass regelmäßige Bewegung Menschen aller Körpergrößen und -formen empfohlen werden sollte, auch solchen mit normalem Body-Mass-Index. Öffentliche Gesundheitsvertreter sollten jedoch endlich damit aufhören, Übergewicht als Grund vorzuschieben, um die Bevölkerung aktiver zu machen.

Auch regelmäßiger Sex scheint sich übrigens gesundheitlich vorteilhaft auszuwirken. Eine im *American Journal of Cardiology* publizierte Studie begleitete mehr als 1000 Männer in ihren Fünfzigern, die ursprünglich keine Herzerkrankungen hatten, über einen Zeitraum von 16 Jahren und fand heraus, dass diejenigen, die nur einmal pro Monat Sex hatten, im Vergleich zu denen, bei denen dies mindestens zweimal pro Woche der Fall war, während des Beobachtungszeitraums mit einer 45 Prozent größeren Wahrscheinlichkeit am Herzen erkrankten. Einer der Forscher merkte an, dass diejenigen, die mehr Sex hatten, sich tendenziell auch eher in engen und unterstützenden Beziehungen befanden, was Stress reduziert und auch deshalb gut für die Gesundheit ist.[66]

Die Kernaussage lautet also: Bewegen Sie sich aus gesundheitlichen Gründen, nicht um abzunehmen, und machen Sie etwas, das Ihnen Spaß macht, ob das nun Tanzen, Radfahren oder Sex ist oder alles zusammen – nur vielleicht nicht gleichzeitig!

Zusammenfassung:

- Der Körper verbrennt 60 bis 75 Prozent der Kalorien im Ruhezustand, nur dadurch, dass er die Organe und Zellen in Betrieb hält.
- In den letzten vier Jahrzehnten leiden immer mehr Menschen an Übergewicht, das durchschnittliche Bewegungsniveau ist aber in etwa gleich geblieben.
- Bewegung hat viele gesundheitlich vorteilhafte Auswirkungen, aber Gewichtsverlust gehört nicht dazu.
- Gehen ist möglicherweise für die Prävention von Herzerkrankungen effektiver als Laufen.
- Regelmäßiger Sex ist gut für das Herz.

11.

Bewegung ist Medizin

———————•———————

»›Haben die Menschen hier traditionell Sport gemacht?‹
Lacht. ›Nein.‹«

– Susan Bessie Haslam in einem Interview für *The Big*
Fat Fix im Mittelmeerdiät-Museum von Pioppi

Lassen Sie uns nun einen genaueren Blick auf das Pioppi-Paradoxon werfen.

1968 legte Dr. Ken Cooper das Fundament für den Aerobic- und Jogging-Boom, der uns durch die 1970er- und 1980er-Jahre begleitete. Dr. Coopers System basierte auf Punkten und bestand aus einem Aerobic-Ausdauertraining, dass er als Schlüssel zu einer besseren kardiovaskulären und generellen körperlichen Gesundheit betrachtete.

Während seiner Laufbahn bei der US-Luftwaffe hatte Dr. Cooper einen einfachen zwölfminütigen Lauftest eingesetzt, um den Fitnessgrad von Soldaten und Soldatinnen einzuschätzen. Aus den Resultaten dieser »Cooper-Tests« errechnete er einen einigermaßen akkuraten Schätzwert für die maximale Sauerstoffaufnahme ($VO_{2\,M}$ax – der Goldstandard für kardiovaskuläre Fitness) anhand folgender Formel: die in 12 Minuten zurückgelegte Strecke in Metern – 504,9/44,737. In einer späteren Publikation optimierte er den Test zu einem 2,4 Kilometer langen Lauf gegen die Uhr. Viele Polizei- und militärische Abteilungen benutzen bis heute eine Variante des Cooper-Tests, und auch die offizielle Empfehlung, täglich 10 000 Schritte zu gehen, lässt sich direkt auf Coopers Ideen zurückführen.

Beobachtungsstudien deuten darauf hin, dass der VO_2max-Wert – der durch Sport erhöht werden kann – tatsächlich ein starker Indikator für Langlebigkeit ist. So ergab zum Beispiel eine Studie der Tour-de-France-Teilnehmer von 1930 bis 1964, dass die Radfahrer durchschnittlich 81 Jahre alt wurden, während die nicht Rad fahrende Kontrollgruppe nur ein Durchschnittsalter von 73 erreichte.[67]

Ein beeindruckendes Ergebnis, dass sich mit wissenschaftlichen Erkenntnissen deckt, doch bevor Sie sich aufs Rad schwingen, interessiert es Sie vielleicht zu hören, dass der durchschnittliche männliche Einwohner von Pioppi diese Elite-Radfahrer um zusätzliche acht Jahre überlebt. Und zwar ohne dass er irgendeiner regelmäßigen sportlichen Aktivität nachginge. Seltsam, oder? Obwohl mehrere neue Fitnessstudios entweder in Planung oder bereits im Bau waren, als wir die Region besuchten, kommen diese Einrichtungen 80 Jahre zu spät, um Einfluss auf die Langlebigkeit der einheimischen Hundertjährigen zu haben.

Wenn man ohne Sport 89 werden kann, stellt sich natürlich die Frage: Ist sportliche Betätigung wirklich so wichtig?

Ein Teil der Antwort liegt wahrscheinlich irgendwo auf den Feldern, auf denen die Dorfbewohner von Pioppi traditionell arbeiteten, sowie in den Ergebnissen einer dänischen Studie, die feststellte, dass »die relative Intensität und nicht die Dauer des Radfahrens für die Sterblichkeitsrate insgesamt und bei Herzerkrankungen speziell entscheidend ist«.[68]

Männliche Studienteilnehmer, die sehr schnell und intensiv radelten, lebten im Schnitt 5,3 Jahre länger, und Männer, die mit mittlerer Intensität in die Pedale traten, lebten 2,9 Jahre länger als Männer, die nur langsam und gemächlich Rad fuhren. Für Frauen betrugen die Zahlen jeweils 3,9 und 2,2 Jahre. Wenn wir in diesem Kontext die Feldarbeit betrachten, der die Männer von Pioppi täglich nachgingen, stellen wir fest, dass die Intensität nicht immer gleich hoch war. Die Feldarbeiter wären problemlos über den aktuellen Richtwert von 10 000 Schritten täglich gekommen und hätten ebenfalls hochintensive Trainingsphasen eingebaut, indem sie gelegentlich Holz hackten und andere anstrengendere Aufgaben bewältigten.

Sport, wie wir ihn kennen, war nicht wichtig, weil diese Männer sich im Rahmen ihres Alltags ständig bewegten. Als wir Bürgermeister Pisani für *The Big Fat Fix* interviewten, erklärte er uns, dass »Arbeit« eine Hauptkomponente der ursprünglichen mediterranen *diaita* ist. Genau wie die Phasen der Nahrungsknappheit und des Fastens war physische Aktivität ein selbstverständlicher Bestandteil des Lebens in dieser Region. Es gab einfach nicht die Möglichkeit, körperliche Bewegung durch Autos und landwirtschaftliche Geräte zu ersetzen und die Nahrungsmittelproduktion externen Erzeugern zu überlassen. Das Leben gestaltete sich kommunal, man tauschte Gemüse gegen Fisch, Fisch gegen Wein und Olivenöl gegen alles.

Ein solch kommunaler Geist lässt sich in unseren modernen Städten natürlich schwer aufrechterhalten, aber vielleicht können wir die gesundheitlichen Vorteile der »Arbeits«-Komponente der *diaita* zumindest nachahmen. Doch ist Sport dabei wirklich der beste und einzige Weg?

Tatsächlich gab es bis in die 1970er-Jahre außerhalb des Mannschaftssports praktisch keine Fitnessprogramme und trotzdem war die weltweite Bevölkerung viel schlanker als heute. So nahmen zum Beispiel 1970 nur 127 Läufer am ersten New Yorker Marathon teil, doch als Dr. Coopers Philosophie auf offene Ohren stieß, machte sich der Ausdauersport plötzlich im öffentlichen Bewusstsein breit. Mit Nike und Jane Fonda an vorderster Front hatte simple herkömmliche Bewegung keine Chance mehr.

Bis dahin war Bewegung im Grunde ein Bestandteil des ganz normalen Alltags gewesen, etwas, das jeder machte, bevor Autos und Couchlandschaften die Welt beherrschten – doch das sollte sich schnell ändern. Der kometenhafte Aufstieg von Jogging, Jane und Marathonläufen fiel perfekt mit dem Konzept CICO (»Calories in, Calories out«, sprich: Was man an Kalorien zu sich nimmt, muss man in Form von Energie auch wieder verbrauchen) als allgemein anerkannte Formel zum Abnehmen, Zunehmen und dem Halten des Idealgewichts zusammen. Dass sich im Jahr 2017 98 247 Läufer für die zur Verfügung stehenden 50 000 Plätze im New-York-Marathon bewarben, zeigt nur allzu deutlich, wie überzeugend und verführerisch diese Bewegungsgeschichte war und immer noch ist. Sie ist einfach, leicht nachvollziehbar und die Logik dahinter leuchtet ein. Was konnte dabei schiefgehen? Leider ziemlich viel.

Aseem veröffentlichte 2015 in der Fachzeitschrift *British Journal of Sports Medicine* einen Artikel mit dem Titel »Es ist an der Zeit, den Mythos von Bewegung und Übergewicht zu zerstören – vor einer schlechten Ernährung kann man nicht davonlaufen«. Dieser Bericht geht argumentativ gegen das fehlgeleitete Sportkonzept vor.

Einer seiner Koautoren, der weltweit führende Wissenschaftler für Ausdauersport, Professor Tim Noakes, räumt ein, dass Sport zwar viele Vorteile mit sich bringe, ein Gewichtsverlust gehöre aber nicht dazu. Es war interessanterweise auch Noakes, der am Anfang seiner erstaunlichen Karriere erfolgreich mit dem Vorurteil aufräumte, dass Marathonlaufen das Risiko einer Herzerkrankung senkt. Wenn wir unser Augenmerk ausschließlich auf die Vorteile richten, auf die Noakes anspielt, stellt sich als Nächstes natürlich die Frage, wie man diese am besten für sich erreicht, wenn man nicht sein ganzes Leben lang jeden Tag auf einem sonnenbeschienenen mediterranen Acker arbeitet.

Bei Recherchen zum Thema Sport als Anti-Aging-Maßnahme stößt man schnell auf das hochintensive Intervalltraining (HIIT). Zahlreiche Studien haben bewiesen, dass gut ausgearbeitete HIIT-Programme die gleichen aerobischen und kardiovaskulären Resultate wie Ausdauerübungen in nur 10 Prozent der Zeit erreichen. Anstatt also 40 Minuten gleichbleibend anstrengendes Ausdauertraining zu absolvieren, empfahl Professor Izumi Tabata in seiner bahnbrechenden Arbeit aus den 1990er-Jahren vier Minuten hochintensives Training, genauer: 20 Sekunden maximale Anstrengung – zum Beispiel auf einem Fitnessrad – gefolgt von zehn Sekunden Ruhephase bei acht Wiederholungen. Berücksichtigt man zudem die anaeroben Vorteile in Bezug auf Kraft und Geschwindigkeit von HIIT im Vergleich zu gleichmäßigem Ausdauersport, spricht diese Art der sportlichen Betätigung praktisch für sich. Wenn man aus gesundheitlichen Gründen Sport treiben will, warum dann nicht so effektiv und zeitsparend wie möglich?

Die gesundheitlichen Vorzüge von HIIT sind wissenschaftlich bewiesen und das Training eignet sich für jeden, egal, auf welchem Fitnesslevel man steht. Sogar Menschen mit eingeschränkter Beweglichkeit finden immer eine Möglichkeit, das Programm zu absolvieren, indem sie zum Beispiel für Kniebeugen eine Tür öffnen und die Griffe auf beiden Seiten festhalten, wobei die Arme gestreckt bleiben und als Hebel fungieren. Diese »geschlossene Kette« stützt den Körper und schützt vor Verletzungen, ermöglicht es aber trotzdem, die entscheidenden Muskeln mit einer sicheren Kniebeuge zu trainieren.

Ich war früher Leichtathlet und es gibt viele gute Gründe, warum Intervalltraining den Kern meines Trainingsprogramms bildete, so wie das auch heute noch bei Spitzensportlern der Fall ist. Damals nannten wir es Intervalltraining – wir brauchten nicht den Zusatz »hochintensiv«, um zu merken, dass unser Trainer nicht zum Spaßen aufgelegt war. Fartlek-Training war ein weiterer fester Bestandteil unseres Programms: ein 30- bis 40-minütiger langsamer Lauf, der etwa einmal pro Minute durch kurze heftige Sprungübungen unterbrochen wird. Die Mittelstreckenläufer machten etwas ganz Ähnliches: Sie liefen in vollem Renntempo Strecken von 800 bis 1000 Metern und liefen dann mehrere Minuten langsam, um sich zu erholen. Ich beging einmal den Fehler, einen dieser Läufer auf einer solchen Session zu begleiten. Nachdem ich ihm auf dem ersten Kilometer noch dicht auf den Fersen war, brauchte ich für die nächsten paar ein Fernglas, um ihn zu sehen. Es tut weh, es funktioniert und Athleten schwören darauf, und zwar schon lange bevor der große Roger Bannister mithilfe eines Intervalltrainings 1954 eine Meile, also 1609 Meter, unter vier Minuten lief. Bannister hatte wenig Zeit, da er neben dem Sport noch Medizin studierte; sein Training war also schnell, intensiv und dauerte normalerweise weniger als 45 Minuten. Dass er nur sechs Wochen nach seinem Weltrekord sein Medizinexamen bestand, ist vielleicht der eindrücklichste Beweis für die Durchschlagskraft des Intervalltrainings.

Zum Glück müssen wir keinen Weltrekord brechen oder eine Meile unter vier Minuten laufen, um die gesundheitlichen Vorteile des Intervalltrainings zu genießen. Man kann sogar mit Intervall-Walking anfangen. Jüngere Untersuchungen haben ergeben, dass das Gehen in unterschiedlichen Geschwindigkeiten wesentlich effektiver ist als gleichmäßiges Gehen, auch wenn die durchschnittliche Geschwindigkeit sowie die zurückgelegte Strecke identisch sind.

In *The Big Fat Fix* mache ich mit Aseem einen sehr einfachen Fitnesstest, den »300«, der so genannt wird, weil es sich einfach um 100 Wiederholungen von drei unterschiedlichen Bodyweight-Übungen handelt. Vor laufender Kamera vergleicht Aseem die Übungen mit seinem üblichen Fünf-Kilometer-Lauf auf dem Laufband im Fitnessstudio: » *Viel* schwerer!«, so sein Urteil.

Das mag stimmen, der Test dauert aber auch nur halb so lang und bringt die bereits erwähnten Vorteile mit sich. Als ich vor etwa zehn Jahren anfing, gezielt nur mit HIIT zu experimentieren (als Athlet hatte ich es bereits eingesetzt, aber nur im Rahmen eines breiteren Trainingsprogramms), setzte ich mir das Ziel, meine Bestzeit auf einer bestimmten Laufstrecke zu verbessern, und zwar innerhalb von sechs Wochen, in denen ich nicht lief.

Mein Trainingsprogramm bestand ausschließlich aus hochintensiven Ganzkörperübungen (viele altmodische, unglaublich effektive Liegestützsprünge) und keine Session dauerte länger als zehn Minuten. Ich legte die Priorität auf die Hauptmuskelgruppen und trainierte vor allem den Gluteus maximus, also den großen Gesäßmuskel – den größten und kräftigsten Muskel des Körpers –, um Schnelligkeit und Kraft zu steigern. Dabei verließ ich mich auf die wissenschaftlichen Erkenntnisse, die darauf hinwiesen, dass ein solcher Ansatz aerobische Vorteile mit sich bringt.

Die Ergebnisse waren beeindruckend. Nach sechs Wochen, in denen ich kein einziges Mal gelaufen und nicht mehr als 30 Minuten pro Woche ausschließlich Ganzkörper-HIIT-Übungen gemacht hatte, blieb ich bei meinem ersten Lauf unter zehn Minuten und war damit 16 Sekunden schneller als meine bisherige Bestzeit.

Rückblickend habe ich in diesen sechs Wochen wahrscheinlich mehr gelernt als in meiner gesamten Laufbahn als Profisportler. Mein Körper liebt es zu laufen, aber mein beschädigter Rücken protestiert manchmal dagegen. Wir müssen uns alle irgendwann mit der Frage auseinandersetzen, wie man kräftig und beweglich bleibt, wenn der Körper sich altersbedingt verändert, und das 21-Tage-Bewegungsprogramm will Ihnen dabei helfen, genau das zu tun.

HIIT ist eine Trainingsmethode, von der jeder nur profitieren kann, doch leider wird damit in der sehr kommerziell ausgerichteten Multimilliarden-Dollar-Fitnessbranche Schindluder getrieben. Angesichts dessen, dass neuere Forschungen in Kanada gezeigt haben, dass ein Training einmal pro Woche aus dreimal 20 Sekunden Maximalanstrengung und ein paar Minuten Verschnaufpause zwischen jeder Wiederholung einen gewaltigen Effekt hat, schmerzt es mich zu sehen, dass Menschen »mehr machen«, weil ihnen das einfach nicht ausreichend erscheint.

Ausreichend für was?

Wer zu viel trainiert, arbeitet gegen das Grundprinzip des HIIT, das auf einer maximalen Anstrengung über sehr kurze Zeitspannen basiert; sobald man sich weniger anstrengt, um länger trainieren zu können, verwässern sich augenblicklich die Vorzüge dieser Methode. Ich betrachte HIIT immer als den Espresso unter den Fitnessübungen: kurz, stark und etwas bitter, aber verdammt effektiv.

Ich war ganz und gar nicht überrascht, dass mein »8 Minuten pro Woche«-Trainingsprogramm aus *Cereal Killers* für seine Kürze und Einfachheit verspottet wurde. Wie bei der Ernährung halten sich viele Menschen auch auf dem Gebiet des Fitnesstrainings für Experten, einfach weil sie 40 Jahre lang jeden Tag gegessen oder regelmäßig Sport getrieben haben. Leider ist das ein Trugschluss.

Wettkampfathleten wissen vieles natürlich instinktiv. Sie und ihre Trainer konzentrieren sich explizit darauf, die Leistung in der jeweiligen Disziplin zu steigern. Ich weiß von einem Weltrekordhalter aus meiner eigenen aktiven Zeit, dessen komplettes Training aus fünf 30-Meter-Sprints mit jeweils 15 Minuten Erholungspause zwischen jedem Sprint bestand. Das hört sich nach wenig an, aber als Sprinter war er zu 100 Prozent darauf ausgerichtet, seine Schnelligkeit zu erhöhen, weshalb die Methode durchaus sinnvoll war. Ein Langstreckenläufer absolviert vielleicht zehn oder fünfzehn 400-Meter-Läufe – dasselbe Prinzip, nur mit anderen Vorgaben. Alle Spitzentrainer kombinieren den aktuellen wissenschaftlichen Forschungsstand mit ihrer eigenen Erfahrung und einem instinktiven Gespür für den einzelnen Athleten.

Wenn ich sehe, was einige tun, um vermeintlich gesund zu altern, muss ich manchmal fast lachen (wäre es nicht so traurig): Viele von uns ignorieren das, was bewiesenermaßen am besten funktioniert, und entscheiden sich stattdessen für das, was wir am besten zu wissen glauben.

Die meisten älteren Menschen, die sich fit halten wollen, wählen Ausdauertraining, das allerdings als Anti-Aging-Maßnahme nicht mit HIIT-Programmen mithalten kann. Verstehen Sie mich nicht falsch: Ausdauertraining ist immer noch ein *sehr gute* Sache, nur eben nicht die *beste*, die man machen kann, wenn man älter wird.

Eine erst kürzlich von der Mayo Clinic in den USA durchgeführte Studie legt sogar nahe, dass kurze, intensive Übungen für den Alterungsprozess wie Kryptonit sind. Die Studie zeigt, dass HIIT »die Fitness des Herz-Kreislauf-Systems, Insulinsensitivität, mitochondriale Atmung und den Fettfreie-Masse-Index (FFMI) erheblich verbesserte«, alles wesentliche

Vorgänge im Körper, die durch Alterung schwächer werden. So erhöhte sich die »Fähigkeit der Mitochondrien, innerhalb der Zellen von älteren Menschen Energie zu erzeugen« um großartige 69 Prozent. In diesem Kontext wirkt das wöchentliche »8-Minuten-Programm«, dass ich für *Cereal Killers* konzipierte, gar nicht mehr so verrückt. Deshalb brachte ich Aseem in *The Big Fat Fix* auf Trab und möchte auch Sie ermutigen, HIIT in Form des 21-Tage-Bewegungsprogramms auszuprobieren.

Sie sind noch immer nicht überzeugt? Dann schauen Sie sich diese MRT-Scans der Oberschenkel von drei verschiedenen Personen an. Sie zeigen, dass sich richtige sportliche Betätigung auszahlt und dass wir im Alter Muskelmasse verlieren oder erhalten können.[69]

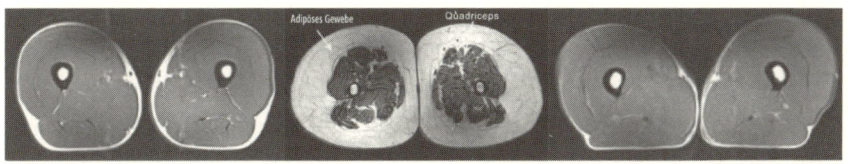

40-jähriger Triathlet   74-Jähriger ohne Bewegung   70-jähriger Triathlet

Doch bevor Sie loslegen, möchte ich Ihnen noch ein paar Dinge ans Herz legen. Wenn ich mich so richtig gut fühle, sprinte ich, aber 90 Prozent der Zeit, in der ich mich bewege, versuche ich einfach, meine Bewegungen zu verbessern. Ich möchte Sie dazu ermuntern, ähnlich zu denken. Lernen Sie, sich gut zu bewegen, bevor Sie versuchen, schnell zu laufen oder etwas Schwereres als Ihr eigenes Körpergewicht zu heben.

Es wird Sie vielleicht überraschen, aber in diesem Kontext stelle ich Sport auf den zweiten Platz hinter die ständige gewohnte tägliche Bewegung (wie die der Bewohner von Pioppi). Dafür gibt es einen einfachen, aber einleuchtenden Grund: Wir sitzen heutzutage viel zu viel und es wird immer häufiger bewiesen, dass sich eine sitzende Lebensweise negativ auf die Gesundheit auswirkt.

Als wir in den 1970ern Bewegung durch Sport ersetzten, suggerierte uns die simple CICO-Formel, dass 8 Stunden sitzen am Schreibtisch keinen negativen Effekt auf unsere Gesundheit und Fitness haben würde, wenn wir Sport trieben und dabei die entsprechende Kalorienzahl verbrannten.

Leider läuft es in der Realität etwas anders ab. Die Zeit, die wir sitzend verbringen, wurde inzwischen mit gesundheitlichen Schäden in Verbindung gebracht – und zwar völlig unabhängig davon, wie viel Sport wir darüber hinaus machen. Wie wir in Kapitel 12 noch genauer erläutern werden, sind Telomere (ein Hauptindikator für das Altern) die aus repetitiver DNA bestehenden Enden eines Chromosoms, und schützen dieses vor dem Verfall. Eine jüngere Studie fand heraus, dass eine Telomerverlängerung »deutlich mit einer reduzierten Sitzzeit korrelierte«.[70]

Wenn es nur darum ginge, nicht zu sitzen, könnten Stehpulte helfen, die aktuell ohnehin im Trend liegen. Doch die Forschungsergebnisse deuten auf die Kraft der Bewegung. Es reicht also nicht aus, unbewegliches Sitzen durch unbewegliches Stehen zu ersetzen. Was aber sehr wohl zu wirken scheint, ist, alle 45 Minuten eine zwei- bis dreiminütige Bewegungspause einzulegen. Innerhalb von zwei Minuten nach dem Aufstehen reagiert der Körper bereits auf zellularer Ebene positiv und belohnt uns reichlich für die einfache Entscheidung, uns ein bisschen zu bewegen. Wissenschaftlich lässt sich dies noch nicht ausreichend erklären, doch manchmal brauchen wir keine Wissenschaft, um zu bestätigen, was wir in unserer DNA wissen und fühlen. Unsere 206 Knochen, unsere 650 Muskeln und unser komplexes kardiovaskuläres System sind darauf ausgerichtet, sich gewohnheitsmäßig zu bewegen. Der Mensch wurde gemacht, um mobil zu sein.

In *The Big Fat Fix* führt Louise, unsere Direktorin für menschliche Bewegung (der erste Posten dieser Art bei einem Film!), Aseem durch einen Prozess der Neuausrichtung. Sein Körper zeigte Spuren des vielen Sitzens, aber mit Louises Hilfe fand er schnell zurück zu einer besseren Körperhaltung, wie Vorher-Nachher-Bilder eindrucksvoll belegen. Es gibt einige sehr einfache Wege, um zu einer guten Körperhaltung zu gelangen. Louise achtet auf die richtige Ausrichtung von Kopf, Herzzentrum/Brustkorb, Becken und Füßen. Sobald unser Körper gut ausbalanciert ist, arbeitet die Mechanik optimal und wir können sicher die fortgeschritteneren Übungen aus dem Film machen.

Bevor wir also anfangen, uns mehr zu bewegen, müssen wir lernen, uns besser zu bewegen. Von welchem Ausgangspunkt man auch startet: Die Fähigkeit des Körpers, sich neu auszurichten und zurück zur gesunden

Grundform zu finden, erstaunt mich immer wieder. Wenn wir uns von ihm leiten lassen, wird unser Körper uns mit mehr Energie, mehr Beweglichkeit und besserer Gesundheit belohnen.

Leider wird die Tatsache, dass Bewegungsmangel sehr eng mit der allgemeinen Sterblichkeitsrate über einen Zeitraum von zehn Jahren verbunden ist, entweder ignoriert, vergessen oder wurde nie wirklich verstanden – und ich kann Ihnen versichern, dass meine eigene Erfahrung der Immobilität in jungen Jahren in dieser Hinsicht sehr aufschlussreich war. Die Rückenverletzung, die ich mir mit 16 beim Leichtathletiktraining zuzog, beendete meine Sportlerkarriere und beeinflusst auch heute noch alles, was ich tue. Nach mehreren Operationen dauerte es ganze 15 Jahre, bis ich mich wieder schmerzfrei bewegen konnte. An manchen Tagen konnte ich mir nicht mal die Schuhe zubinden und mich nur in einem Swimmingpool frei bewegen. »Wenn Ihre Wirbelsäule mit 30 steif ist, sind Sie alt. Wenn sie mit 60 völlig flexibel ist, sind Sie jung.« Das sagte Joseph Pilates und ich weiß genau, was er meint.

Grundsätzlich fand ich jedoch Wege, um in Bewegung zu bleiben, und ich erkundete Methoden, um mich besser zu bewegen und meinen Körper neu zu programmieren. Yoga klang nach einer interessanten Option, und mein erster Yogalehrer in Australien war hervorragend. Zurück in Dublin humpelte ich jedoch mit erheblich eingeschränkter Mobilität aus meinem ersten und einzigen Kurs. Heute kann ich Yoga dank meiner Beschäftigung mit Pilates, Tai-Chi und Natural Movement wieder sicher ausüben. Für welche Bewegungsart Sie sich auch entscheiden: Überschätzen Sie Ihre Fähigkeiten nie und bewegen Sie sich so sicher wie möglich.

Ein sehr einfacher, aber effektiver Test, um Ihren aktuellen Fitnessstand zu überprüfen, ist der Sit-Rise Test (SRT), der von brasilianischen Wissenschaftlern entwickelt wurde. Dabei soll man sich mit so wenig Unterstützung wie möglich aus dem Stand auf den Boden setzen und anschließend wieder in den Stand erheben. Von der Höchstpunktzahl zehn wird jeweils ein Punkt abgezogen, wenn man den Boden stützend mit einem anderen Körperteil als den Füßen berührt. Stützt man sich zum Beispiel mit der Hand auf, gibt das ein Punkt Abzug; setzt man beim Wiederaufstehen die Hand und ein Knie ein, werden zwei Punkte abgezogen, was insgesamt eine Punktzahl von sieben ergibt.

Die Autoren einer 2012 veröffentlichten wissenschaftlichen Arbeit kamen zu folgendem Schluss: Muskuloskelettale Fitness, wie durch den SRT ermittelt, war ein signifikanter Indikator der Sterblichkeitsrate bei 51- bis 80-Jährigen.[71]

Die Arbeit erwähnt nicht, dass der SRT auch ein Partykracher ist – was ich entdeckte, als ich den Test dieses Jahr mit 300 Kindern in einer Grundschule in Mumbai machte. Die einfache Herausforderung erwies sich als toller Einstieg und weckte die Aufmerksamkeit der Kinder. Sie hatten Spaß und empfingen eine positive Botschaft über Bewegung.

Die Bewegungselemente der Pioppi-Diät sind speziell darauf ausgerichtet, Ihnen dabei zu helfen, Ihre physische Funktionalität zu verbessern. Wenn Sie sich an die Übungen halten, werden Sie in der Lage sein, anspruchsvollere HIIT-Übungen oder Krafttraining sicher auszuüben, falls Sie dies wollen. Wichtig: Versuchen Sie, beim Gehen so viel wie möglich auf Ihre Haltung, Ihre Atmung und die Umgebung zu achten.

Die Bewegung der Männer von Pioppi könnte man als eine Mischung aus Gehen und Arbeiten bezeichnen, doch vor allem war sie variabel – Stopp, Start, bergauf, bergab (die Region ist sehr hügelig), mit häufigen Pausen und kurzen intensiven Phasen.

Denken Sie über Folgendes nach: Ihr Gehpensum muss nicht an einem Stück stattfinden; vielleicht ist es sogar besser, es über den Tag zu verteilen. Nehmen Sie also die Treppe und achten Sie auf weitere Gelegenheiten, sich zu bewegen – je unterschiedlicher, desto besser. Aseem empfiehlt seinen Patienten das Gehen, weil es nichts kostet und zugleich supereffektiv und für alle zugänglich ist. Ausreden gibt es nicht. Ich ermutige Menschen zum Gehen, weil es eine fantastische Gelegenheit ist, die Gelenke zu ölen, die Körperhaltung zu verbessern und mit der Welt um sich herum zu interagieren.

Louise half Aseem in *The Big Fat Fix* auch, seine Gehtechnik zu verbessern. Tatsächlich setzen viele von uns beim Gehen die Fuß- und Wadenmuskulatur nicht so ein, wie wir es sollten. Die von Louise erwähnte »Wadenpumpe« ist auch gut für die Blutzirkulation, weshalb ich derzeit nur Barfußschuhe trage. Lerne, deine Füße zu spüren.

Neuere Studien deuten zudem an, dass das Laufen oder Gehen in der Natur die kognitiven Fähigkeiten mehr fördert als ein Gehen oder Laufen in der Stadt, was wiederum den starken Einfluss erklärt, den die Umgebung auf die Bewohner von Pioppi hat. Die Japaner haben mit »im Wald baden« einen Begriff, der mir sehr gut gefällt. Er bedeutet, sich in der Natur aufzuhalten und ganz in sie einzutauchen. Man könnte sagen, dass die »Arbeit« in Pioppi ein lebenslanges Waldbad war!

Suchen Sie sich also einen Park, variieren Sie das Tempo und gehen Sie raus, um sich zu bewegen. Auch wenn Ihre Mobilität durch Ihr Alter, durch Verletzungen oder Schmerzen eingeschränkt ist: Jeder kurze Spaziergang ist ein kleiner Schritt zu großen positiven Veränderungen. Und während Sie da draußen sind, halten Sie nach spielenden Kindern Ausschau und achten Sie auf deren perfekte Körperhaltung.

Bis zum Alter von sieben oder acht Jahren sind unsere Bewegungen vollkommen flüssig und unbewusst. Wir bewegen uns richtig, weil es sich gut anfühlt. Dr. Laurie Rauch weist darauf hin, dass »korrekte Bewegung sich gut anfühlt, weil es zu einer ausgewogenen chemischen Reaktion führt, die uns spüren lässt, dass die Bewegung gut ausgeführt war«. Kinderhirne wissen dies natürlich nicht, ihre Körper dagegen schon. Diese angeborene Fähigkeit schlummert in uns allen. Durch achtsame Bewegung im Alltag können wir lernen, wieder in unseren Körper hineinzuhorchen.

Ich hoffe, Sie betrachten es nun nicht mehr als Paradoxon, dass es in Pioppi keine Fitnessstudios und Sportanlagen gibt. Tatsächlich wurde Bewegung schon zu lange unter- und Sport überbewertet, und es ist höchste Zeit, dass wir dies erkennen und darauf reagieren. Wenn Sie lernen, sich besser zu bewegen, und sich dann öfter bewegen, werden diese kleinen Veränderungen Ihnen im Laufe der Zeit enorme gesundheitliche Vorteile bringen. Danach ist ein ausgetüfteltes HIIT-Programm oder Krafttraining eigentlich nur noch das Tüpfelchen auf dem I.

Zusammenfassung:

*   Es gibt keine Sporteinrichtungen in Pioppi, aber die männlichen Bewohner leben im Schnitt acht Jahre länger als Tour-de-France-Teilnehmer – und das ganz ohne systematischen Sport.

- Ist das ein Paradoxon? Nein! Bürgermeister Pisani erklärte uns, dass die körperliche Arbeit der Männer in Pioppi ein wesentlicher Bestandteil der ursprünglichen *diaita* ist.
- Ein Lebensstil mit wenig Bewegung und viel Sitzen ist ein unabhängiger Risikofaktor für schlechte Gesundheit. Machen Sie kleine Bewegungspausen und sitzen Sie nicht länger als 45 Minuten am Stück.
- Bessere und häufigere Bewegung plus einige hochintensive Übungen (HIIT) können die physischen Folgen des Alterns bekämpfen.
- Gehen Sie so viel wie möglich. Machen Sie den SRT-Test und beginnen Sie sofort mit dem 21-Tage-Bewegungsprogramm.

12.

Stress

———————————●———————————

»Von Stress ist hier in Pioppi nichts zu spüren, Aseem.«

– Donal zu Aseem in *The Big Fat Fix*

Während unseres Aufenthaltes in Pioppi stießen wir wie von selbst auf Hinweise, um das Geheimnis der Langlebigkeit dort zu lüften: Von der Siesta über die Sonne und die sozialen Kontakte bis hin zur ständigen Bewegung erkannten wir überall Dinge, die dem Körper guttun. Der vielleicht wichtigste Faktor aber war etwas, das wir nicht mit bloßem Auge sehen konnten. Es war die Abwesenheit von Stress.

Wir kennen alle das Gefühl, gestresst zu sein. Unabhängig von Alter, Nationalität, Einkommen und Bildung wissen wir, was Stress ist und woran er zu erkennen ist. Die Umstände, die Stress beim Einzelnen hervorrufen, mögen verschieden sein, die Abläufe und das Resultat allerdings sind immer gleich. Studien haben gezeigt, dass mindestens einer der folgenden Faktoren an einer stressigen Situation beteiligt ist: Neuartigkeit des Erlebten, Unvorhersehbarkeit, Bedrohung für das Ich und das Gefühl, dass man die Situation nicht unter Kontrolle hat. Manchmal ist Stress eine positive Kraft, die uns motivieren kann, in einem bestimmten Moment eine gute Leistung zu erbringen, etwa bei einer wichtigen Aufgabe am Arbeitsplatz. Doch meist ist Stress eine negative Kraft, etwa wenn man im Stau steckt und zu spät dran ist.

Unser Körper reagiert auf Stress mit der Ausschüttung bestimmter Hormone, die uns bei der Bewältigung der konkreten Aufgabe helfen sollen. Adrenalin, das »Krieger«-Hormon, schaltet sich sofort ein, um eine physische Reaktion vorzubereiten: Das Herz schlägt schneller, die Atmung beschleunigt sich und die Blutzufuhr in die Muskeln wird erhöht. Wir sind bereit zum Handeln.

Cortisol, das »Spionage«-Hormon, wird etwa zehn Minuten später auf den Plan gerufen. Um als Rückendeckung für das Adrenalin wirken zu können und das hohe Energieniveau aufrechtzuerhalten, wandelt es gespeichertes Fett und Kohlenhydrate in Einfachfette und Einfachzucker um. So können wir sie direkt als Treibstoff zur Bewältigung einer akuten Krise einsetzen. Cortisol ist ein natürlicher Entzündungshemmer und schärft unsere Sinne. Am Ende unterstützt es unseren Körper dabei, wieder in den Normalzustand zurückzukommen.

Dieses uralte »Kampf oder Flucht«-Verhalten war für unsere Vorfahren in der Jäger-und-Sammler-Zeit sehr nützlich. Seitdem hat sich allerdings einiges geändert, denn in der heutigen Zeit gehen wir quasi im Internet auf die Jagd und setzen uns für das Sammeln ins Auto. Da unser Körper kein Ventil hat, um sich von Stresshormonen zu befreien, kam es im Laufe der Zeit zu einer Reihe gesundheitlicher Schäden.

Sie sind zum Handeln bereit – aber es gibt keine Handlung!

Jeder von uns ist hin und wieder einmaligen, zufälligen Stresssituationen ausgesetzt, aber wird Stress über einen langen Zeitraum hindurch erlebt, wird es problematisch. Abgabetermine am Arbeitsplatz, lange Wege durch den Berufsverkehr, finanzielle oder familiäre Probleme sind alles Herausforderungen, die wir Tag für Tag zu bewältigen haben. All das kann Stress hervorrufen. Und obwohl die Umstände in der modernen Welt im Vergleich zu unseren Vorfahren und deren Kampf um Leben oder Tod völlig verschieden sind, ist die Reaktion unseres Körpers auf eine Stresssituation völlig identisch.

Besitzen wir keine geeigneten Werkzeuge, die den Stress unter Kontrolle bringen, passiert es leicht, dass wir uns ununterbrochen im »Kampf oder Flucht«-Modus befinden. Obwohl Stress in akuten Gefahrenmomenten von Vorteil ist, kann ein ständiger Alarmzustand ernste negative Auwirkungen auf unsere Gesundheit haben.

Wenn für den Körper in einem bestimmten Stressmoment das Über-
leben wichtiger als alles andere ist, stellt er als Reaktion eine große Menge
Energie zur Verfügung. Die Folgen sind erhöhte Herzfrequenz, erhöhter
Blutdruck und mehr Treibstoff im Blut. Bei der Flucht vor einem Raubtier
würde diese viele Energie ganz sicher verbraucht werden, aber eine Stunde im Auto nach der Arbeit hat diesen Effekt nicht. In einer Welt, in der
wir uns kaum noch körperlich bewegen, können diese urzeitlichen Stresshormone allzu leicht eine Art Vulkanausbruch in uns auslösen.

Wie gesagt: Wir sind zum Handeln bereit, aber es gibt keine Handlung. Wir bleiben also quasi permanent zum Handeln bereit. Obwohl wir
also offensichtlich die »Gefahr«, die uns bedroht, weit überschätzt haben,
reagiert unser Körper trotzdem mit der Ausschüttung lebensrettender
Hormone, auch wenn wir sie gar nicht brauchen.

Was geschieht als Nächstes?

Obwohl Stress ein unsichtbares Raubtier ist, dringen die Hormone
in unserem Körper bis in die tiefsten Zellstrukturen vor. Wenn wir es
dann zulassen, dass diese Hormone mehr oder weniger im »eigenen Saft
schmoren«, weil wir immer wieder vergangene (oder künftige) Ereignisse
wiederkäuen, können die Folgen verheerend sein und sogar unsere Genexpression verändern. Letzteres ist wohl der Grund, warum wir normalerweise relativ leicht die Menschen erkennen können, die »die Last dieser
Welt« auf ihren Schultern tragen. Bei den Einwohnern von Pioppi waren
keine Anzeichen schädlicher Grübelei festzustellen.

Aus diesem Grund ermutigt uns Louise in *The Big Fat Fix*, einer akuten Stresssituation wie einem wichtigen Termin beim Chef mit körperlicher Bewegung und Aktivität zu begegnen: »Stehen Sie auf, machen Sie
ein paar Kniebeugen, setzen Sie sich in Bewegung«, sagt sie. Das ahmt die
Reaktionen unserer Vorfahren nach und spült die Stresshormone aus dem
Körper. So gelangen sowohl Ihr Körper als auch Ihr Geist eher zu einem
ausgeglichenen Zustand zurück. In diesem Kontext ist Bewegung wirklich
die beste Medizin.

Ein höchst interessantes Forschungsgebiet, das sich mit diesem Thema
überlappt, ist die Untersuchung der Telomere und der Telomerase. Telomere sind wichtige Bestandteile der menschlichen Zelle und haben Auswirkungen auf die Zellalterung. Da sie wie Kappen auf den Chromoso-

menenden sitzen, werden sie oft mit den Endkappen von Schnürsenkeln verglichen. In jungen Zellen baut ein Enzym, das Telomerase genannt wird, die Telomere wieder auf und verhindert ihre zu starke Abnutzung, aber wenn wir älter werden, wird Telomerase auf natürliche Weise abgebaut. Daher werden die Telomere kürzer und die Zellen altern. Das ist unvermeidbar.

In verschiedenen Studien wurde den Zellen Telomerase zugeführt. Das Ergebnis: Die Zellalterung wurde verlangsamt und es kam sogar zu einer Wiederaufnahme der Zellteilung. Die Verlängerung der Telomere hat auch positive Auswirkungen auf die Genexpression, was die Zelle dazu bringt, sich zu verhalten, als wäre sie jünger.

Das Prinzip, einen bestimmten Teil eines Chromosoms von Punkt A bis zu Punkt B zu messen und im Anschluss daran mit dem Alterungsprozess in Relation zu bringen, ist aus vielen Gründen attraktiv. Nicht zuletzt ist dieser Ansatz so einfach wie überzeugend: Sie sind 64. Ihre Zellen sind 58. Sie haben alles richtig gemacht.

Es ist also eindeutig in unser aller Interesse, unsere Zellen so gut wir können intakt und die Telomere möglichst lang zu halten. Die Menschen von Pioppi verfügen über viele Voraussetzungen, die in diesem Zusammenhang von Vorteil sind. Was steht ganz oben auf der Liste? Stress!

Chronischer Stress wurde erstmals im Jahr 2004 in einer bahnbrechenden Studie der Nobelpreisträgerin Elizabeth Blackburn mit beeinträchtigten Telomeren in Zusammenhang gebracht. Seither hat die Wissenschaft diesen Schluss untermauert, indem sie regelmäßig die Verbindung zwischen chronischem Stress und der Verkürzung der Telomere belegt.

Sowohl Telomerverkürzung als auch Stress wurden unabhängig voneinander mit verschiedenen Lifestyle-Erkrankungen wie Herzinfarkt und Typ-2-Diabetes in Zusammenhang gebracht. Obwohl wir die beteiligten Mechanismen im Detail noch nicht vollständig durchschauen können, ist die Beweislage eindeutig: Chronischer Stress kann für die Gesundheit des Menschen katastrophal sein. Tatsächlich bekämpft die Pioppi-Diät sämtliche Feinde intakter Telomere. Zusätzlich zu Stress wirken sich nämlich auch noch andere Faktoren schädlich auf die Telomerlänge aus, darunter Bewegungsmangel, Schlafmangel, Rauchen und schlechte Ernährung.

Natürlich können wir unsere Telomere täglich messen, aber die Herz-frequenzvariabilität (HRV) ist ein sehr nützlicher Richtwert, der mittler-weile sogar mit diversen Apps auf dem Smartphone gemessen werden kann. Gemessen werden die Schwankungen der Herzfrequenz, die sich durch unterschiedliche Abstände zwischen zwei Herzschlägen verändert. Eine hohe HRV deutet auf einen gesunden, stressfreien Menschen hin. Ob Sie nun die HRV messen oder nicht, wichtiger ist, dass wir sehr viel tun können, um unsere Reaktion auf äußere Stressfaktoren effektiver zu steuern.

In *The Big Fat Fix* stellt Dr. Laurie Rauch fest, dass »zur Arbeit zu ge-hen heute so ist, als würde man in den Krieg ziehen«. Tatsächlich: Wenn man sich überlegt, wie ein traditioneller Alltag in Pioppi gewesen sein muss, dann ist unsere moderne Lebenswelt in jeder Beziehung ein wah-res Schlachtfeld.

Es ist nicht leicht, das niedrige Stressniveau nachzuahmen, das uns bei den Filmaufnahmen in Pioppi so deutlich bewusst wurde. Doch unmög-lich ist es auch nicht. Entscheidend ist, dass der Körper nicht ständig in Alarmbereitschaft gehalten wird. Dieser Zustand reduziert unsere HRV aktiv und verstärkt die Verkürzung der Telomere – ein Ergebnis, das wir vermeiden wollen.

Um unsere Reaktion auf Stress erfolgreich zu lenken, müssen wir zu-nächst die Rolle verstehen, die unser vegetatives Nervensystem (VNS) in diesem Prozess spielt. Neben dem Nervensytem des Magen-Darm-Trakts besteht das VNS aus zwei Systemen: dem sympathischen Nervensystem oder kurz Sympathikus (»Kampf oder Flucht«) und dem parasympathi-schen Nervensystem oder kurz Parasympathikus (»Ruhen und Rasten«).

Das Gleichgewicht zwischen diesen beiden Systemen zu erhalten, ist die Voraussetzung für die allgemeine Gesundheit und für gesundes Al-tern. Glücklicherweise ist der »Ruhenerv« Parasympathikus wirkungsvol-ler als der Sympathikus – allerdings nur, wenn man es richtig anstellt.

Nachdem Louise in *The Big Fat Fix* Aseems Körper neu ausgerichtet und auf bessere Bewegungsabläufe vorbereitet hatte, setzten wir verschie-dene Balance-Übungen ein, um Aseems Reaktion auf Stressfaktoren zu aktivieren und zu trainieren. Wenn wir balancieren, aktiviert die Angst vor dem Herunterfallen automatisch unseren Sympathikus. Die Antwort ist normalerweise eine defensive »Versteifung«, was zur Folge hat, dass wir das Gleichgewicht verlieren und hinunterfallen, in Aseems Fall vom Baumstamm.

Es gab für Aseem in dieser Situation nur eine Möglichkeit, um die Herausforderung zu meistern, und das war eine physische Anpassung: Wenn der Körper nicht im Gleichgewicht ist, sorgt das Gesetz der Schwerkraft sehr schnell dafür, dass wir die Balance verlieren. Als wir Aseem durch einfache Stichworte dazu brachten, sich auf die entscheidenden Punkte zu konzentrieren, mit denen er den Stressfaktoren begegnen konnte – konkret die Haltung (»Stell dir vor, dass ein Lot durch deinen Kopf geht«), die Atmung (»Lockere die Schultern, atme langsam«), die Gewichtsverteilung (»Fühl deine Beine«) und die Ausrichung seines Körpers (»Augen geradeaus«) –, war er in der Lage, seinen Parasympathikus effizienter einzusetzen, um die Sympathikusreaktion zu verdrängen und erfolgreich über den Baumstamm zu balancieren. Im Grunde lernte er, sich zu entspannen und besser auf einen gegebenen Reiz zu reagieren.

In einer Szene des Films spreche ich über den großen US-Tennisspieler Arthur Ashe. Er fasste diesen Prozess perfekt zusammen, als er sagte: »Die ideale Einstellung ist es, körperlich locker und geistig gespannt zu sein.«

Ich bin zu jung, um mich an die Auftritte von Arthur Ashe auf dem Tennisplatz zu erinnern, aber im modernen Tennis ist sicherlich der graziöse Roger Federer das beste Beispiel für eine erfolgreiche Anwendung dieses Ratschlags. Im Gegensatz dazu sind regelmäßig große Sportler zu beobachten, bei denen der Sympathikus zu einer destruktiven Überreaktion führt, was verheerende Folgen haben kann. Denken Sie an einen Golfer, der einen sehr leichten Ball nicht einlochen kann und einen wichtigen Titel verliert, oder an einen Tennisspieler, der im letzten Satz des Wimbledon-Finales eine Serie von Doppelfehlern macht. Wie können hochtrainierte Profis, die Millionen Bälle gespielt haben, in einem karriereentscheidenden Moment plötzlich versagen?

Warum trifft ein herausragender Football-Quarterback in einem Sekundenbruchteil die schlechteste Entscheidung seiner Laufbahn und gibt so in den letzten Minuten des Super Bowls das Spiel aus der Hand? Warum verliert das englische Fußballteam regelmäßig beim Elfmeterschießen?

Wenn man sich vergegenwärtigt, dass die Aktivierung des Parasympathikus den Puls, den Atemrhythmus und den Blutdruck senkt und die Pupillen verengt, was ein weiteres Blickfeld und somit besseres peripheres Sehen zur Folge hat, ist es also mehr als nützlich, den Parasympathikus in kritischen Momenten zu aktivieren.

Das war in der Tat auch die Grundlage für Dr. Rauchs bahnbrechende Untersuchungen an Athleten in Kapstadt. Er stellte eine Verbindung zwischen dezenten defensiven Anpassungen der Körperhaltung von Sportlern in Stresssituationen und dem Zusammenbruch der HRV fest (»Drosselwirkung«). Daraufhin entwickelte er einen außergewöhnlichen Trainingsplan, um die Überreaktion des Sympathikus in Wettkämpfen zu neutralisieren. Sein Mittel waren korrekt ausgeführte Bewegungsabläufe; es ist daher kein Wunder, dass er mit dem Tai-Chi-Experten André Oelofse zusammenarbeitete, der einige seiner Schlüsselbewegungen in *The Big Fat Fix* vorführt, Es wirkt zwar oft so, als würden ältere Asiaten nur langsame Bewegungen ausführen, doch Tai-Chi ist in Wahrheit eine tödlich effektive alte Kriegskunst. Als eine der am wenigsten verfälschten alten Kriegskünste kann es direkt mit Kampftechniken in Zusammenhang gebracht werden, die schon vor Tausenden Jahren auf Schlachtfeldern verwendet wurden.

Als ich die Gelegenheit hatte, mit André zu trainieren (ich wendete »Ruhe im Sturm« an, einen Lehrplan in zehn Trainingseinheiten, den André und Dr. Rauch gemeinsam für die wissenschaftliche Studie in Kapstadt entwickelt hatten), erschienen mir die Bewegungen zu Beginn schwerfällig und unnatürlich.

Das änderte sich mit der siebten Trainingseinheit. Während wir kämpften, nahm ich wahr, dass mein Sichtfeld sich erweitert hatte, dass meine Bewegungen flüssiger wurden und dass es viel leichter für mich geworden war als zuvor, mich zu verteidigen und den Kontakt zum Gegenüber zu vermeiden. Es war, als würde alles um mich herum in Zeitlupe ablaufen. Mein Körper war locker, mein Geist war hellwach, und so war ich völlig eingetaucht in das, was im Sport als »Grenzbereich« bezeichnet wird.

Das war nur möglich, weil ich meine Bewegungen nun mit der richtigen Körperhaltung ausführte. Ich hatte gelernt, dass die Bewegungen von der Wirbelsäule ausgehen. Das Resultat war, dass mein Puls und mein Atemtempo sich verlangsamt und meine HRV sich erhöht hatten.

Durch das Training verschiedener korrekter Bewegungsbläufe hatten sich meine Wahrnehmung und meine Fähigkeit, Stressfaktoren zu bewältigen (André mit seinen Boxhandschuhen), so stark verbessert, dass die Nervosität, die bei den früheren Trainingsstunden vorgeherrscht hatte, verschwunden war. Ich vertraute nun meinem Körper und fühlte mich sicher.

Zuvor hatte ich mich auf mein defensives »Standbein« zurückgezogen und fühlte mich nicht »sicher«, was die Nervosität verstärkte. Wie auch durch Dr. Rauchs Forschung nachgewiesen, führte mich das Bewegungstraining mit der richtigen Körperhaltung zu einem Punkt, an dem ich mich ruhig und sicher fühlte und daher frei von ängstlicher Energie war.

Außerdem hatte sich meine Fähigkeit, in Sekundenbruchteilen Entscheidungen zu treffen und auf Angriffe zu reagieren, stark verbessert. Ich besaß nun eine weit bessere Kontrolle über meine Bewegungen und war in der Lage, die Stresssituation zu meinen Gunsten zu beeinflussen (das heißt, ich konnte es vermeiden, getroffen zu werden).

André sagt in *The Big Fat Fix*: »Wenn du dich richtig von der Wirbelsäule her bewegst, atmest du auch richtig.« Und im Lauf der Zeit sind eine erhöhte HRV und längere Telomere die Folge. Nach meinen eigenen Erfahrungen mit Tai-Chi überrascht es mich nicht, dass es erwiesenermaßen Telomere verlängert. Wenn Sie sich daher einmal gereizt fühlen, vielleicht sogar ohne bestimmten Grund, können Sie dieses Gefühl mit einer natürlichen Bewegungsabfolge neutralisieren. Die grundlegende Tai-Chi-Bewegung (Tag 8) in unserem 21-tägigen Bewegungsprogramm wird Ihnen dabei helfen.

Auch wenn wir keinen direkten Zugang zur Landschaft und zur *diaita* von Pioppi haben, können wir etwas tun, um auf die täglichen Stressfaktoren zu reagieren. Wenn wir beispielsweise alle 45 Minuten von unserem Schreibtisch aufstehen und uns einige Minuten im Raum bewegen, haben wir Gelegenheit, uns auf unsere Atmung und unsere Haltung zu konzentrieren – und sei es auf dem Weg zum Badezimmer. Jeder Schritt, den wir tun, ist eine Gelegenheit, eine fließende Bewegung anzustreben, langsam zu atmen, den Puls zu senken und die HRV zu erhöhen.

Denken Sie an die kurzen Anweisungen, die Aseem gegeben wurden: »Lockere die Schultern, atme langsam«, »Stell dir vor, dass ein Lot durch deinen Kopf geht«. Fügen Sie dann Louises Tipps für das korrekte Gehen hinzu: »Verwende deine Beine als Pumpen«, »Rolle buchstäblich über deine Füße«. Sie werden Ihre HRV augenblicklich heben. Dann können Sie einen Zahn zulegen, indem sie eine Tai-Chi-Grundbewegung einbauen, zunächst ab und zu, irgendwann jeden Tag.

Sie stecken im Stau? Konzentrieren Sie sich auf Ihre Atmung und auf Ihre Haltung: »Strecke dich durch den Nacken«, »Lockere Kinn und Kehle«, »Zähle beim Einatmen bis fünf und beim Ausatmen bis vier«. Sie warten in einer langen Schlange an der Supermarktkasse? Beginnen Sie bei den Füßen und arbeiten Sie sich durch den Körper aufwärts: »Schwinge leicht vorwärts und rückwärts, bis du einen idealen Punkt findest, um den Körper auf den Beinen ruhen zu lassen«, »Lockere deine Knie«, »Beuge dein Becken ganz leicht nach oben und nach unten, bis du einen idealen Punkt findest«, »Atme in den Bauch hinein, nimm alle Spannung aus der Wirbelsäule, den Schultern und dem Genick und atme aus«, »Lass deine Arme schwer an der Seite herabhängen, Fingerspitzen schwer und entspannt«.

Wenn Sie einmal gelernt haben, Stressfaktoren zu erkennen und gewohnheitsmäßig auf sie zu reagieren, hilft Ihnen das auf Ihrem Weg zu einer besseren Gesundheit. Harmlose, nicht miteinander in Zusammenhang stehende Ereignisse können sich anhäufen und zu chronischem Stress entwickeln. Genauso können Sie das aber wieder rückgängig machen, zunächst indem Sie diese Situationen im Keim ersticken, anschließend indem Sie einige einfache HRV-Übungen in Ihr Tagesprogramm einbauen. Sogar die Eliteeinheit US Navy Seals lehrt ihren Rekruten, das zu tun. Im Lauf der Zeit werden diese einfachen, wirkungsvollen Übungen Ihnen nicht nur helfen, Ihre Telomere lang und die HRV hoch zu halten, sondern es wird sich auch Ihre kognitive Leistung verbessern.

Zusammenfassung:

- Stress kann eine positiv motivierende Kraft sein, aber viel häufiger wirkt sich Stress negativ aus.
- Chronischer Stress kann die Telomere beeinträchtigen, wichtige Teile der menschlichen Zellen, die deren Alterung beeinflussen.

- Das vegetative Nervensystem (VNS) besteht aus zwei »getrennten« Systemen: dem Sympathikus (»Kampf oder Flucht«) und dem Parasympathikus (»Ruhe und Rast«). Um den Stress effektiv lenken zu können, müssen wir lernen, die Balance zwischen beiden Systemen zu halten.

- Richtige körperliche Bewegung und richtige Atmung können uns dabei helfen, dieses Gleichgewicht zu halten.

13.

Intermittierendes Fasten

———————•———————

*Fasten: »Sich jeder Form von Essen und Trinken zu enthalten,
insbesondere in Ausübung des religiösen Glaubens«*

*Intermittierendes Fasten: »Sich regelmäßig jeder Form
von Essen und Trinken zu enthalten, mit Ausnahme
einer zeitlich begrenzten Essensphase«*

Eines unserer Hauptziele bei unserem Besuch in Pioppi war es, Elemente der traditionellen mediterranen *diaita* zu identifizieren, die entweder in Vergessenheit geraten oder der Wissenschaft entgangen waren. Als Antonio erwähnte, dass die Männer bisweilen mit leerem Magen zur Arbeit gingen – also fasteten –, spitzten wir augenblicklich die Ohren.

In *The Big Fat Fix* bezieht sich Aseem in diesem Zusammenhang auf die großartige Arbeit von Dr. Jason Fung. Dr. Fung leitet eine Klinik in Toronto in Kanada und ist weltweit angesehen für seine medizinisch überwachten Fastenprogramme, um Typ-2-Diabetes zu bekämpfen und zu besiegen. Wenn Sie Interesse an diesem Thema haben, schauen Sie sich einmal seine Vorträge und Interviews auf YouTube an.

An dieser Stelle konzentrieren wir uns darauf, welche Auswirkungen das Fasten, wie es in Pioppi duchgeführt wird, auf unseren Körper hat. Beim intermittierenden Fasten werden einzelne Mahlzeiten ausgelassen und man isst nur in einem begrenzten Zeitfenster. In Pioppi erlebten sowohl Männer als auch Frauen diese Art zeitweisen Fastens, da nicht freiwillig gefastet wurde, sondern weil es aufgrund von Nahrungsmangel schlicht nicht anders ging.

Die Region um Pioppi war in der Nachkriegszeit sehr arm und der Zugang zu Lebensmitteln war nicht mit den heutigen Gegebenheiten zu vergleichen, in denen Nahrung rund um die Uhr erhältlich ist. In der Tat lässt es die heute gängige Formel von »Essen, Energie und Hunger« nicht zu, dass man nicht isst – geleitet von vermeintlichen Gesundheitstipps, die von denen gesteuert werden, die süßes Müsli, Energy-Drinks und verschiedene Fast-Food-Marken vermarkten. Frühstück ist die wichtigste Mahlzeit am Tag, ist es nicht so? Und es ist gefährlich, wenn wir nicht fünf- bis sechsmal am Tag essen, um zu verhindern, dass wir hungrig werden und unser Energielevel einbricht. Und das wäre eine Katastrophe. Oder?

Wenn Sie das englische Wort für Frühstück *breakfast* wörtlich nehmen, bedeutet es das »Brechen« des »Fastens« nach dem Schlaf. Es hat niemals eine goldene Regel existiert, die besagen würde, dass wir das sofort nach dem Aufwachen tun müssen. Was geschieht also, wenn wir das völlig natürliche nächtliche Fasten verlängern? Ist es nicht vollkommen egal, ob wir das freiwillig tun oder ob uns die Umstände dazu zwingen? Wie war es den Männern von Pioppi möglich, ohne Frühstück als »Treibstoff« kilometerweit zu Fuß zu gehen, Holz zu hacken und die tägliche Feldarbeit zu verrichten?

Die Antwort liegt tief in unserer menschlichen DNA begraben. In seinem hervorragenden Buch *Fasten – Das große Handbuch* weist Dr. Fung darauf hin, dass es, obwohl wir ständig mit gegenteiligen Aussagen bombardiert werden, »keinerlei Verbindung zwischen ständigem Essen und guter Gesundheit gibt«, und die sprunghafte Zunahme von Lifestyle-Erkrankungen seit den 1970er-Jahren stützt diese Aussage sicherlich. Doch gibt es eine nachweisbare Verbindung zwischen guter Gesundheit und dem Auslassen von Mahlzeiten oder der Einschränkung der Nahrungsaufnahme auf bestimmte Zeitfenster, ob nun aus freien Stücken oder nicht?

Die Antwort ist wiederum ein lautes Ja. Wenn wir essen, nehmen wir mehr Energie auf, als wir unmittelbar brauchen. Deshalb muss der Körper einen Weg finden, die überschüssige Energie für die spätere Verwendung zu speichern.

Wie Aseem in Kapitel 7 erläutert, ist es das Hormon Insulin, das dies übernimmt. Es wird als Reaktion auf Kohlenhydrate und in geringerem Ausmaß auf Proteine in der Nahrung ausgeschüttet. Fett hat – wenn überhaupt – nur geringe Auswirkungen auf den Insulinspiegel.

Insulin ermöglicht es, die zugeführten Kohlenhydrate schnell und leicht als Energie zu nutzen. Die Kohlenhydrate, die wir essen, verwandeln sich fast augenblicklich in Glukose, was den Blutzuckerspiegel hebt. Durch Insulin gelangt die Glukose zu den verschiedenen Körperzellen, wo sie als Energie verwendet wird (oder verwendet werden sollte).

Mit der Nahrung aufgenommene Proteine werden in Aminosäuren zerlegt und heben den Blutzuckerspiegel zwar nicht, eine Insulinreaktion in begrenztem Ausmaß aber findet möglicherweise statt. Die Tatsache, dass Fette keine Insulinproduktion verursachen, ist einer der Hauptgründe für uns, warum wir eine fettreiche Variation der Mittelmeerküche empfehlen, wie sie in Pioppi anzutreffen ist.

Überflüssige Energie im Körper kann auf zwei Arten gespeichert werden. Bis zu einem gewissen Grad kann Glukose in Glykogen (ein verzweigtes Polysaccharid von Glukose) zur Speicherung in der Leber abgebaut werden. Wenn die Kapazität der Leber aber erschöpft ist, muss der Körper andere Wege finden, das Speicherproblem zu lösen.

An dieser Stelle kommt die Fettsäurensynthese ins Spiel. Die Glukose wird dabei in gutes, altes Fett verwandelt, das in der Leber selbst oder in Fettspeichern am Körper verteilt abgelagert werden kann. Die Tatsache, dass es im Grunde keine Begrenzung für die Fettmenge gibt, die durch die Fettsäuresynthese erzeugt wird, kann vielleicht den sprunghaften Anstieg der Menschen seit den 1970er-Jahren erklären, die als übergewichtig oder fettleibig einzustufen sind.

Der Fettüberschuss muss schließlich irgendwo gespeichert werden. Es ist logisch und korrekt, davon auszugehen, dass man Fettablagerung vermeidet, wenn man mit dem Essen aufhört, aber das wäre nicht sehr spaßig. Interessanterweise hat die Forschung gezeigt, dass die Nahrungsaufnahme in eingeschränkten Zeitfenstern sehr effektiv die positiven Auswirkungen des Fastens auslöst, ohne dass wir in Wirklichkeit lange Zeitperioden hindurch fasten. Beispielsweise könnten wir die gesamte tägliche Nahrungsmenge in einem Zeitfenster von acht Stunden pro Tag zu uns nehmen.

In dem Monat vor den Dreharbeiten für *The Big Fat Fix* in Kapstadt hielt ich mich an ein Programm, das ein »achtstündiges Essenszeitfenster« beinhaltete (populär geworden durch den schwedischen Bodybuilder Martin Berkhan). Dadurch, dass ich das Frühstück ausließ und nur zwischen 12.00 Uhr und 20.00 Uhr aß, konnte ich ein Kilogramm Muskelmasse zulegen und meinen ohnehin schon ziemlich niedrigen Körperfettanteil geringfügig verringern. Wenn wir uns die Ursache ansehen, warum diese Methode so effektiv ist, erkennen wir eine andere Anti-Aging-Strategie, über die die Einwohner von Pioppi verfügen, und zwar wahrscheinlich ohne dass ihnen das bewusst ist. Innerhalb von 24 Stunden nach Einstellung der Nahrungsaufnahme reagiert der Körper mit einem gesundheitsförderlichen Hormonsturm. Eine der positiven Auswirkungen, die auch das besondere Interesse von Bodybuildern und Sportlern weckte, ist eine Steigerung der Produktion von menschlichen Wachstumshormonen.

Das ist in verschiedener Hinsicht interessant. Da erstens das Niveau der Wachstumshormone normalerweise während der Pubertät am höchsten ist und mit dem fortschreitenden Alter stufenweise fällt, werden die Folgen eines niedrigen Wachstumshormonniveaus (mit erhöhtem Körperfett, einem merklichen Rückgang der mageren Muskelmasse und reduzierter Knochendichte) erst im Lauf der Jahrzehnte sichtbar.

Wenn es möglich ist, den Rückgang an Wachstumshormonen zwischenzeitlich zu verzögern, indem wir unsere Nahrungsaufnahme bisweilen zeitlich begrenzen, warum sollten wir es dann nicht tun? Mit 45 Jahren stehe ich an der Schwelle des Alterungsprozesses, deshalb ist diese Strategie sicherlich interessant für mich. Mit Fasten beschäftigte ich mich bereits 2010, als ich *Cereal Killers* drehte, aber der Forschung fehlte damals noch das Wissen, das in der Bodybuildergemeinde vorhanden war.

Ganz nebenbei möchte ich anmerken, dass ich großen Respekt vor der Bodybuilderszene habe – sie scheint mit dem Wissen immer einen Schritt voraus zu sein, und das schaffen diese Sportler, indem sie buchstäblich ihren Körper aufs Spiel setzen. Eines der besten Bücher, die ich jemals zum Thema Fettanpassung las, ist *The Anabolic Diet* von Dr. med. Mauro Di Pasquale. Dr. Pasquale, ein ehemaliger Weltmeister im Kraftdreikampf und Wettkampf-Bodybuilder, schrieb dieses Buch in den frühen 1990er-Jahren explizit für Bodybuilder, um eine drogenfreie Alternative zur Verbesserung der Körperzusammensetzung zu liefern. Etwa 25 Jahre später ist klar, dass seine Veröffentlichung ihrer Zeit weit voraus war.

Zurück zu den Wachstumshormonen: Sie spielen auch eine bemerkenswerte Rolle bei der Signalisierung an den Körper, dass er die Verfügbarkeit von gespeicherter Glukose erhöhen muss (was einen höheren Blutzuckerspiegel zur Folge hat). Das Wachstumshormon gehört zu einer wichtigen Gruppe von gegenregulierenden Hormonen (sie werden so genannt, weil sie die Folgen der Insulinausschüttung abschwächen), und zwar gemeinsam mit Cortisol und Adrenalin. Diese Powerhormone »pulsieren«, das heißt, sie werden nicht gleichmäßig über den Tag hinweg verteilt ausgeschüttet, und sie wirken am intensivsten gegen 4.00 Uhr morgens während des Schlafzyklus, in Vorbereitung auf den kommenden Tag.

Was hat das nun für konkrete Auswirkungen auf Gewichtsverlust und Alterungsprozess? Wenn wir fasten, fällt unser Insulinspiegel und der Körper reagiert mit einem Signal, die gespeicherte Energie zu verbrennen. Erster Stopp sind die Glykogenspeicher in der Leber, die ausreichen, um ungefähr einen Tag über die Runden zu kommen. Der nächste Stopp ist das gespeicherte Körperfett. Wenn wir dagegen die Standardratschläge befolgen, die uns vorschreiben, die gefürchteten Energieeinbrüche zu vermeiden, bleiben wir permanent »satt«, was bedeutet, dass unser Insulinniveau nahezu die gesamte Zeit über hoch ist.

Da die Wachstumshormone außerdem die Glukose erhöhen, werden sie auf natürliche Weise unterdrückt, wenn wir essen. Das bedeutet, dass der »satte« Zustand sehr effektiv die starken, natürlichen Wachstumshormonspitzen verhindert – und damit auch die unzähligen positiven Folgen für Gewichtsverlust und für das Anti-Aging. Dr. Fung weist darauf hin, dass Überessen die Wachstumshormonausschüttung bis zu 80 Prozent vermindern kann, was sich im Lauf mehrerer Jahrzehnte potenziell negativ auf unsere Gesundheit auswirkt. Wir sollten zeitweises Fasten daher zumindest in Erwägung ziehen.

Dr. Fung weist auch auf eine randomisierte kontrollierte Studie aus dem Jahr 1990 hin, die nahelegt, dass der Nutzen des Fastens außerordentlich hoch ist. Die Studie kam zu dem Schluss, dass ältere Menschen, denen über einen Zeitraum von sechs Monaten Wachstumshormone verabreicht wurden, fast vier Kilogramm magere Muskelmasse zulegten und unglaubliche 2,4 Kilogramm Körperfett verloren. In diesem Zusammenhang ist es vielleicht keine Überraschung, dass extern verabreichte Wachstumshormone zu den ersten Drogen gehörten, die von Sportlern genommen wurden, um schnelle, doch illegale Leistungssteigerungen zu erreichen.

Das klingt zu einfach, um wahr zu sein? Ist es auch. Diese älteren Menschen, die Muskeln zulegten und Fett verloren, erhöhten auch die Marker für unzählige metabolische Störungen inklusive Herzerkrankungen und Typ-2-Diabetes. Das schränkt den Reiz pharmazeutischer, künstlicher Wachstumshormoninterventionen stark ein, glücklicherweise jedoch haben in der Zwischenzeit Studien nachgewiesen, dass Fasten denselben Nutzen hat – ohne die negativen Nebenwirkungen.

Die Vorteile:

- eine bessere Körperzusammensetzung: mehr magere Muskelmasse und weniger Fettmasse
- eine weniger fette Leber
- niedrigerer Blutdruck
- verstärkte Fettverbrennung
- erhöhte Insulinempfindlichkeit
- weniger Entzündungen
- bessere kognitive Funktion

Anmerkung: Viele Sportler senken Glykogen heute ganz strategisch mit einem Satz hochintensiver Übungen, um nicht »satt« zu trainieren, und erhoffen sich so zumindest eine minimale Leistungssteigerung. Doch am einfachsten ist es, wenn man einfach nicht isst, um das Glykogen zu senken (also fastet).

Tatsächlich ergab eine kürzlich in Italien durchgeführte Studie, dass durch »ein intermittierendes Fastenprogramm, bei dem in einem Acht-Stunden-Fenster alle täglichen Kalorien eingenommen werden, in Verbindung mit Widerstandstraining einige gesundheitliche Biomarker verbessert, Fettmasse abgebaut und bei Männern Muskelmasse erhalten werden kann«. Die Studie untersuchte es nicht, aber es wäre interessant gewesen, die Wachstumshormonkonzentration bei den Teilnehmern zu betrachten, um exakt festzustellen, was in diesem Kontext vor sich geht.[72]

Der aktuelle Trend der »Fastenkuren« kann also wirklich Vorteile für die Gesundheit bringen. Der Fastenzustand ist ein völlig normaler Zustand für den Körper. Allerdings sollte man sich von der Vorstellung lösen, dass man im entsprechenden Zeitfenster im Überfluss essen kann, denn das ist nicht hilfreich. Die Pioppi-Diät jedenfalls legt den Schwerpunkt auf natürliche Lebensmittel, die weniger Kohlenhydrate und mehr gesunde Fette enthalten, was den Körper viel besser auf 24-Stunden-Fasten vorbereitet oder auf zeitlich begrenztes Essen für einige Tage – oder so lange Sie wollen, wenn es Ihnen gefällt.

Indem Sie intermittierendes Fasten in Ihren Alltag einbauen, werden Sie die ohnehin außergewöhnlichen Vorteile der Pioppi-Diät weiter vergrößern. Sie verbessern nicht nur die Gesundheit des Herz-Kreislauf-Systems, sondern auch die körperliche sowie geistige Gesundheit und Langlebigkeit – und all das ist so leicht zu erzielen.

Wenn es für Sie nicht umsetzbar ist, sich streng und kontinuierlich an zeitlich beschränkte Essenszeiten zu halten, versuchen Sie es doch einfach zeitweise, so wie es traditionell auch die Menschen von Pioppi taten. Aus diesem Grund empfehlen wir lediglich eine einzige Fastenperiode von 24 Stunden pro Woche. Das könnte bedeuten, dass Sie an einem Tag das Abendessen einnehmen und bis zum Abendessen des folgenden Tages nur Flüssigkeit zu sich nehmen.

Wenn ich faste, trinke ich am liebsten Kaffee mit Kokosnusscreme (das schmälert nicht den Erfolg), und das scheint es zu sein, was mich leicht über die Runden kommen lässt. Wenn Sie sich Sorgen machen, seien Sie versichert: Ihr Körper ist dazu gemacht, auch dann perfekt zu funktionieren, wenn er nicht »satt« ist – trotz der gegenteiligen Botschaft, die uns die Lebensmittelindustrie und viele »Experten« aus der Medizin und der Ernährungswissenschaft ständig zu vermitteln versuchen. Sie werden möglicherweise überrascht sein, wie gut es Ihnen gehen wird. Machen Sie es sich zur Gewohnheit – und Sie fügen Ihren Anti-Aging-Maßnahmen ein einfaches, aber wirkungsvolles Mittel hinzu.

Zusammenfassung:

- Kurze Fastenperioden aufgrund von zeitweiligem Nahrungsmangel waren in Pioppi häufig, aber das wurde bei der ursprünglichen Erforschung der Mittelmeerdiät übersehen.
- Wir wissen heute, dass intermittierendes Fasten eine wirkungsvolle gesundheitliche Maßnahme ist.
- Wenn wir fasten, fällt die Insulinkonzentration. Der Körper reagiert auf die Signale und verbrennt gespeicherte Energie.
- Die Pioppi-Diät empfiehlt 24 Stunden Fasten einmal pro Woche.

TEIL 2

Der 21-Tage-Plan

14.

Der Leitfaden

———————•———————

Sie kennen nun die wissenschaftlichen Hintergründe. Es ist an der Zeit, zum 21-Tage-Plan überzugehen. Die folgenden Punkte werden Sie nochmals motivieren, den Plan umzusetzen:

1. Er enthält nährstoffreiche, schmackhafte Lebensmittel, die Ihnen das Gefühl vermitteln, dass Sie satt und energiegeladen sind.

2. Der Fokus liegt nicht mehr auf der Vermeidung von Fett, sondern darauf, Insulinresistenz und Entzündungen zu verhindern. Das hilft Ihnen dabei,
   - überflüssiges Körperfett zu verlieren,
   - das Risiko zu vermindern, an Typ-2-Diabetes zu erkranken,
   - gestörte Blutglukosewerte in den Griff zu bekommen oder wieder zu senken,
   - die Belastung durch starke Medikamenteneinnahme zu reduzieren sowie Herzerkrankungen zu verhindern oder zu behandeln,
   - einen Schritt zur Verkleinerung des Demenz- und des Krebsrisikos zu tun.

Halten Sie sich an die folgenden Regeln

- Nehmen Sie drei Mahlzeiten pro Tag zu sich und essen Sie, bis Sie sich satt fühlen.

- Essen Sie mindestens zwei bis vier Esslöffel natives Olivenöl extra.
- Verzehren Sie eine kleine Handvoll Nüsse (Walnüsse, Mandeln, Haselnüsse, Macadamianüsse) täglich.
- Essen Sie mindestens fünf bis sieben Portionen von ballastreichem Gemüse und zuckerarmem Obst pro Tag. Wir schlagen vor, ein oder zwei Stück Obst und mindestens fünf Gemüseportionen zu essen (siehe Aseems und Donals Top-Ten-Lebensmittel auf Seite 158). Noch ein HInweis zu Kartoffeln an dieser Stelle: Wählen Sie Süßkartoffeln statt Kartoffeln, und wenn Sie übergewichtig sind oder an Typ-2-Diabetes leiden, reduzieren Sie den Kartoffelkonsum auf zwei Portionen pro Woche.
- Nehmen Sie Gemüse bei mindestens zwei, vorzugsweise drei Mahlzeiten pro Tag zu sich.

Vermeiden Sie die folgenden Punkte

- Verzichten Sie auf jeglichen zusätzlichen Zucker, Fruchtsäfte, Honig und Sirup. Zucker kann überall drin sein, lesen Sie daher die Zutatenliste der Lebensmittel.
- Essen Sie keine verpackten, raffinierten Kohlenhydrate, insbesondere solche, deren Basis Mehl ist, also Brot, Gebäck, Torten, Kekse, aber auch Müsliriegel, Nudeln, andere Teigwaren, Couscous und Reis.
- Vermeiden Sie industriell verarbeitete Ölsamen, deren Öl normalerweise für das Kochen verwendet wird (zum Beispiel Sonnenblumenöl, Canola-Öl, Reisöl, Maisöl oder Sojaöl).
- Wenn Sie stark mit dem Verlangen nach etwas Süßem kämpfen oder Ihnen Ihr gewohnter Nachtisch nach dem Abendessen fehlt, genießen Sie ein Stück Obst. Ab Woche drei können Sie ein Stück schwarze Schokolade in den Speiseplan aufnehmen, wie es Aseem zu seinem Morgenkaffee isst. Wir empfehlen Schokolade mit einem Kakao-Anteil von über 85 Prozent, da sie am wenigsten zusätzlichen Zucker enthält.
- Nach Woche drei hatten Sie lange genug Zeit, um ein Leben ohne Zucker und raffinierte Kohlenhydrate zu testen. Möglicherweise

vermissen Sie Brot, Teigwaren und Reis, vielleicht aber auch nicht. Wenn Sie diese Lebensmittel vermissen, raten wir Ihnen, sie als Nahrung zu sehen, die selten und in kleinen Mengen genossen wird – am wichtigsten aber ist es, auf Ihren Körper zu hören.

Rotes Fleisch

Der World Cancer Research Fund empfiehlt als maximale Obergrenze für rotes Fleisch 500 Gramm pro Woche. Zu viel rotes Fleisch wird mit einem erhöhten Dickdarmkrebsrisiko in Verbindung gebracht. Obwohl das Thema umstritten bleibt, empfehlen wir Ihnen, die Obergrenze nicht zu überschreiten: Wir wollen nicht, dass der Konsum von rotem Fleisch die positive gesundheitliche Wirkung der Lebensmittel, die die Basis der Pioppi-Diät bilden, neutralisiert. Idealerweise sollten Sie Fleisch von grasgefütterten Tieren essen. Seien Sie vorsichtig bei verarbeitetem, rotem Fleisch und essen Sie mehr vollwertiges Fleisch. Selbst mit diesen Einschränkungen können Sie am Wochenende Ihren Speck oder Ihre Wurst in der Pfanne braten und unter der Woche Zucchinispaghetti Bolognese, Lammcurry oder ein saftiges, nährstoffreiches 220-Gramm-Steak essen.

Fasten

Für einen Zeitraum von 24 Stunden pro Woche werden Sie nicht essen, das heißt, Sie werden fasten. Am besten essen Sie bis zum Schlafengehen ganz normal, lassen dann aber am kommenden Tag Frühstück und Mittagessen aus. Nehmen Sie in dieser Zeit nur Flüssigkeiten wie Tee, Kaffee oder Mineralwasser zu sich. Wir empfehlen, das Fasten zu Beginn des Tages sechs oder sieben zu beginnen. Beachten Sie: Wenn Sie eine Mahlzeit auslassen, heißt das nicht, dass Sie sich bei der nächsten Mahlzeit überessen sollen.

Kann ich die Pioppi-Diät auch machen, wenn ich Vegetarier bin?

Auf jeden Fall! Der Schlüssel zum Erfolg ist die Vermeidung raffinierter Kohlenhydrate und industrieller Samenöle. Sie müssen sicherstellen, dass Sie Ihre tägliche Menge natives Olivenöl extra zu sich nehmen und eine kleine Handvoll Nüsse. Essen Sie reichlich stärkearmes Gemüse und zuckerarmes Obst – Ihr Herz wird es Ihnen danken.

Alkohol

Alles in allem konsumieren wir viel zu viel Alkohol. Denken Sie an Kapitel 4, in dem wir feststellten, dass übertriebener Alkoholgenuss für den Stoffwechsel dieselben Folgen hat wie Zucker. Wir empfehlen, nicht mehr als ein Glas Rotwein à 160 Milliliter zum Abendessen zu trinken. In dieser Menge ist Alkohol möglicherweise sogar gut für die Gesundheit, weil er das Herz schützt. Er kann auch bewirken, dass Sie gesund und glücklich sterben. Wie die Leute in Pioppi sagen: »Ein Glas pro Tag ebnet den Weg in den Himmel.«

Bewegung

- Sitzen Sie nicht länger als 45 Minuten am Stück – machen Sie zweiminütige Minipausen, in denen Sie sich bewegen.
- Gehen Sie mindestens 30 Minuten lang an fünf Tagen pro Woche, und zwar mit ordentlichem Tempo. Wechseln Sie das Schritttempo, um eine noch bessere Wirkung zu erzielen.
- Verbringen Sie so viel Zeit wie möglich im Freien und in der Natur (beispielsweise in Parks oder Wäldern) und nehmen Sie die Treppen, wann immer möglich.
- Legen Sie noch mehr Wege zu Fuß zurück, indem Sie das Auto weiter vom Eingang des Shoppingcenters, des Büros und so weiter entfernt parken.
- Lernen Sie, sich besser zu bewegen – testen Sie den 21-Tage-Plan.

Atmung

Um das Stresslevel zu senken, beschäftigen Sie sich einmal täglich mit Atemübungen. Atmen Sie fünf Sekunden lang ein, dann fünf Sekunden lang aus, und zwar zwei Minuten pro Tag. Bleiben Sie aufmerksam und konzentrieren Sie sich in dieser Zeit *ausschließlich* auf die Atmung.

Verbringen Sie mehr Zeit mit Freunden und Familie

Versuchen Sie, im Laufe einer Woche mehr Zeit mit Freunden und Familie zu verbringen. Lächeln und lachen Sie so viel wie möglich.

Schlaf

Sie sollten mindestens sieben Stunden pro Tag schlafen. Ab etwa zwei Stunden vor dem Schlafengehen sollten Sie sich weniger Blaulicht aussetzen. Vermeiden Sie in dieser Zeit also die Nutzung Ihres Smartphones oder Ihres Computers und so weiter.

15.

Das Trainingsprogramm

———————•———————

Entwickelt und präsentiert von Louise Knoop O'Neill
von Prime Movement

Hören sie auf ihren Körper. Ihre Knochen, Gelenke und Muskeln arbeiten auf ganz besondere und geniale Weise zusammen. Wenn Sie bei einer Übung irgendwo einen Schmerz verspüren, entlasten Sie den Bereich und versuchen, den Bewegungsablauf auf Ihre Weise auszuführen.

Belasten sie bei den Übungen möglichst nicht die Gelenke, sondern die Muskeln. Sie sind es, die unser Körpergewicht halten und bewegen sollen. Nehmen Sie die Muskelspannung bewusst wahr, während Arme und Beine aktiv sind.

Wenn Sie bemerken, dass die Kiefer aufeinanderpressen und Sie mit den Zähnen knirschen, dann ist das ein Zeichen dafür, dass die Bewegungsabläufe zu intensiv für Sie sind.

Jeder Trainingstag baut auf den Übungen der Vortage auf. Wenn Sie bei Tag 13 angelangt sind und die Bewegungsabläufe dieses Tages ihre Gelenke spürbar überlasten, dann führen Sie eine Übung von einem der Vortage aus, die dasselbe Gelenk anspricht.

Tag 1

Chi: Armrotation

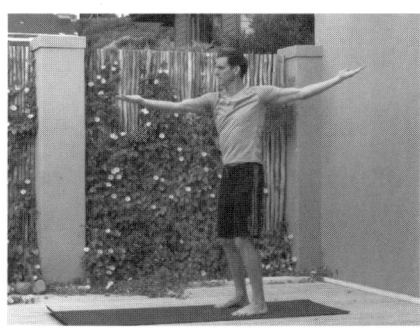

Sie stehen fest auf dem Boden, die Füße hüftweit auseinander.

Die Knie sind minimal gebeugt.

Das Becken ist aufrecht.

Die Arme seitlich auf Schulterhöhe oder leicht darunter austrecken, die Handflächen zeigen nach oben.

Drehen Sie den Oberkörper in Höhe der Brustwirbelsäule. Die Arme rotieren dabei. Atmen Sie beim Drehen in die eine Richtung tief ein, beim Drehen in die andere Richtung komplett aus. Weiten Sie Ihre Lungen.

Der Kopf bleibt dabei über dem Brustbein und dreht sich mit. Der Blick schweift entsprechend hin und her, ohne ein Ziel zu fixieren.

Die Bewegung dient der Mobilisierung der Brustwirbelsäule. Das Becken bleibt gerade, fester Stand, wie oben beschrieben.

Tag 2

Auf allen Vieren knien und Übergang in den Armstütz mit Gehen am Platz

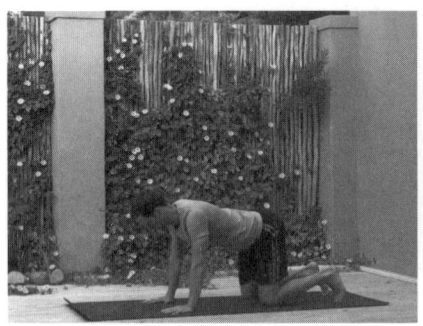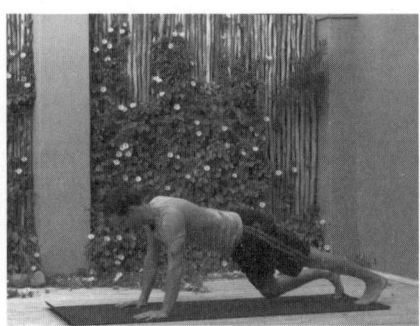

Stützen Sie die Hände etwas mehr als schulterbreit auseinander auf der Unterlage ab. Spreizen Sie die Finger für eine gute Gewichtsverteilung, der Mittelfinger zeigt nach vorne.

Die Knie befinden sich genau unterhalb des Beckens. Verteilen Sie Ihr Gewicht so, dass Handgelenke, Hüft- und Kniegelenke gleichmäßig belastet werden.

Zur zusätzlichen Stabilisierung stellen Sie die Zehen auf und verlagern etwas Gewicht dorthin.

Kreisen Sie mit Oberkörper einige Male im Uhrzeigersinn. Der Rücken bleibt gerade, Hände, Knie und Füße bleiben an Ort und Stelle. Dann kreisen Sie ihn in die andere Richtung.

Nehmen Sie die Bewegungen in den Hüft-, Hand- und Schultergelenken bewusst wahr.

Von dieser Position aus strecken Sie ein Bein nach hinten und schieben Ihr Gewicht aktiv auf die Zehenballen dieses Fußes. Dann setzen Sie den zweiten Fuß neben den ersten. Der ganze Körper ist gestreckt und bildet eine schiefe Ebene. Verteilen Sie das Körpergewicht gleichmäßig auf Hände und Füße.

Beginnen Sie, am Platz zu gehen, indem Sie abwechselnd ein Bein anwinkeln und das andere gestreckt bleibt. Kommen Sie in einen geschmeidigen Rhythmus.

Hände und Arme stützen aktiv den Körper, um den Beinen Spielraum zu geben.

Der Kopf bleibt gerade in Verlängerung der Wirbelsäule. Schauen Sie auf Ihre Fingerspitzen.

Tag 3

Chi: Füße

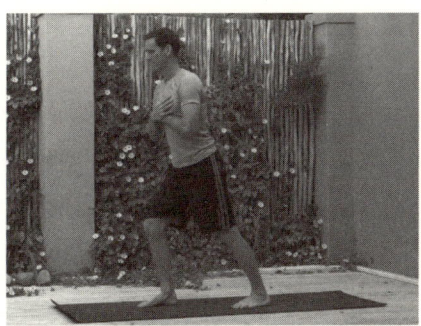

Die Füße stehen fest auf der Matte, hüftweit auseinander.

Setzen Sie den rechten Fuß etwa 30 Zentimeter nach vorne, dabei bleibt er auf der Linie, die von der Hüftbreite vorgegeben ist.

Den Körper nach vorn neigen, gleichzeitig das rechte Knie beugen. Dabei verlagern Sie das Gewicht auf das vordere Bein. Dann das Gewicht zurück auf das hintere Bein verlagern, das rechte Bein wieder gestreckt, das linke gebeugt.

Die Hüfte bleibt währenddessen immer nach vorn ausgerichtet.

Becken, Oberkörper und Kopf bleiben in einer Linie und bewegen sich als Einheit vor und zurück. Die Arme können vor der Brust verschränkt werden.

Konzentrieren Sie sich auf Ihre Füße. Beide Fußsohlen – von den Zehenspitzen bis zu den Fersen – haben ständig Kontakt mit dem Boden. Spüren Sie der wechselnden Gewichtsverteilung nach.

Wiederholen Sie die Übung mit dem anderen Fuß vorne.

Tag 4
Kniebeuge (Stuhlsitz)

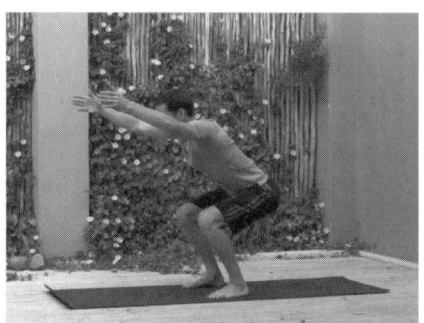

Die Füße stehen fest auf der Matte, hüftweit auseinander.

Senken Sie das Becken, als wollten Sie sich auf einen Stuhl setzen.

Die Beine werden angewinkelt, bis sie annähernd einen rechten Winkel bilden.

Um das Gleichgewicht zu halten und nicht nach hinten zu kippen, strecken Sie die Arme nach oben (Oberarme neben den Ohren) und schieben den gestreckten Oberkörper schräg nach vorne.

Die Knie befinden sich über den Zehen, die Fußsohlen bleiben flach auf dem Boden. Es ist hilfreich, die korrekte Position im Spiegel zu kontrollieren.

Je weiter Sie das Gesäß nach hinten bewegen, umso mehr werden die Beinmuskeln gefordert.

Der Blick richtet sich in der Beuge auf einen Punkt auf dem Boden, etwa 3 Meter vor Ihnen.

Wenn Sie das Gewicht nicht mehr halten können, richten Sie sich auf. Kommen Sie zurück in einen festen, geraden Stand, Blick geradeaus.

Tag 5

Vom Armstütz in die V-Stellung

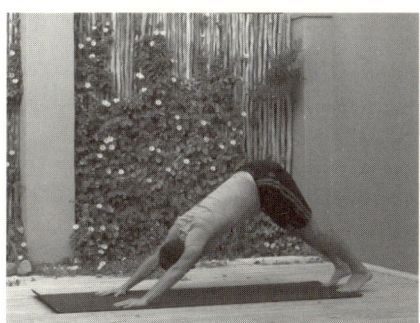

Gehen Sie in den Vierfüßlerstand: Die Hände liegen flach auf, Finger gespreizt, Mittelfinger zeigen nach vorne. Die Knie sind hüftweit auseinander und unter dem Becken.

Dann rücken Sie die Knie einige Zentimeter weiter nach hinten, stellen die Zehen auf und schieben das Gesäß nach oben. Die Arme drücken den Oberkörper aktiv nach hinten, das Brustbein strebt zu den Füßen. Hände und Zehen bleiben an Ort und Stelle.

Drücken Sie den Kopf aus der Schulter heraus. Versuchen Sie, die Schultern nicht zu den Ohren zu ziehen, sondern Richtung Becken.

In der V-Stellung (oder »Der nach unten schauende Hund«) bilden Oberkörper und Arme eine gerade Linie. Die Beine sind gestreckt.

Senken Sie nun das Becken ab in den Armstütz: Beine und Oberkörper bilden gestreckt eine schiefe Ebene. Die Arme sind gerade, aber nicht ganz durchgedrückt. Die Schulter befindet sich über den Händen.

Wechseln Sie diese beiden Positionen mehrmals, soweit es die Gelenke zulassen.

Lassen Sie den Kopf in der V-Position etwas hängen, sodass sich der Nacken im Armstütz länger anfühlt.

Achten Sie bei der ganzen Übung auf eine lockere Kiefermuskulatur.

Tag 6
Ausfallschritt

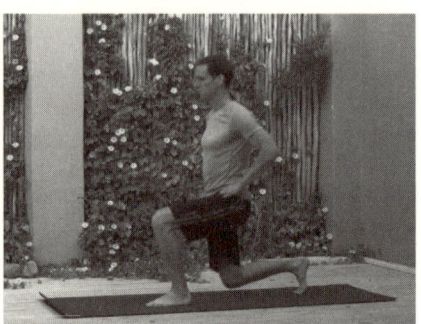

Sie stehen am hinteren Ende der Matte, die Füße fest auf dem Boden, hüftweit auseinander.

Machen Sie einen recht weiten Ausfallschritt und beugen Sie dabei beide Knie. Der Unterschenkel des vorderen Beins sollte sich im rechten Winkel zum Boden befinden, also gerade über dem Knöchel (und keinesfalls weiter vorne über die Zehen hinausragen).

Berühren Sie mit dem hinteren Knie den Boden oder halten es kurz über dem Boden. Drücken Sie sich allein mit der Kraft der Beine zurück in den Stand. Sollte das nicht gelingen, machen Sie den nächsten Ausfallschritt nicht so weit oder nicht so tief.

Wechseln Sie die Beine ab.

Das Becken bleibt immer nach vorn ausgerichtet. Als Kontrolle können Sie die Hände auf den Hüften ablegen.

Tag 7

Wirbelsäulenrolle

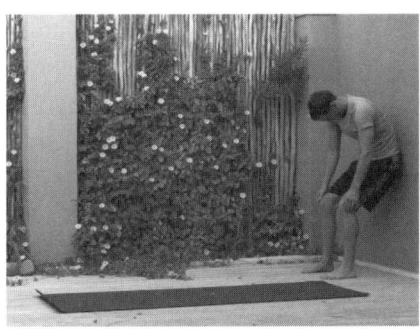

Ziehen Sie die Schulterblätter auseinander.

Lehnen Sie den kompletten Rücken gegen eine Wand, die Füße platzieren Sie etwa eine Fußlänge entfernt. Stellen Sie sicher, dass die Unterlage nicht rutschig ist. Die Knie sind leicht gebeugt.

Der Kopf muss nicht die Wand berühren, sollte aber gerade, in Verlängerung der Wirbelsäule sein.

Mit festem Stand beginnen Sie, das Kinn auf die Brust zu senken und die Wirbelsäule langsam, Wirbel für Wirbel, Rippe für Rippe, von der Wand zu lösen, bis nur noch das Steißbein Kontakt mit der Wand hat.

Um sich aufzurichten, pressen sie die Füße in den Boden und richten das Becken wieder auf. Rollen Sie dann bewusst den Rücken, ebenfalls langsam und Wirbel für Wirbel, auf, bis die ganze Rückseite Kontakt mit der Wand hat. Der Kopf ist zum Schluss gerade aufgerichtet, der Scheitel strebt nach oben.

Wiederholen Sie die Übung einige Male.

Um die Übung zu beenden, bringen Sie zunächst einen Fuß nach hinten, unter den Körper, und gehen dann von der Wand weg.

Tag 8

Basis-Tai-Chi-Bewegung (aus *The Big Fat Fix*)

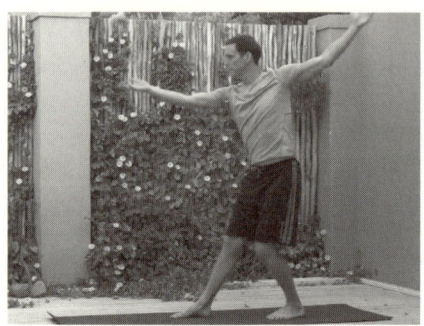

Kombinieren Sie die Übungen von Tag 1 und 3:

Beginnen Sie in der Schrittposition wie bei Tag 3: Die Füße sind hüftweit auseinander, ein Fuß einen kleinen Schritt nach vorne – dabei den Abstand der Füße in der Weite beibehalten. Beide Fußsohlen haben immer Kontakt mit dem Boden.

Der Blick ist auf kein Ziel gerichtet, das Becken bleibt jederzeit nach vorne ausgerichtet, der Atem fließt leicht, aber tief.

Verlagern Sie das Gewicht auf den vorderen Fuß: Das vordere Bein ist gebeugt, das hintere Bein gestreckt. Lassen Sie die auf Schulterhöhe ausgestreckten Arme parallel zum Boden rotieren. Dabei dreht sich nur der Oberkörper mit, das Becken bleibt ruhig und nach vorn ausgerichtet. Die Handflächen zeigen nach oben.

Wenn Sie ein gutes Gefühl für die Drehbewegung bekommen haben, führen Sie drei Drehungen mit dem Gewicht auf dem vorderen Bein aus, dann drei Schwünge mit dem Gewicht auf dem hinteren Bein, und so fort im Wechsel.

Wechseln Sie die Beinstellung und wiederholen Sie die Übung.

Tag 9
Kniebeuge auf allen Vieren

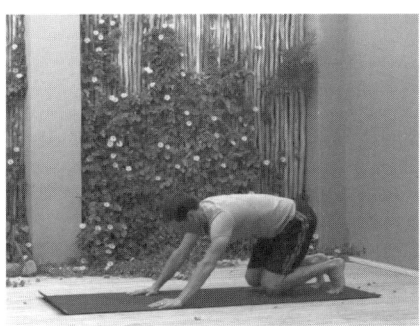

Gehen Sie in den Vierfüßlerstand. Die Hände sind etwas mehr als schulterbreit auseinander, Finger gespreizt, Mittelfinger zeigen nach vorne.

Die Oberschenkel sind senkrecht zum Boden, die Knie befinden sich also genau unter den Hüften.

Stellen Sie die Zehen auf und heben Sie die Knie wenige Zentimeter vom Boden ab. Das Körpergewicht ruht nur auf den Händen und Zehen.

Den ganzen Körper anspannen und das Becken Richtung Füße schieben, bis die Gesäßknochen die Fersen berühren.

Verlagern Sie das Körpergewicht auf die Beine.

Aus der tiefen Hocke drücken Sie sich mit den Beinen wieder nach vorn in den Vierfüßlerstand, aber die Knie bleiben immer knapp über dem Boden.

Während der ganzen Übung befinden sich die Knie außerdem gut eine Handbreit auseinander.

Die Wirbelsäule ist in einer neutralen, geraden Position. Der Kopf befindet sich in Verlängerung der Wirbelsäule.

Atmen Sie beim Beugen der Beine aus, beim Aufrichten ein.

Tag 10
Bergsteiger

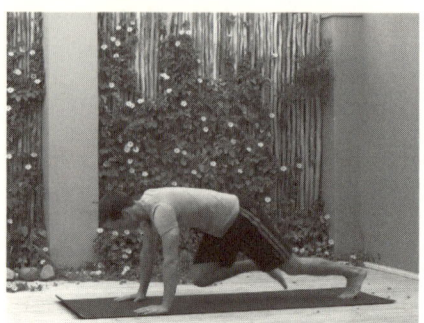

Diese Übung baut auf der von Tag 2 auf.

Gehen Sie in den Armstütz: Die Hände aufsetzen, schulterbreit auseinander, und das Gewicht auf die ganze Handfläche inklusive Finger verteilen. Finger spreizen, Mittelfinger zeigen nach vorne.

Beine und Oberkörper bilden gestreckt eine schiefe Ebene. Die Zehen sind aufgestellt.

Ziehen Sie ein Bein gebeugt an, Knie Richtung Brust, das hintere Bein bleibt gestreckt.

Aus dieser Ausgangsposition bringen Sie nun mit einem kleinen Sprung das gebeugte Bein wieder gestreckt nach hinten und das gestreckte Bein gebeugt unter den Körper.

Stellen Sie sich vor, Sie würden dynamisch einen Berg hinaufsteigen.

Die Übung ist sehr fordernd. Atmen Sie trotzdem gleichmäßig und achten Sie auf einen entspannten Kiefer.

Tag 11
Grundbewegung Kriechen

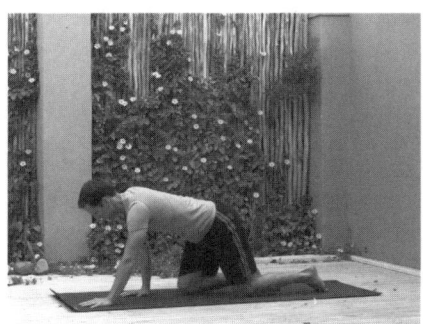

Gehen Sie in den Vierfüßlerstand. Die Fußrücken liegen auf.

Führen Sie einige Kriechbewegungen vorwärts aus, bis zum Ende der Matte, dann rückwärts, wieder bis zum Ende der Matte.

Denken sie nicht zu viel über die Koordination nach – überlassen Sie es Ihrem Instinkt, sich an den Bewegungsablauf des kleinkindlichen Krabbelns zu erinnern.

Wenn Ihnen die Bewegung flüssig gelingt, bauen Sie Variationen ein: Bewegen Sie jeweils den rechten Arm und das rechte Bein gleichzeitig, zuerst vor, dann zurück, dann bewegen Sie Arme und Beine gegenläufig, auch seitwärts – lassen Sie sich vom Dressurreiten inspirieren.

Tag 12
Ausfallschritte vorwärts und rückwärts

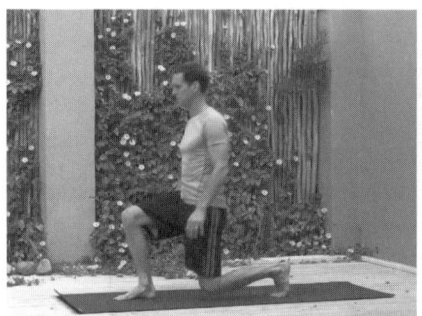 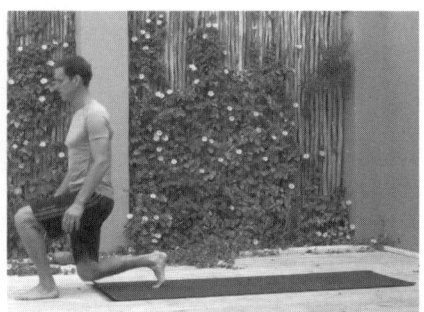

Sie stehen fest auf dem Boden, die Füße hüftweit auseinander.

Das Becken bleibt die ganze Zeit gerade und nach vorn ausgerichtet. Der Oberkörper ist aufgerichtet.

Machen Sie einen Ausfallschritt wie bei Tag 6 und beugen dabei beide Knie. Der Unterschenkel des vorderen Beins sollte sich im rechten Winkel zum Boden befinden, also gerade über dem Knöchel (und keinesfalls weiter vorne über die Zehen hinausragen).

Sie stoßen unmittelbar darauf den hinteren Fuß ab und machen einen weiteren Ausfallschritt mit dem anderen Bein.

Einige Male wiederholen: rechts vor, links vor, rechts vor, rechts zurück, links zurück, rechts zurück ...

Die Hände ruhen entweder auf den Hüften, um das Becken zu stabilisieren, oder Sie strecken die Arme etwas seitlich aus, um die Ausfallschritte auszubalancieren.

Tag 13

Mobilisieren von Wirbelsäule und Fußgelenk

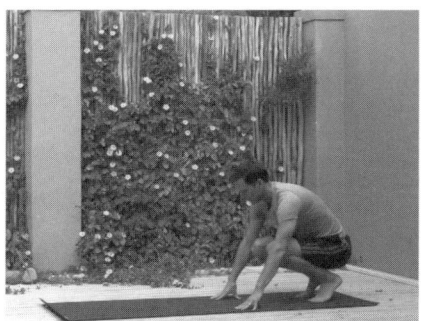

Gehen Sie in den Vierfüßlerstand und wandern Sie mit den Händen Richtung Füße, bis sie in der tiefen Hocke sind.

Stützen Sie sich mit den Fingerspitzen auf dem Boden ab, ohne zu viel Gewicht darauf zu geben. Sollten Sie den Boden nicht berühren können, nehmen Sie sich zwei Yogaklötze oder ähnliche Hilfsmittel zum »Verlängern« der Arme.

Die Oberschenkel bleiben parallel, die Knie berühren sich nicht.

Nun kippen Sie Ihr Becken vor und zurück und geraten so in eine Schaukelbewegung, die sich auf alle Fußgelenke überträgt. Dabei rundet und streckt sich die Wirbelsäule abwechselnd.

Tag 14

Wirbelsäule: Vom Herabschauenden Hund zur Katze

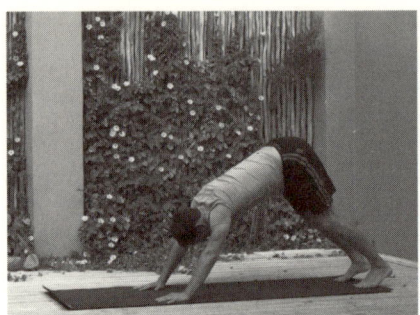 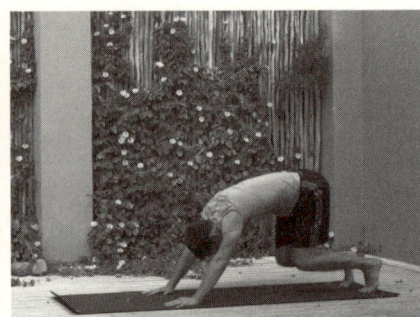

Diese dynamische Übung beruht auf der von Tag 5.

Drücken Sie sich aus dem Vierfüßlerstand, Zehen aufgestellt, hoch in den Herabschauenden Hund. Die Knie sind dabei minimal gebeugt, sodass Sie den Rücken gut durchdrücken können. Das Brustbein strebt zum Boden.

Dann beugen Sie die Beine und senken die Knie bis kurz über dem Boden ab. Gleichzeitig rundet sich der Rücken wie bei einer angriffslustigen Katze.

Wechseln Sie diese beiden Stellungen ab und konzentrieren Sie sich dabei auf die Wirbelsäule.

Atmen Sie im »Hund« tief ein und wölben Sie den Brustkasten vor. Atmen Sie in der »Katze« aus.

Wenn Ihnen die Übung zu anstrengend ist, können Sie die Knie in der »Katze« ablegen.

Tag 15

Dynamisches Kriechen

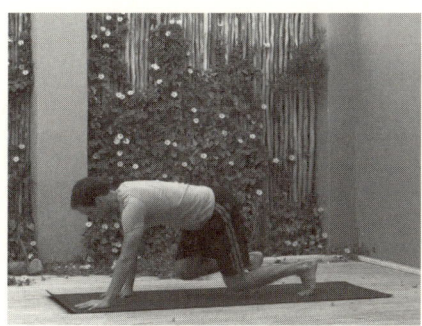

Die Ausgangsposition entspricht der von Tag 9: Gehen Sie in den Vierfüßlerstand. Die Hände sind etwas mehr als schulterbreit auseinander, Finger gespreizt, Mittelfinger zeigen nach vorne.

Die Oberschenkel sind senkrecht zum Boden, die Knie befinden sich also genau unter den Hüften.

Stellen Sie die Zehen auf und heben Sie die Knie wenige Zentimeter vom Boden ab. Das Körpergewicht ruht nur auf den Händen und Fußballen.

Kriechen Sie nun bis zum Ende der Matte vorwärts, dann bis zum Ende der Matte rückwärts. Achten Sie immer darauf, dass die Knie knapp über dem Boden bleiben und der Rücken parallel zum Boden ist – nicht das Gesäß hochschieben.

Tag 16
Tabata-Training (HIIT)

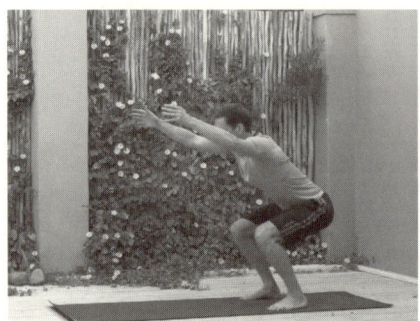 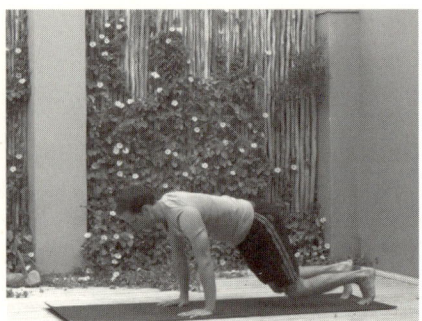

Das hochintensive Intervalltraining nach dem Japaner Izumi Tabata dauert nur 4 Minuten: 20 Sekunden maximale Belastung gefolgt von 10 Sekunden Erholung – insgesamt achtmal wiederholen.

Als Belastungseinheit können Sie wählen zwischen normalen Kniebeugen, Hampelmannsprüngen, Kniebeuge auf allen Vieren (Tag 9) oder Bergsteiger (Tag 10).

Tag 17

Tischhaltung

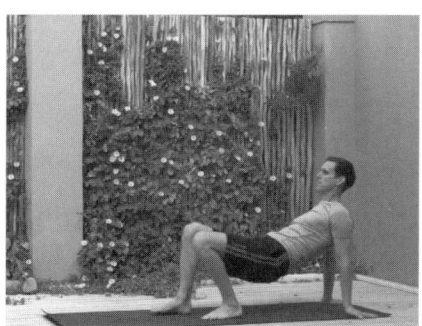

Setzen Sie sich mit angewinkelten Beinen auf die Matte, die Füße flach auf dem Boden. Die Hände etwas hinter dem Gesäß aufsetzen, schulterweit auseinander.

Drücken Sie nun das Becken hoch, sodass Oberkörper und Oberschenkel möglichst eine Gerade bilden

Arme und Unterschenkel bilden bestenfalls einen rechten Winkel zum Boden.

Wandern Sie nun auf der Matte von einem Ende zum anderen und zurück.

Wer Schulterprobleme hat, verbleibt in der Tischhaltung. Eventuell ist es angenehmer, wenn die Finger zu den Füßen zeigen.

Tag 18

Kombiübung: Arme schwingen, gehen und Gewicht verlagern

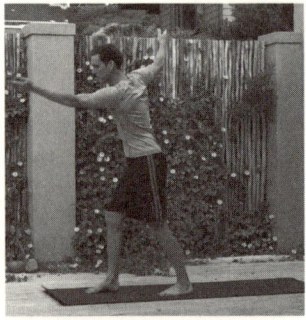

Diese Kombination beruht auf der Übung von Tag 8:
Sie stehen mit den Füßen in Schrittstellung, verlagern
das Gewicht abwechselnd auf das vordere und hintere Bein und rotieren dabei in jeder Position dreimal mit
den auf Schulterhöhe ausgestreckten Armen, Handflächen nach oben.

Vorwärtsbewegung:
Rechtes Bein vor, Gewicht hinten, Gewicht vorn.
Linkes Bein vor, Gewicht hinten, Gewicht vorn.
Wiederholen bis zum Ende der Matte.

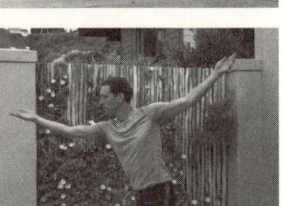
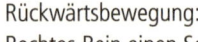

Rückwärtsbewegung:
Rechtes Bein einen Schritt zurück, Gewicht vorn,
Gewicht hinten.
Linkes Bein einen Schritt zurück, Gewicht vorn,
Gewicht hinten.
Wiederholen bis zum Anfang der Matte

Körperausrichtung und Blick bleiben unverändert.

Die Übung stellt hohe Anforderungen an die
Koordination.

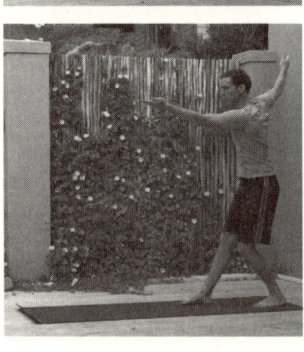

Tag 19

Strecksprung aus der Hocke

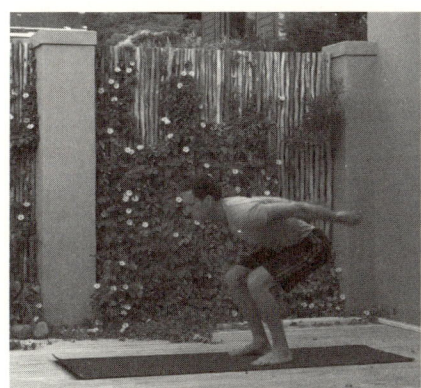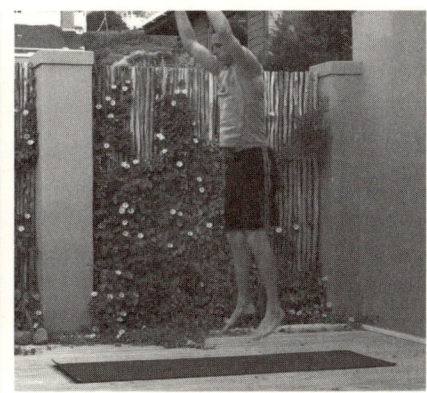

Die Füße stehen fest auf der Matte, hüftweit auseinander.

Gehen Sie in eine leichte Kniebeuge, dabei schwingen Sie die Arme in einer weiten Bewegung nach hinten.

Dann strecken Sie den ganzen Körper dynamisch, schwingen die Arme über vorne nach oben und springen in die Höhe.

Beim Aufrichten verlagern Sie das Gewicht vom ganzen Fuß auf die Fußballen.

Dies ist eine starke Herz-Kreislauf-Übung, bei der alle großen Gelenke beansprucht werden.

Die Bewegung sollte geschmeidig ausgeführt werden.

Nach dem Strecksprung landen Sie möglichst gelenkschonend, indem Sie über die Zehen, Fußballen und schließlich die Ferse abfedern.

Alle Kraft kommt aus den Beinen.

Tag 20

Erweiterter Ausfallschritt

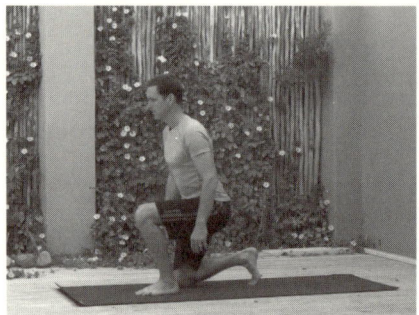 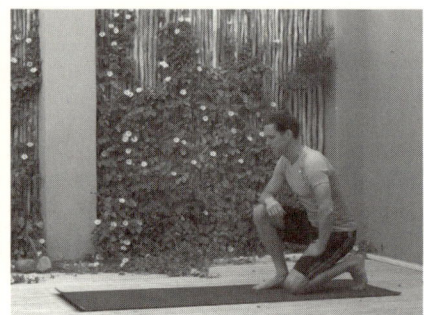

Diese Übung ist eine Kombination aus Ausfallschritten (Tag 6),
Mobilisieren von Wirbelsäule und Fußgelenk (Tag 13) und Kniebeugen
(Tag 4).

Beginnen Sie mit einem Ausfallschritt links, das rechte Knie berührt den
Boden.

Holen Sie das linke Bein gebeugt nach hinten, Zehen aufgestellt, und
lassen Sie das Gesäß auf die linke Ferse sinken.

Das rechte Bein ist nun vorne und gebeugt, der Fuß flach auf dem
Boden.

Erheben Sie sich langsam nur mit der Kraft der Beine.

Wiederholen Sie die Bewegung einige Male: Ausfallschritt mit links,
linkes Bein zurückholen, auf die Ferse setzen, aufstehen.

Dann machen Sie die Übung mehrmals, indem sie mit einem
Ausfallschritt rechts beginnen.

Tag 21
Kriechen – Aufstehen – Gehen

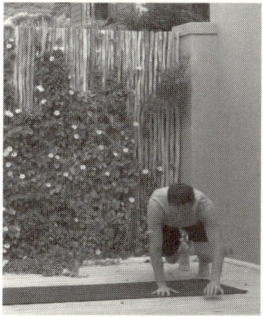

Beginnen Sie im Vierfüßlerstand.

Stellen Sie die Zehen auf, heben Sie die Knie und stehen Sie auf Händen und Fußballen.

Machen Sie auf allen Vieren zwei »Schritte« vorwärts, jeweils rechter Arm/linkes Bein gleichzeitig und linker Arm/rechtes Bein.

Aus dieser Bewegung heraus drehen Sie sich seitwärts und öffnen den Oberkörper nach oben.

Drehen Sie sich noch weiter, landen Sie dabei zuerst auf dem einen, dann auf dem anderen Fuß und stehen Sie auf.

Gehen Sie zwei Schritte.

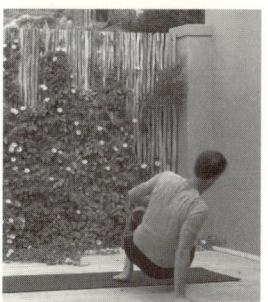

Wiederholen Sie die Übung, beginnen Sie die Kriechbewegung aber nun mit dem anderen Bein/dem anderen Arm.

Machen Sie auf allen Vieren zwei »Schritte« vorwärts, drehen Sie sich dann in die andere Richtung als beim ersten Mal, drehen Sie sich noch einmal, landen Sie dabei zuerst auf dem einen, dann auf dem anderen Fuß und stehen Sie auf.

Gehen Sie zwei Schritte.

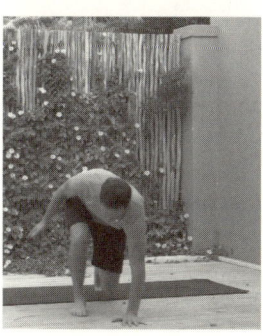

Und noch einmal von vorne:
Kriechen, kriechen, drehen, drehen, gehen, gehen … und so weiter.

16.

Aseems und Donals Top-Ten-Lebensmittel

———————————●———————————

1. Natives Olivenöl extra

Empfehlung: 2 bis 4 Esslöffel pro Tag

Es gibt viele gute, sogar wissenschaftlich untermauerte Gründe für unsere Empfehlung, täglich 2 bis 4 Esslöffel natives Olivenöl extra zu sich zu nehmen. Es ist eines der gesündesten Lebensmittel für unser Herz und unsere Gesundheit allgemein, die Liste der positiven Auswirkungen ist endlos. Olivenöl hat eine entzündungshemmende Wirkung und beugt hohem Blutdruck vor, besonders wenn es zusammen mit Gemüse verzehrt wird. Es verbessert die Funktion von Endothel, also dem Belag der Blutgefäße. Das ist von Nutzen, da hier der Ausgangspunkt von Herzerkrankungen lokalisiert wird. Olivenöl hindert zudem LDL-Cholesterin-Teilchen daran zu oxidieren und damit schädlich zu werden, und es verbessert die Blutglukosereaktion nach dem Essen, das heißt, es verhindert Blutzuckerschübe. Olivenöl enthält auch sehr wenige Omega-6-Fettsäuren, die ansonsten in vielen Nahrungsmitteln enthalten sind und die Entzündungsanfälligkeit steigern können.

In Pioppi konnten wir sehen, dass die Einwohner ihr Gesundheitselixier selbst herstellten: Sie besaßen traditionell Olivenbäume und pressten ihre eigenen Oliven. Und auch sie nahmen davon mindestens 4 Esslöffel täglich zu sich. Die Olivenölproduktion in Pioppi steht in scharfem Kontrast zu den industriell verarbeiteten Samen- und Pflanzenölen für die Massenproduktion, die gebleicht, desodoriert und chemisch bearbeitet werden, um das Endprodukt herzustellen. Die Erstpressung war früher qualitativ am hochwertigsten – nativ extra –, während die zweite Pressung oft als Kochöl für den Haushalt verwendet wurde. Mit der Zeit wurde der Herstellungsprozess beschleunigt, aber lassen Sie sich nicht von Marketing-Ausdrücken wie »kalt gepresst« täuschen. Machen Sie sich stattdessen damit vertraut, welche Marken 100 Prozent natives Olivenöl extra liefern. Leider sagt das Etikett im Handel nicht immer die Wahrheit.

Es kursiert das Gerücht, dass Olivenöl beim Kochen nicht beständig ist, doch die Wissenschaft kann das nicht bestätigen. In einer Studie wurde Olivenöl 36 Stunden lang auf 180 °C erhitzt, und es erwies sich als sehr hitzebeständig. Der Grund: Es enthält vor allem einfach ungesättigte Fettsäuren (eine Doppelbindung). Es ist also kein Wunder, dass Küchenchef Antonio es im »Suscettibile« reichlich in die Pfanne gießt. Heißer Tipp: Wenn Sie es noch beständiger machen wollen, fügen Sie einfach ein wenig Butter hinzu.

Wenn Sie natives Olivenöl extra zur Grundlage Ihres natürlichen Fettkonsums machen, legen Sie ein gutes Fundament für eine bessere Gesundheit – investieren Sie jedoch in eine Qualitätsmarke. Olivenöl schmeckt nicht nur großartig, sondern es ist unglaublich kalorienreich und, unter dem Strich, bemerkenswert preiswert, wenn Sie daran denken, was Sie für Ihr Geld bekommen – und was es Ihrer Gesundheit bringt.

2. Nüsse

Empfehlung: eine Handvoll pro Tag

Nüsse sind gesunde und nährstoffreiche Vollwertkost, beinhalten einfach ungesättigte Fettsäuren und sind hervorragend für die Gesundheit. Viele Studien bestätigen, dass Nüsse das Lipidprofil signifikant verbessern und das Gesamtcholesterin in Relation zum HDL reduzieren. Doch abgesehen davon besteht der größte Nutzen für die Gesundheit wohl in der entzündungshemmenden Wirkung von Nüssen, was in der Literatur ebenfalls gut dokumentiert ist. Bei den Teilnehmern der PREDIMED-Studie wurde eine 35-prozentige Abnahme des C-reaktiven Proteins (CRP) festgestellt, einem Marker für Entzündungen im Körper. Noch eindrucksvoller ist, dass in

Studien festgestellt wurde, dass der regelmäßige Verzehr von Nüssen den Wert von Interleukin 6 (IL-6), der ebenfalls für Entzündungen im Körper verantwortlich gemacht wird, um 90 Prozent senken konnte. Das ist aber noch nicht alles. Menschen mit metabolischem Snydrom oder Typ-2-Diabetes stellten fest, dass sie den Blutzucker besser kontrollieren konnten, wenn sie Nüsse zu sich nahmen. Aber auch die Arterien scheinen von der täglichen Handvoll Nüsse zu profitieren, und zwar offenbar noch mehr als von nativem Olivenöl extra. Es ist daher kein großes Wunder, dass in den USA einfach durch die Verschreibung einer Handvoll Nüsse pro Tag 90 000 Todesfälle pro Jahr vermieden werden könnten.

Wir dürfen auch nicht den Anteil an hochwertigen Ballaststoffen in Nüssen vergessen – und die finden Sie auf keinen Fall in »Vollkorn«-Frühstücksflocken! Zusätzlich zu dem erwähnten Nutzen für den Stoffwechsel werden diese Ballaststoffe in kurzkettige Fettsäuren im Darm umgewandelt, was die so wichtigen Bakterien im Darm nährt. Die Einwohner Pioppis verzehren vor allem Mandeln. Seien Sie versichert, dass jede unverarbeitete, rohe Nuss eine großartige Wahl ist. Übertreiben Sie es allerdings nicht mit der Menge, die Sie essen, und halten Sie sich an die kleine Handvoll als Grenze und Richtschnur. Bei PREDIMED wurden die Teilnehmer angehalten, insgesamt 30 Gramm pro Tag von folgenden Nüssen zu essen: Walnüsse (15 Gramm), Mandeln (7,5 Gramm) und Haselnüsse (7,5 Gramm).

3. Ballaststoffreiche Gemüse

Brokkoli

Dieses Kreuzblütengewächs gehört zu den Gemüsen mit dem höchsten Nährstoffgehalt und weist die höchste Konzentration an Vitamin C auf, das bekanntlich das Immunsystem stärkt. Es ist auch eine großartige Quelle für Folsäure, Vitamin K und Kalzium und enthält viele lösliche Ballaststoffe. Wie andere stärkearme Gemüse wird sein Konsum mit der Reduzierung des Risikos von Mundhöhlen-, Kehlkopf- und Magenkrebs in Verbindung gebracht.

In einer randomisierten kontrollierten Doppelblindstudie mit einer kleinen Gruppe Typ-2-Diabetes-Patienten führte der Konsum von 10 Gramm

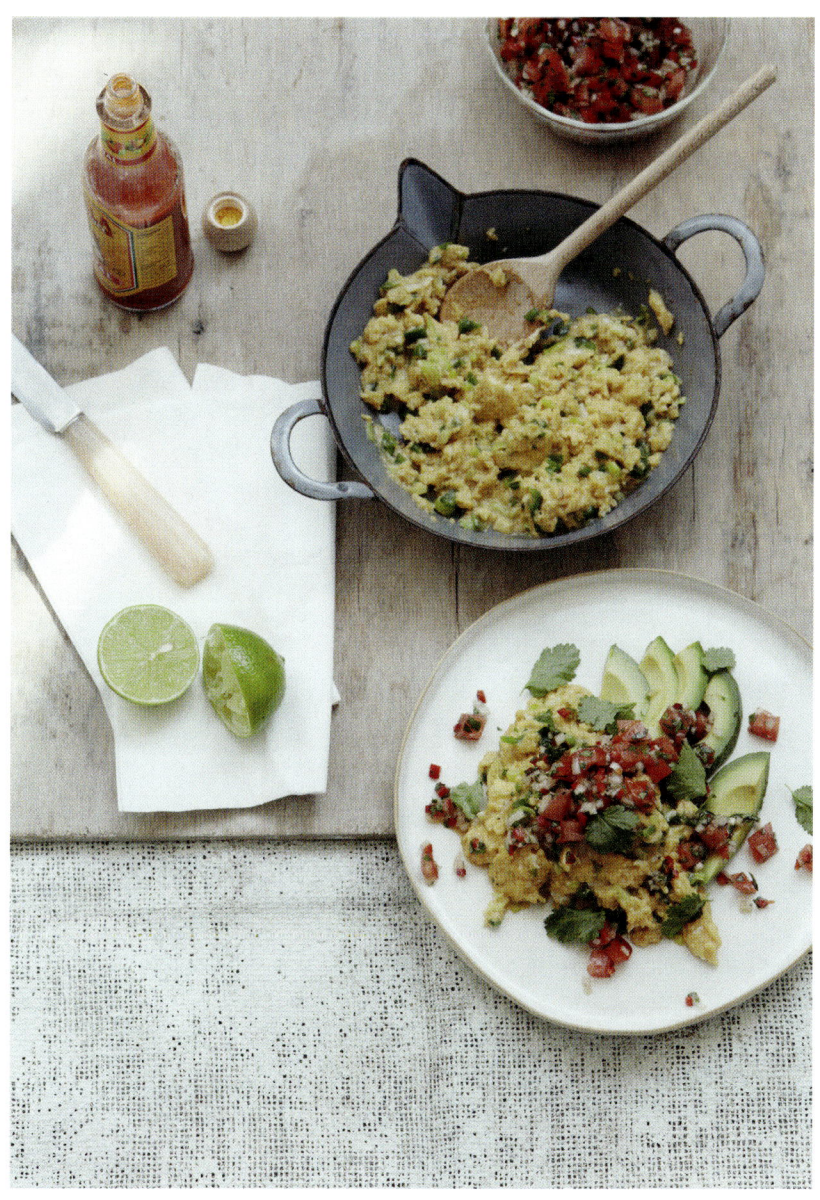

Mexikanisches Rührei mit Tomaten-Chili-Salsa

FRÜHSTÜCK

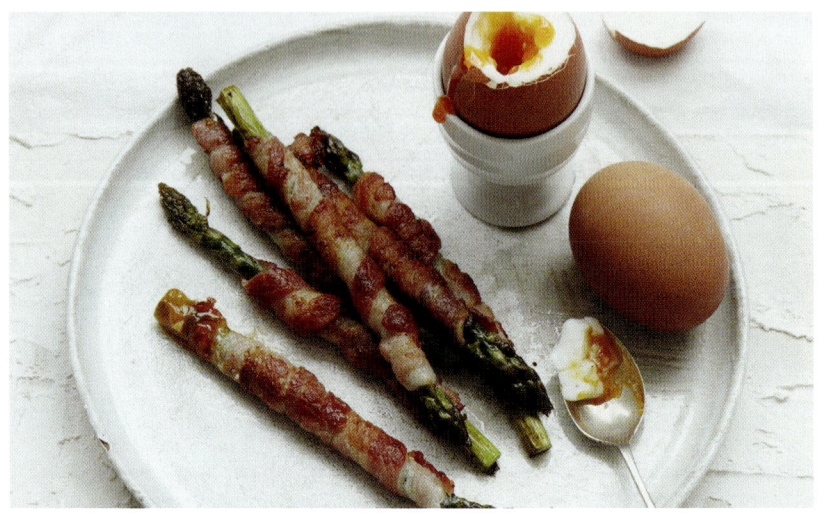

Gekochtes Ei mit Spargel im Speckmantel

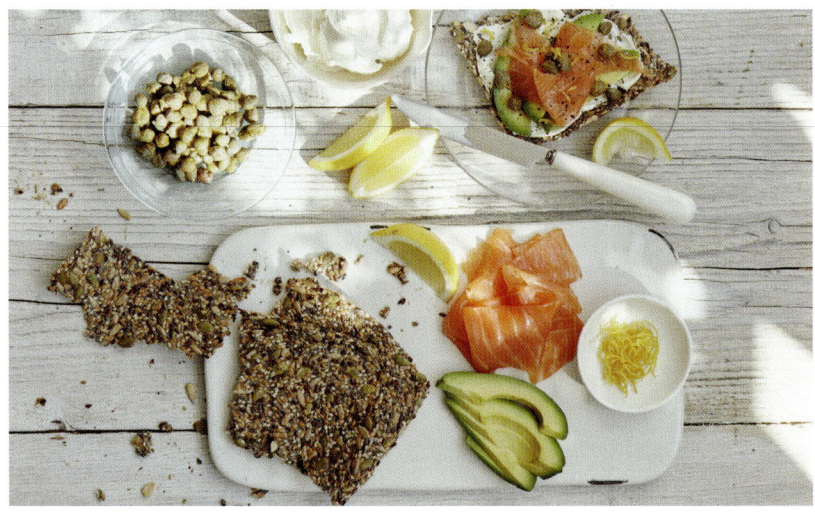

Cracker mit Samen, Räucherlachs und Avocado

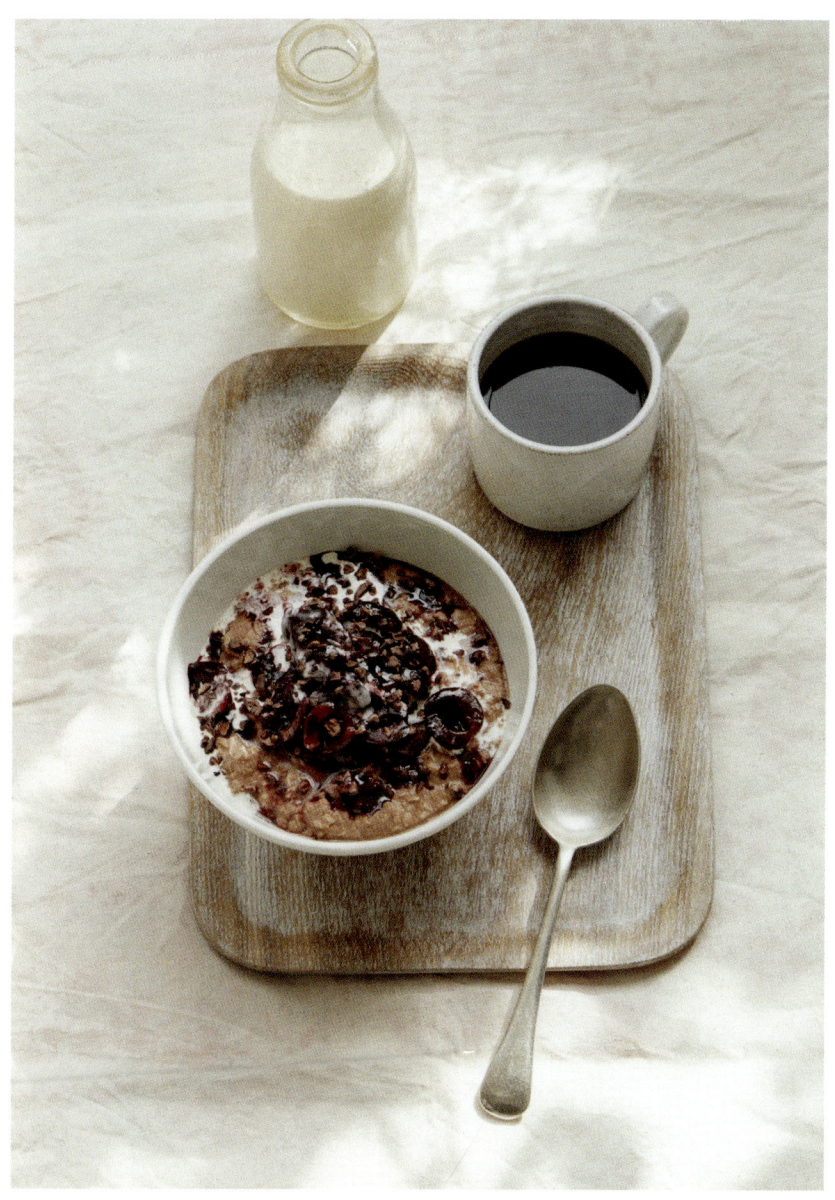

Schoko-Kokos-Brei mit pochierten Kirschen

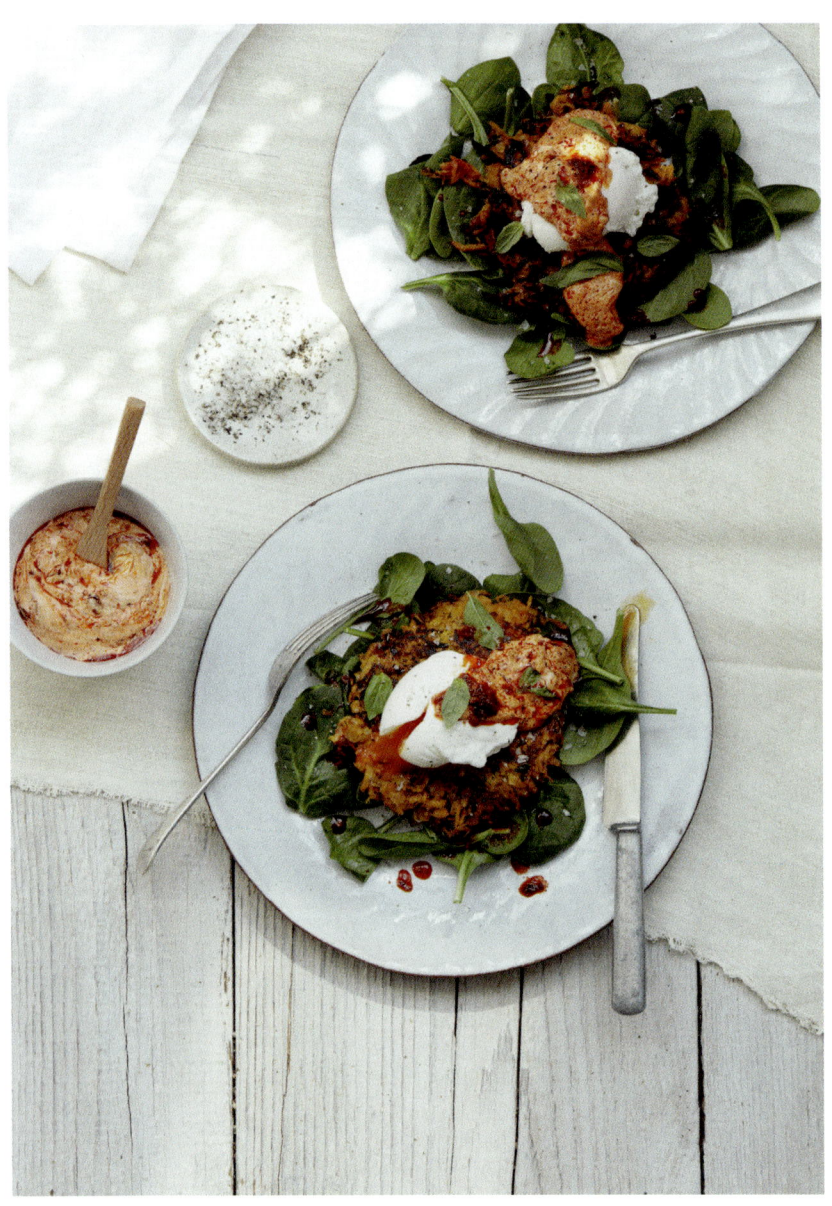

Süßkartoffelrösti mit pochiertem Ei und Harissa-Crème-fraîche

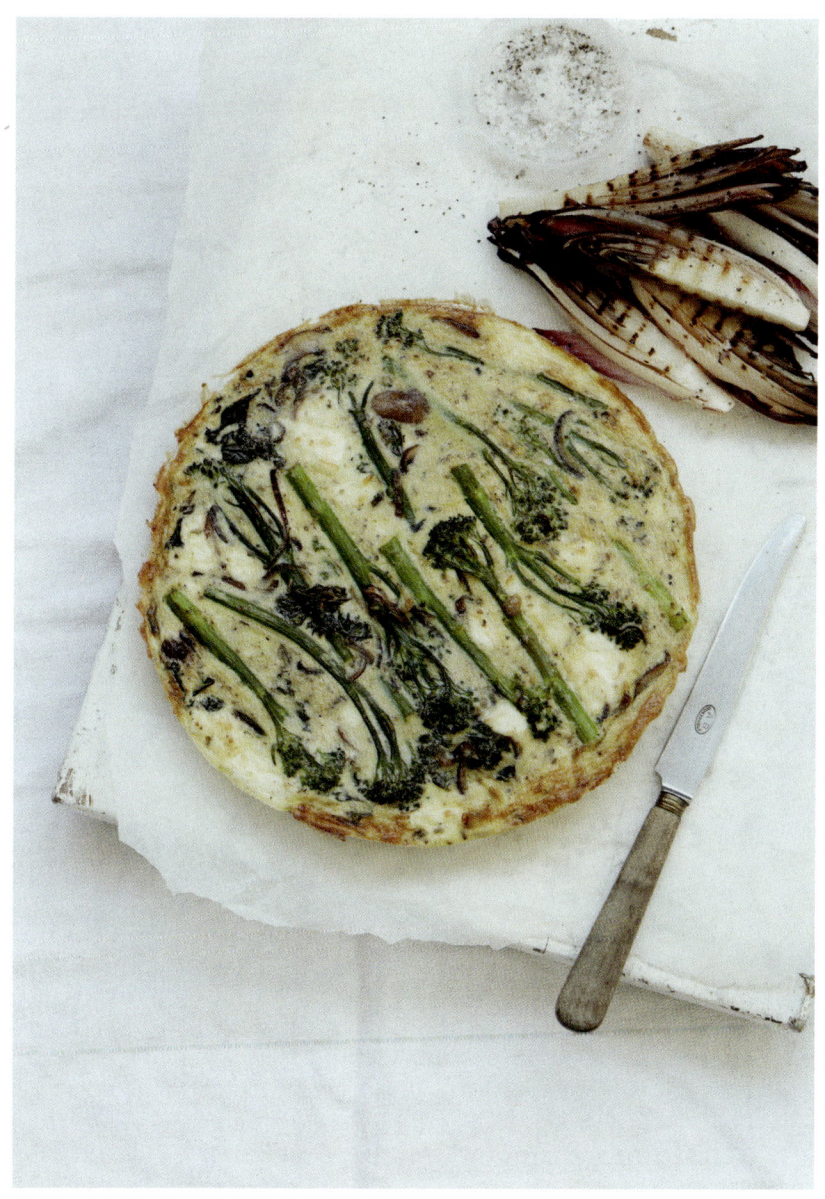

Gemüse-Frittata mit gegrilltem Chicorée

MITTAGESSEN

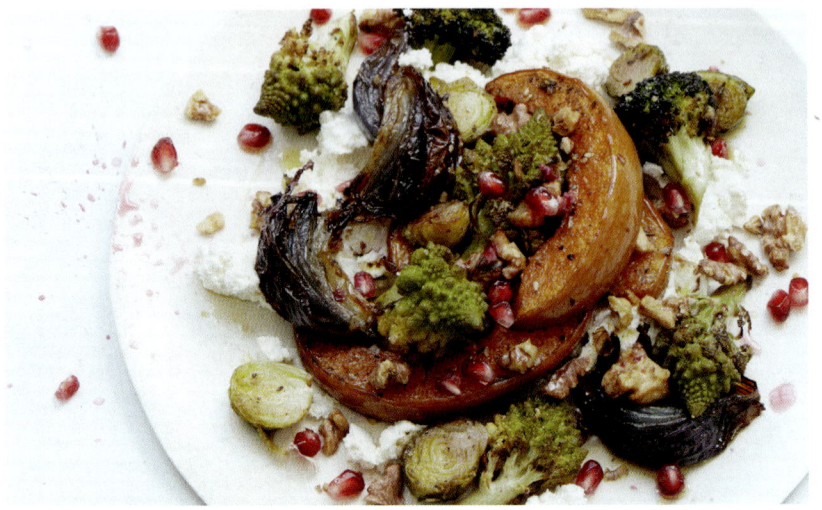

Gebratenes Gemüse, Labné, Granatapfel und Walnusssalat

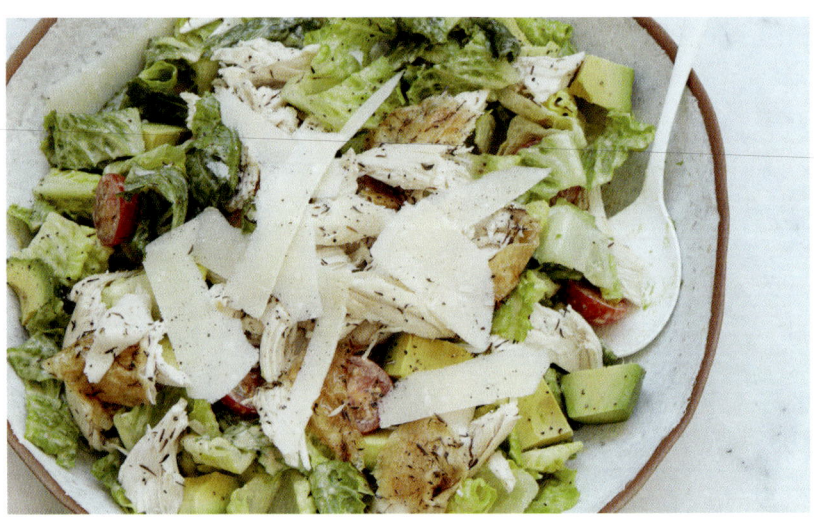

Caesar Salad mit Thymian und Brathuhn

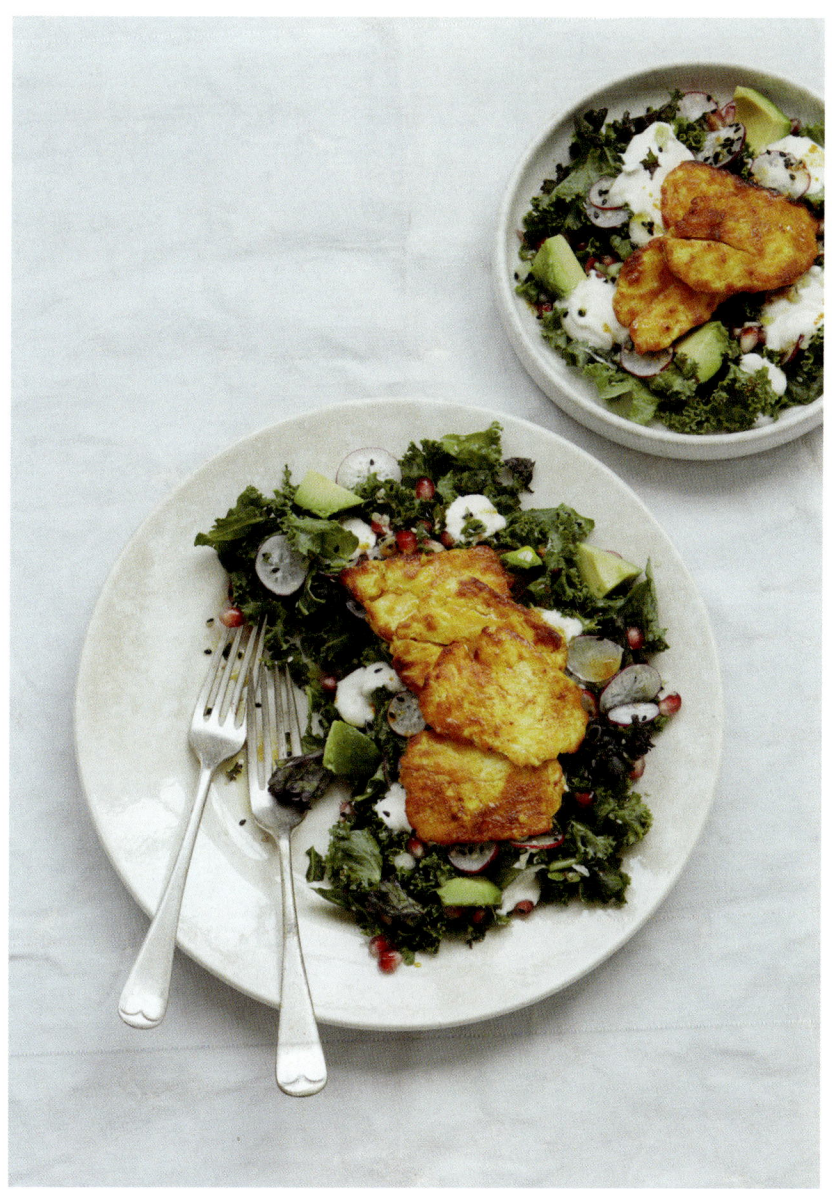

Gegrillter Halloumi und Grünkohlsalat mit Tahini-Joghurt-Dressing

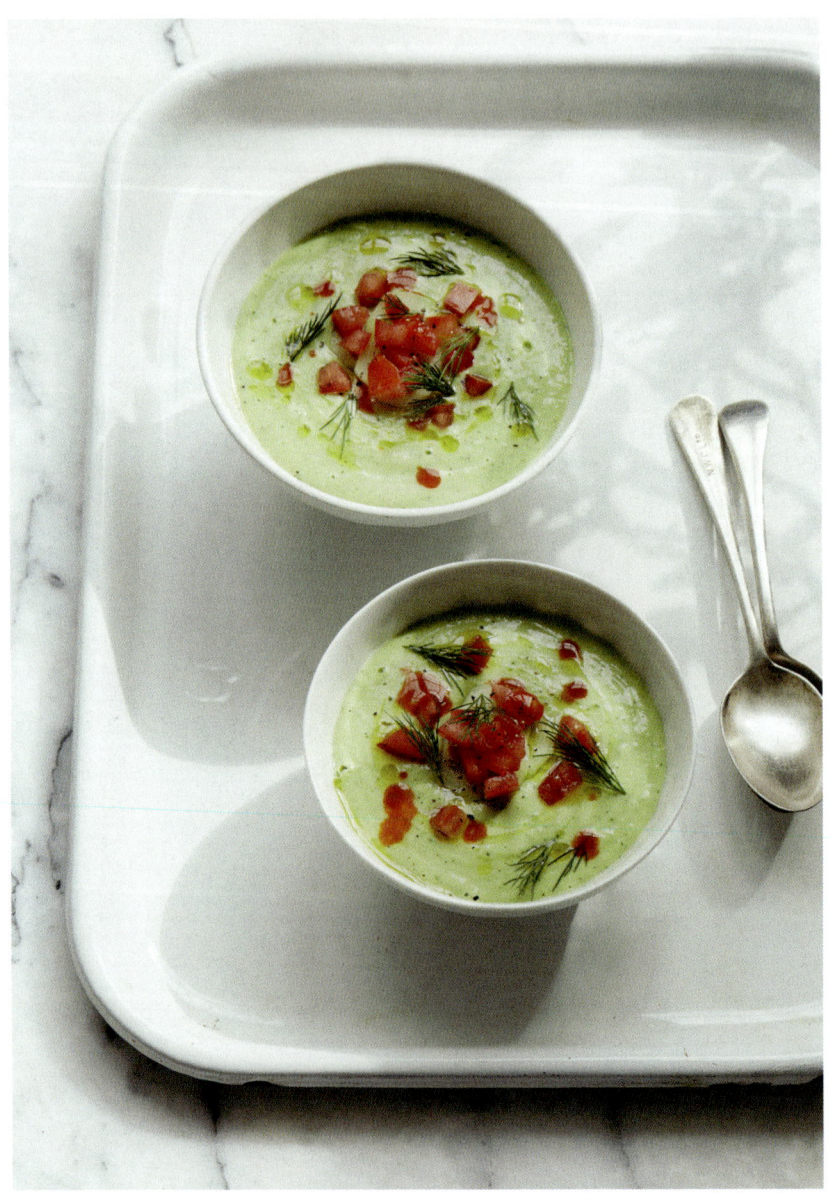

Kalte Gurken-Avocado-Suppe

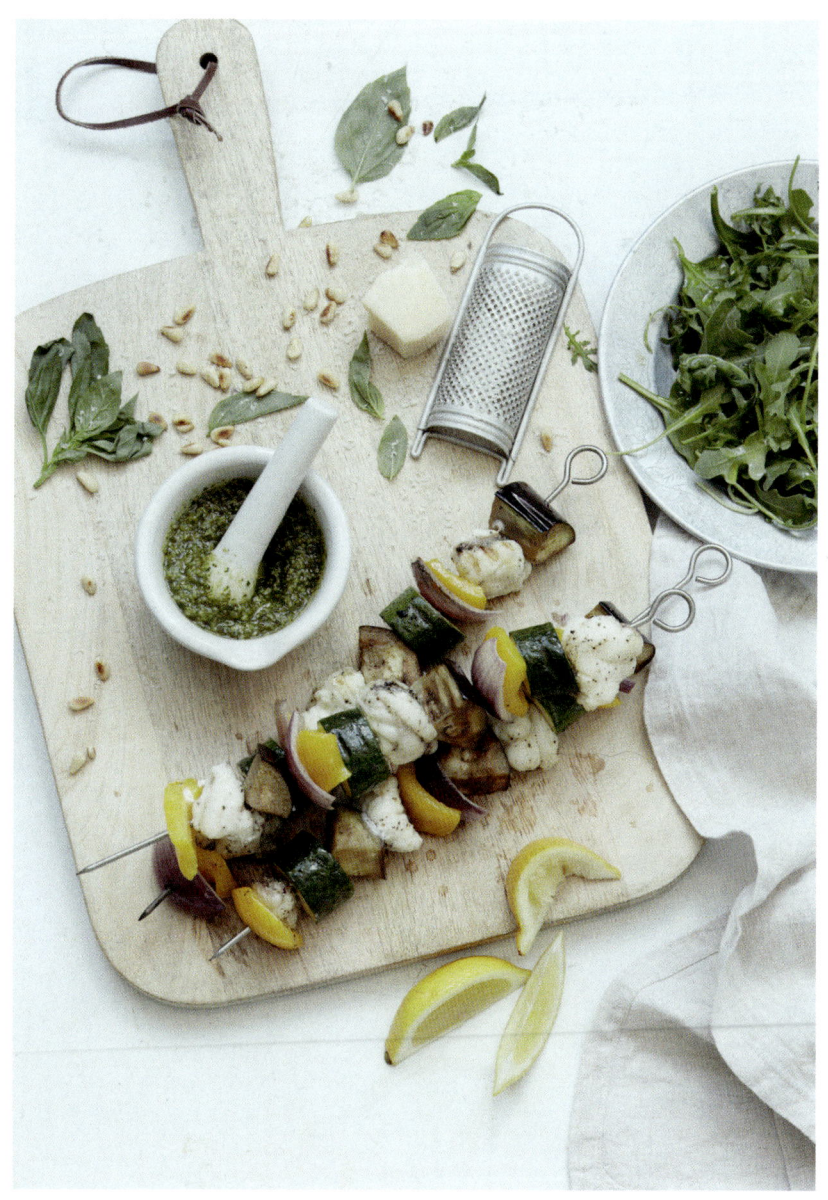

Seeteufelspießchen mit Basilikumpesto

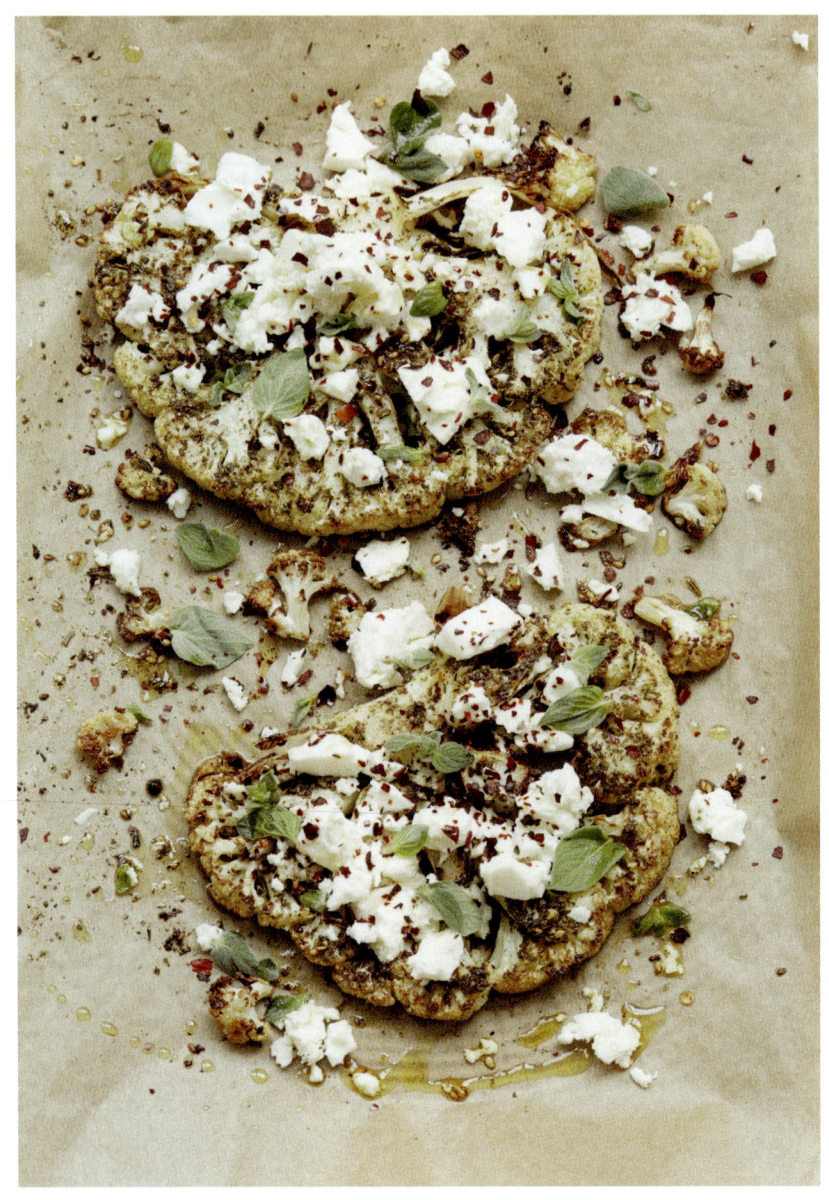

Blumenkohlsteaks mit Feta

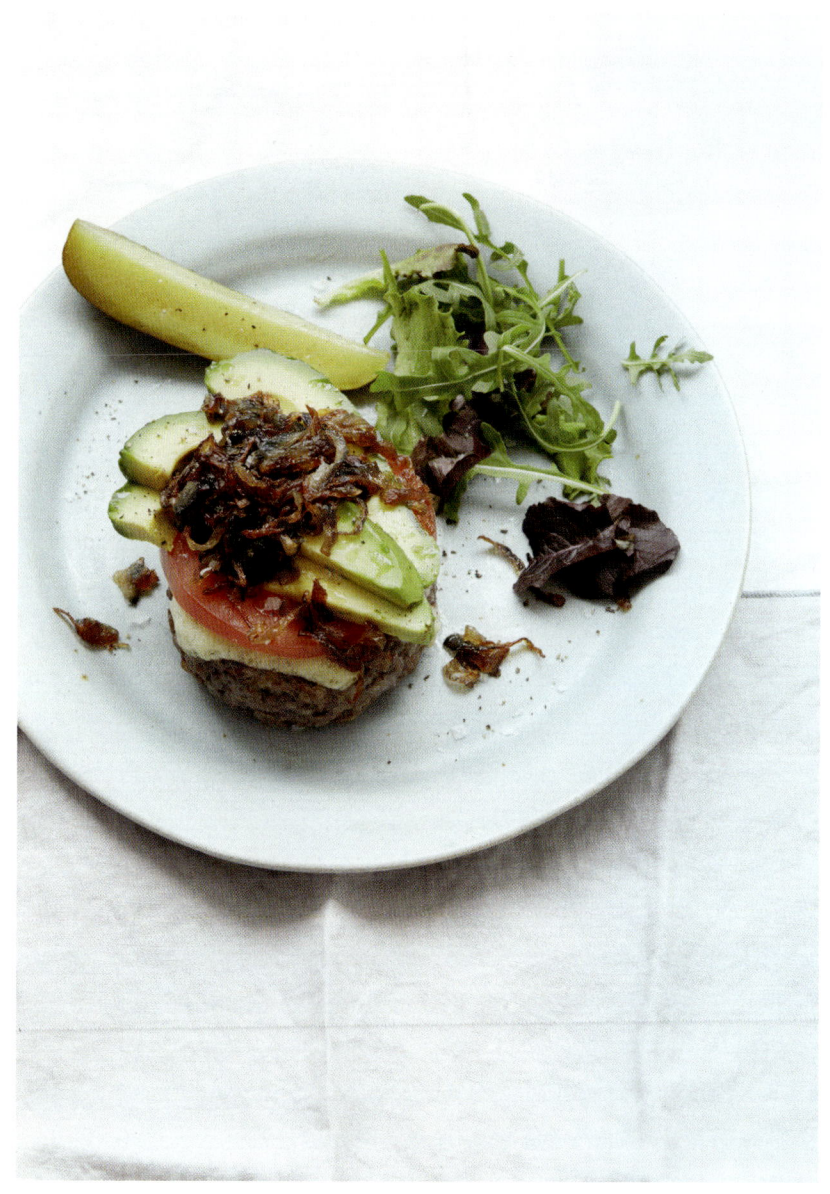

Cheeseburger

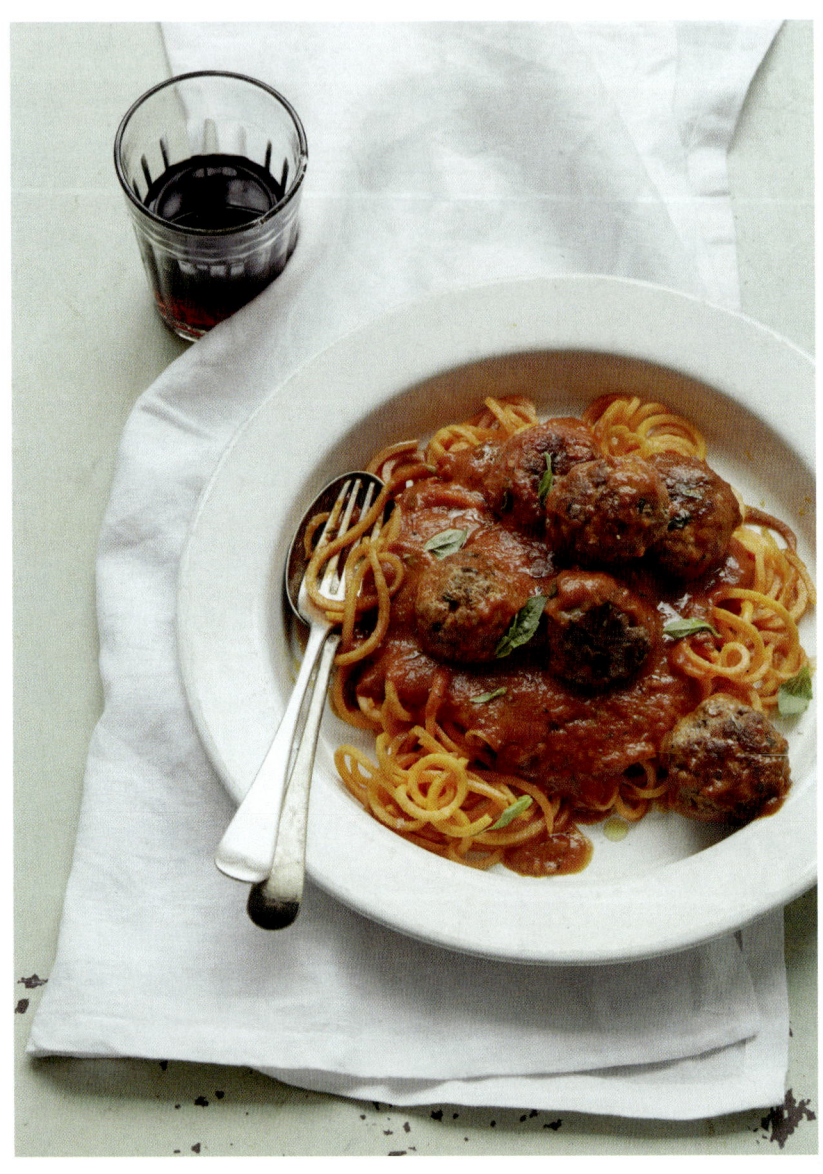

Fleischklößchen in Grilltomaten-Knoblauch-Soße
mit Süßkartoffelnudeln

ABENDESSEN

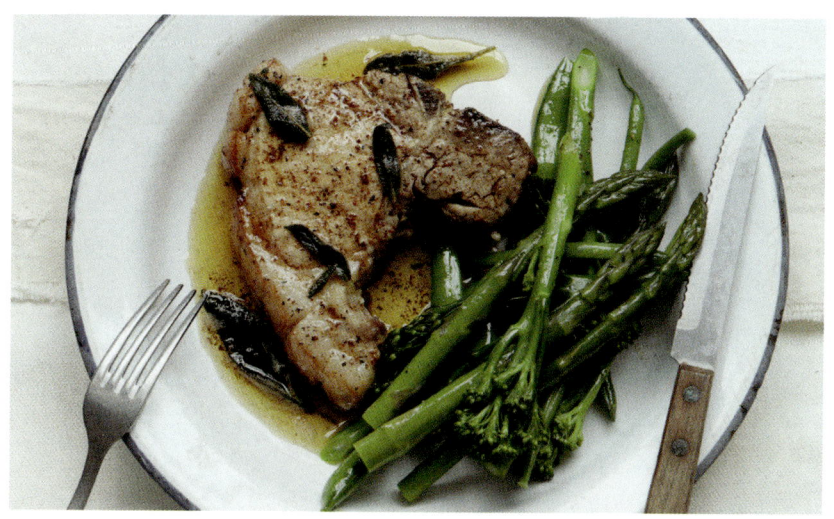

Schweinekotelett mit Salbeibutter

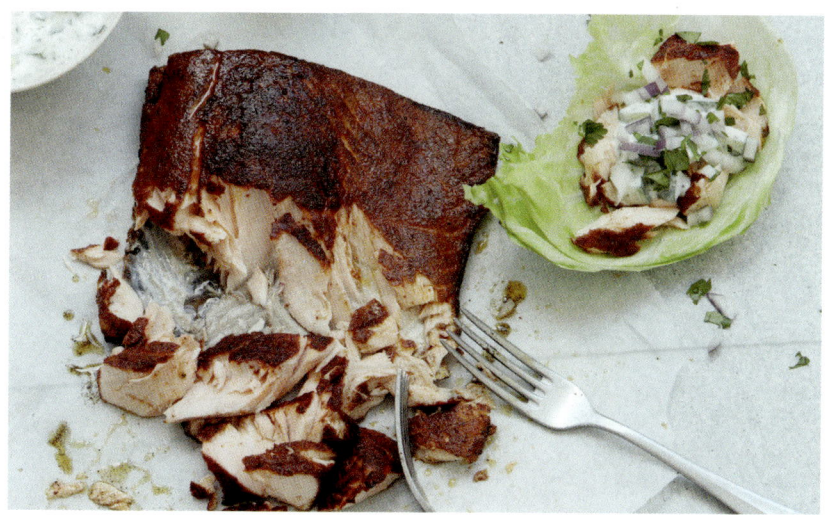

Lachs mit Tandoori Masala garniert und Raita

ABENDESSEN

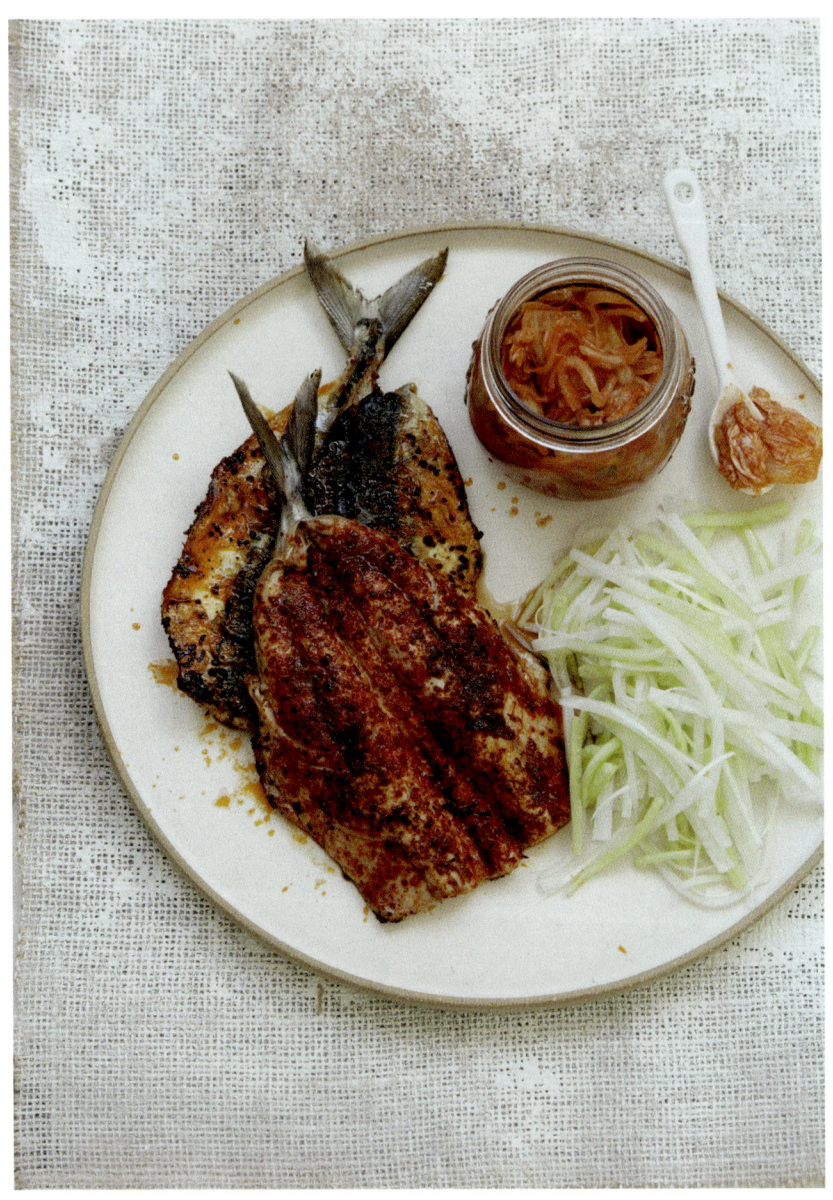

Makrele in der Pfanne mit Kimchi

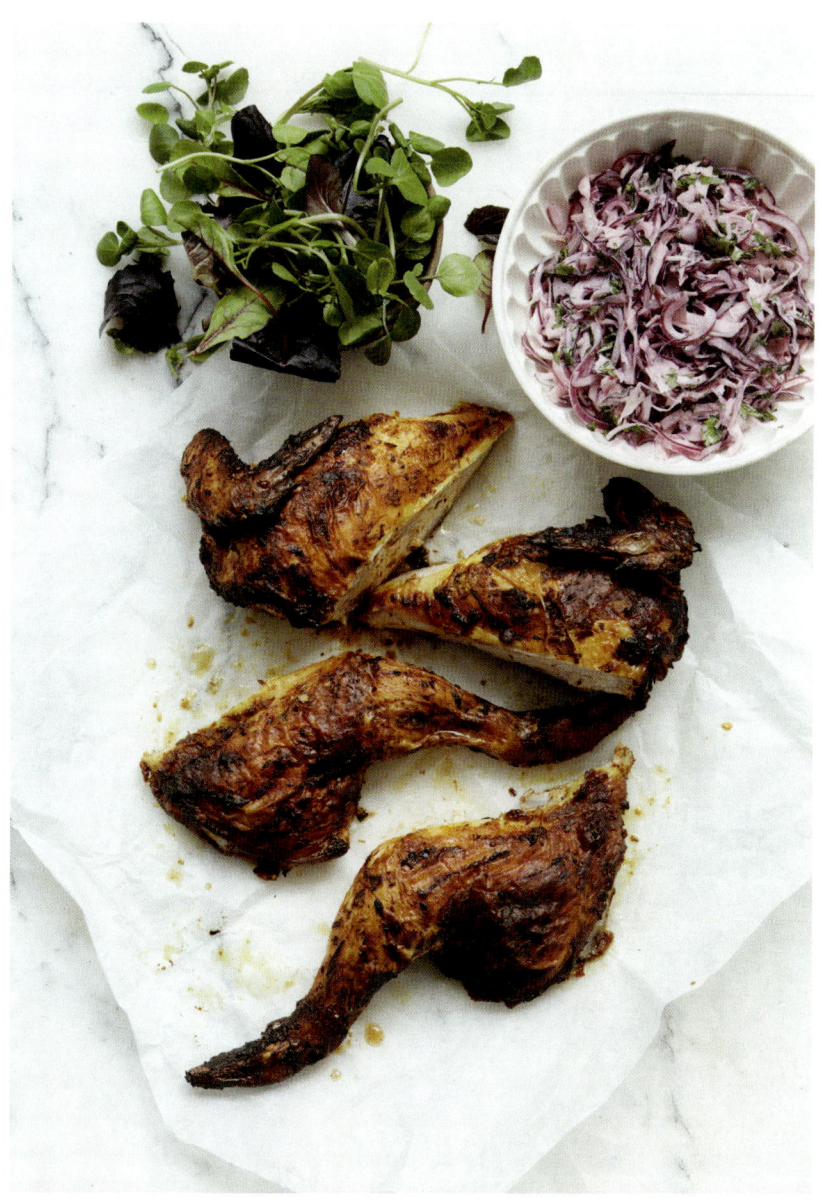

Hühnergrillfleisch mit würziger Joghurtmarinade

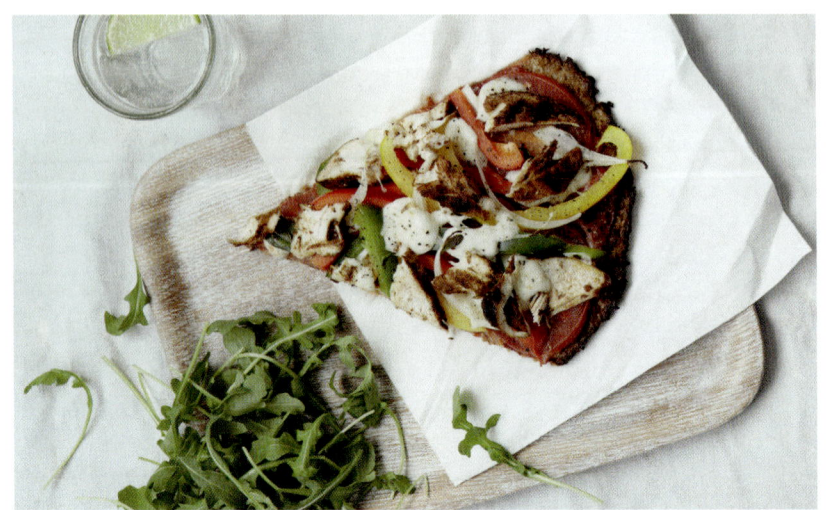

Mariniertes Huhn auf Blumenkohlpizza

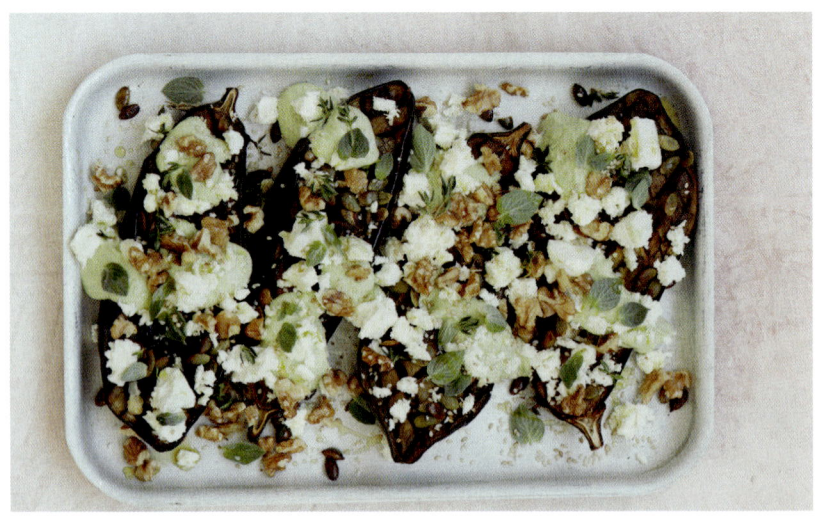

Gebratene Auberginen mit Feta, Kräutern und Joghurtdressing

ABENDESSEN

Pulver aus Brokkolisprossen täglich dazu, dass sich innerhalb von 4 Wochen der Wert für Triglyceride und das oxidierte LDL-Cholesterin signifikant reduzierte und der Wert für das HDL-Cholesterin erhöhte.

Blumenkohl

Dieser Kreuzblütenzwilling des Brokkoli ist zerkleinert nicht nur ein hervorragender Ersatz für den weißen Reis mit seinem hohen glykämischen Index, er ist auch reich an Vitamin C und Folsäure und eine großartige Quelle von Magnesium, Phosphor, Thiamin, Vitamin 6 und löslichen Ballaststoffen.

Zucchini

Unser Spaghetti-Ersatz und populäres Grundnahrungsmittel in Pioppi ist reich an löslichen Ballaststoffen (in der Schale), aber auch eine exzellente Quelle von Kalium, das die negative Wirkung von hohem Natriumkonsum ausgleicht und dadurch zur Senkung des Blutdrucks beiträgt.

Aubergine

Die Aubergine ist ein weiteres ballaststoffreiches Gemüse, das reich ist an Antioxidantien, speziell Nasunin, das ihrer Schale die violette Farbe gibt. Nasunin schützt nachweislich die Membrane unserer Hirnzellen.

Zwiebel

Als Grundlage vieler Speisen im Mittelmeerraum und in Asien hat die Zwiebel einen besonders hohen Anteil an Flavonoiden. Flavonoide sind Phytonährstoffe (pflanzliche chemische Verbindungen) mit starker antioxidanter und entzündungshemmender Wirkung. Flavonoide schützen auch das Herz, da sie mit Endothel zusammenspielen. Sie werden von Endothelzellen aufgenommen und verursachen einen Anstieg der Stickoxidexpression. Dadurch wird das Endothel widerstandsfähiger und die glatte Muskulatur der Gefäßwände entspannt sich, was den Blutdruck reduziert.

Süßkartoffel

Die Süßkartoffel, ein Grundnahrungsmittel der Hundertjährigen auf der japanischen Insel Okinawa, hat mehr Ballaststoffe und einen geringeren glykämischen Index als die übliche weiße Kartoffel. Darüber hinaus ist das Fleisch reich an Carotinoiden, den Substanzen, die für ihre hellorange Farbe verantwortlich ist. Carotinoide sind eine Gruppe von fettlöslichen Antioxidantien, das bedeutet, dass sie auf natürliche Weise Fettgewebe aus dem Körper entfernen. Das macht Carotinoide so wertvoll für die Haut. Sie können sich in der subkutanen Hautschicht ablagern und lokal ihren antioxidativen Schutz für Strukturen wie Collagen und Elastin entfalten, die der Haut ihre strukturelle Unversehrtheit bewahren.

Wenn Sie jedoch an Typ-2-Diabetes leiden, empfehlen wir, nicht mehr als zwei Portionen pro Woche im Lauf des 21-Tage-Plans zu sich zu nehmen.

4. Obst

Tomate

Sie ist wohl das beliebteste Grundnahrungsmittel der italienischen und der indischen Küche, und ihr Nutzen für die Gesundheit geht höchstwahrscheinlich auf das in ihr enthaltene Lycopin zurück. Lycopin ist ein Antioxidans, das damit in Verbindung gebracht wird, das Risiko von Herzerkrankungen und Krebs zu senken.

Avocado

Die Avocado ist eine der zuckerarmen Obstsorten mit der höchsten Nährstoffdichte. Sie ist reich an einfach ungesättigten Fetten und enthält an die 20 Vitamine und Mineralstoffe. Mit 7 Gramm pro 100 Gramm hat sie auch einen der höchsten Ballaststoffanteile.

Apfel

Äpfel stellen eine weitere Obstsorte dar, die reich an Antioxidantien, Flavonoiden und Ballaststoffen ist, und viele Studien haben gezeigt, dass das regelmäßige Essen von Äpfeln das Demenzrisiko senkt. Eine Studie, die von Wissenschaftlern der University of Oxford durchgeführt wurde, kam zu dem Ergebnis, dass ein Apfel pro Tag genauso wirksam Herzinfarkten und Schlaganfällen bei Menschen über fünfzig vorbeugen konnte wie cholesterinsenkende Statine.

Beeren
Heidelbeeren, Brombeeren und Erdbeeren sind reich an Flavonoiden. Wie bereits oben ausgeführt, sind diese antioxidativen Verbindungen gut für die Gesundheit des Herz-Kreislauf-Systems, da sie den Innenbelag von Gefäßen vor Schädigung durch Entzündungen schützen können und die Gefäßwände entspannen, was wiederum den Blutdruck in den Gefäßen senkt.

5. Kräuter und Gewürze

Knoblauch
Er war ein Geheimfavorit von Ancel Keys: Wir erfuhren in Pioppi, dass er eine Knoblauchzehe täglich verspeiste, eingenommen wie eine Pille. Sicher ist, dass es nicht schädlich für ihn war, er wurde 100 Jahre alt. Knoblauch ist reich an Vitamin B6 (Pyridoxin) und eine großartige Quelle für Vitamin C, Selen, Mangan, Phosphor, Eisen und Kupfer. Obwohl er dafür bekannt ist, das Gesamtcholesterin und das LDL zu reduzieren, ohne Auswirkungen auf das HDL-Cholesterin zu haben, rührt sein Nutzen wahrscheinlich vor allem von den antioxidativen Verbindungen Alliin, Allyl-Cystein, Allyl-Disulfid und Allicin her.

Ingwer
Ingwer ist eine wohlschmeckende Blütenpflanze, die vor allem in der asiatischen Küche beliebt ist. Er weist eine hohe Konzentration des wesentlichen Nähr- und Mineralstoffs Mangan auf, dazu ist er eine exzellente Quelle für Eisen, Magnesium und Zink. Er ist außerdem reich an Nikotinsäure und Vitamin B6. Mangan spielt eine wichtige Rolle für die Erhaltung einer gesunden Knochenstruktur und stützt den menschlichen Stoffwechsel.

Kurkuma
Dieses Gewürz ist ein Grundbestandteil der indischen Küche und wurde weltweit ausgiebig erforscht. Die orangen bis gelben Farbpigmente in Kurkuma (Curcumin und Curcuminoide) sind entzündungshemmend. Sie wirken auf ein Enzym namens Cyclooxygenase, das die Umwandlung der Fettsäure Arachidonsäure in das entzündungsfördernde Serie-2-Prostaglandin katalysiert. Prostaglandine sind Verbindungen, die wie Hormone wirken.

Basilikum

Basilikum enthält eine weite Bandbreite an Antioxidantien. Seit Jahrhunderten wird es in der westlichen Pflanzenheilmedizin als Heilmittel gegen Entzündungen des Darmtraktes eingesetzt, sein angenehmer Duft dürfte von den ätherischen Ölen herrühren, die es enthält.

Zimt

Ein weiteres Gewürz mit einem weiten und komplexen antioxidativen Profil ist Zimt. Traditionell wird es verwendet, um den Kreislauf anzuregen und Blähungen zu lindern.

6. Fettreicher Fisch

Empfehlung: Viel! Essen Sie mindestens 3-mal pro Woche Fettfisch.

Mit Fisch ist es wie mit Schlaf. Jeder weiß, dass er gesund ist, aber niemand hält sich an die Empfehlungen. Alle Fische liefern hochwertige Proteine und zusätzlich Jod und eine Vielzahl an Vitaminen und Mineralstoffen. Fettreiche Fische sind am besten, wenn es um ein gesundes Herz geht.

Fettfische sind die hochwertigste und bevorzugte Quelle von Omega-3-Fettsäuren, und zwar weil sie in Form von Eicosapentaensäure (EPA) und Docosahexaensäure (DHA) vorkommen. Omega-3-Fettsäuren sind eine Gruppe von Fettsäuren. Diejenigen, die zum Stoffwechsel beitragen und gut für unsere Gesundheit sind, sind die langkettigen EPA und DHA. Wir hören oft, dass Flachssamen und Chiasamen »großartige Omega-3-Lieferanten« sind – nun, das ist nur die halbe Wahrheit.

Es stimmt, diese Lebensmittel haben einen hohen Omega-3-Fettsäuregehalt, und zwar in Form der α-Linolensäure (ALA), doch bevor diese pflanzliche Omega-3-Fettsäure Wirkung auf unsere Gesundheit haben kann, muss sie durch die Enzyme Desaturasen und Elongasen in die langkettigen EPA und DHA umgewandelt werden. Das hört sich gut an – doch der menschliche Körper kann diese Umwandlung nur ungenügend durchführen: Die Umwandlungsrate von über das Essen aufgenommener ALA beträgt bei EPA 6 Prozent, bei DHA 0,5 Prozent. Nicht gerade überzeugend. So kommt unser

Körper natürlich nicht zur Aufnahme der gewünschten Menge an Omega-3-Fettsäuren. Einzig bei schwangeren Frauen erhöht sich die Umwandlungsrate auf 25 Prozent. Tiere wie etwa Fische, die in oberflächennahen Wassertiefen leben, oder Weidetiere können ALA weit effizienter in EPA und DHA umwandeln und diese Fettsäuren anschließend in ihrem Gewebe speichern. Wenn wir dieses Fleisch essen, können wir unsere ineffizienten Enzyme umgehen und diese stoffwechselaktiven Omega-3-Fettsäuren geradewegs dorthin bringen, wo sie hin sollen.

Die Forschung hat sich intensiv mit den wirkungsvollen Omega-3-Fettsäuren in Fischen wie Lachs, Makrele, Sardinen und Sardellen beschäftigt. Interessanterweise ist in letzter Zeit festzustellen, dass die Einnahme von Fischöl in Form von Ergänzungsmitteln nicht mehr sehr hoch im Kurs steht. Das zeigt uns, dass es etwas anderes in den Fischen selbst geben muss (das bisher noch nicht identifiziert werden konnte), das eine konkrete positive Wirkung hat.

Das passt sehr gut zu unserer Philosphie vom »Lebensmittel als Medizin«, die der Pioppi-Diät zugrunde liegt, und viele der Rezepte, die wir vorstellen, beinhalten Fisch als Proteinquelle.

Die Wissenschaft stützt also stark den gesundheitlichen Nutzen von hochwertigem fettreichem Fisch, und genau das tun auch die Einwohner von Pioppi. Die Fischerboote, die täglich vom Dorf ausliefen, als wir uns dort aufhielten, kehrten voll beladen mit einer reichen Auswahl von exzellenten Meerestieren zurück, unter anderen Sardinen, Thunfisch, aber auch Tintenfisch. Es ist ein wundervoller Brauch, der sich seit den Zeiten von Ancel Keys kaum geändert hat. Die Boote fischen in unberührten Gewässern einzig für den lokalen Eigenbedarf – und nicht mehr.

7. Bitterschokolade (mindestens 85 Prozent Kakaotrockenmasse) und/oder Roh-Kakaopulver

Empfehlung: 30 Gramm pro Tag oder 1 Esslöffel Kakaopulver

Beachten Sie: Kakaopulver von Premium-Qualität beinhaltet 22 bis 24 Prozent Fett, doppelt so viel wie normales Kakaopulver – überprüfen Sie also das Etikett.

Eine bessere Funktion des Endothels, niedrigerer Blutdruck und höhere Insulinempfindlichkeit sowie reichlich Polyphenole – all das ist zu berücksichtigen, wenn man über den erwiesenen Nutzen von dunkler Schokolade und/oder Kakao für die Gesundheit diskutiert.

Tatsächlich haben Studien signifikante positive Ergebnisse auf mehreren Ebenen festgestellt, angefangen vom niedrigen Blutdruck und der höheren Insulinempfindlichkeit (bei Versuchspersonen, die 15 Tage lang Bitterschokolade aßen) bis zum Schutz gegen Oxidation der LDL-Cholesterin-Teilchen und erhöhtem HDL (bei Versuchspersonen, die Kakaopulver aßen). Der Nutzen für die Gesundheit ist also groß und kann ganz einfach erreicht werden – wir müssen nur Schokolade essen. Es ist daher auch nicht verwunderlich, dass Schokoladenkonsum die Ausbildung von arteriosklerotischen Plaques behindert, wie eine Studie mit 2200 Teilnehmern zeigte.

Es mag sein, dass in Pioppi keine Schokolade und kein Kakao konsumiert wurden, aber denken Sie daran, dass unsere Pioppi-Diät den letzten Stand der Wissenschaft mit der althergebrachten Weisheit des lokalen Lebensstils vereinen soll, um auf angenehme, nachhaltige und effektive Weise den Weg zu besserer Gesundheit zu weisen. In dieser Hinsicht kann Schokolade viel beitragen. Stellen Sie allerdings sicher, dass der Anteil der Kakaotrockenmasse 85 oder mehr Prozent beträgt – und fürchten Sie sich nicht vor der dunklen Verführerin![73]

8. Kokosnuss

Empfehlung: Kochen Sie uneingeschränkt mit Kokosnussöl; probieren Sie einen Teelöffel im Kaffee (nach Wunsch!)

Tipp: Wie beim Olivenöl ist das native Kokosnussöl extra eine qualitativ bessere Wahl.

Wenn wir unsere falsche Angst vor gesättigten Fetten beiseitelassen, dann können wir der Kokosnuss ihren angestammten Platz als gesundes, fettreiches, vollwertiges Lebensmittel zuweisen. Tatsächlich haben Bevölkerungen, die traditionell Kokosnuss aßen – wie die Bewohner des südpazifischen Tokelau, die mehr als 50 Prozent ihres Protein-Inputs aus der Kokosnuss bezogen –, eine robuste Gesundheit mit weit weniger Herzinfarkten als in modernen westlichen Gesellschaften.

Kokosnussöl besteht zu 90 Prozent aus gesättigten Fetten, aber es ist vor allem seine Fettsäurestruktur, die uns aus Gesundheitsgründen interessiert. Diese Fettsäuren werden mittelkettige Triglyceride (oder MCT-Fette) genannt und können direkt aus dem Verdauungstrakt in die Leber transportiert werden, wo sie eine unmittelbare Energiequelle für den Körper darstellen. Natives Olivenöl extra beispielsweise kann diese »schnelle Energie« dagegen nicht liefern, da es vor allem aus langkettigen Fettsäuren besteht, bei denen der Körper länger arbeiten muss, um sie aufzuspalten.

Aseem schätzt auch die Tatsache, dass Kokosnussöl die Lipidwerte im Blut verbessert, da es vorzugsweise HDL-Cholesterinwerte hebt. Da es auch bei hohen Kochtemperaturen beständig ist, brät er seine Spiegeleier häufig in Kokosnussöl oder mischt einen Esslöffel in seinen Morgenkaffee. Ich dagegen ziehe Koksonusscreme vor.

9. Ei

Empfehlung: mindestens 10 pro Woche

Wenn auf Eiern Nährstoffetiketten angebracht wären, müssten sie ziemlich groß sein. Zusätzlich zu den neun essenziellen Aminosäuren – Leucin, Histidin, Isoleucin, Lysin, Methionin, Phenylalanin, Threonin, Tryptophan und Valin – enthalten Eier die Vitamine A, D, E, K, B2, B5, B6, B12 und zudem Folsäure, Kalzium, Zink, Cholin und noch viel mehr. Sie sind also tatsächlich eine vollständige Proteinquelle mit unvergleichlichem Reichtum an Vitaminen und Nährstoffen, was sie zu einem wichtigen Lebensmittel für unsere Gesundheit macht.

Unglücklicherweise wurden Eier jahrzehntelang zu Unrecht dämonisiert. Sie waren der perfekte Sündenbock der konventionellen Cholesterinverteufelung, die Aseem weiter oben beschrieb und die meinte, dass das Cholesterin in den Eiern gefährlich für das Herz sei. Glücklicherweise wissen wir heute, dass es keine Beziehung zwischen Eierkonsum und Herzerkrankungen gibt und jeder Einfluss auf das Lipidprofil nur positiv sein kann. Wie wir in diesem Zusammenhang zeigten, verbessern Eier die LDL-Partikel, die das Risiko einer Herz-Kreislauf-Erkrankung verringern.

Die heutige Forschung legt nahe, dass der Konsum von bis zu 3 Eiern am Tag nicht nur völlig ungefährlich, sondern auch eine großartige Quelle von hochqualitativem Protein in schmackhafter, dichter Form ist. Wenn Sie keine Hühner im Garten haben, halten Sie nach hochwertigen Eiern von Freiland- oder Bio-Hühnern Ausschau, um den Nutzen zu maximieren. Das überlegene Omega-3-Fettsäureprofil dieser Eier im Gegensatz zu Eiern von Hühnern aus Käfighaltung lohnt den etwas höheren Preis.

10. Vollfette und fermentierte Milchprodukte

Empfehlung: Genießen Sie vollfetten griechischen Joghurt, Käse und Kefir; kochen Sie mit Butter von Weidetieren.

Der Nutzen von Milchprodukten wird kontrovers diskutiert, am umstrittensten in dieser Gruppe sind jedoch sicherlich die vollfetten Milchprodukte. Es ist daher wichtig, genau zu definieren, was wir empfehlen – und was nicht.

Sicherlich sind nicht alle Milchprodukte gleichwertig. Als Kleinkinder produzieren wir ein Verdauungsenzym namens Lactase, das dabei hilft, die Lactose in der Muttermilch abzubauen. Lactose ist das wichtigste Kohlenhydrat in Milchprodukten. Wenn wir älter werden, verlieren viele von uns diese Fähigkeit, was zu Lactoseintoleranz führen kann. Sie ist in Afrika, Asien und Südamerika weit verbreitet, kommt aber auch in Europa, Nordamerika und Australien vor.

Doch fermentierte Milchprodukte (wie Joghurt, Käse oder Kefir) und Butter werden im Allgemeinen toleriert und haben eine hochwertige Nährstoffzusammensetzung, die sich ziemlich stark von Milch unterscheidet. Die Nährstoffzusammensetzung – und vor allem die Festtsäurezusammensetzung – hängt auch stark davon ab, was die Tiere fressen und unter welchen Bedingungen sie gehalten werden.

Produkte von Tieren, die auf Weiden aufgezogen wurden, haben höherwertige Omega-3-Fettsäure- und Vitamin-K2-Profile als Masttiere; dasselbe gilt für den essenziellen Fettsäureanteil der konjugierten Linolsäure (CLA), die in dieser Form in fettarmen Milchprodukten nicht zu finden sind.

Studien aus Ländern, in denen die Haltung von grasgefütterten Tieren vorherrscht, zeigten wiederholt, welchen Nutzen der Konsum von vollfetten Milchprodukten hat. In diesem Kontext empfehlen wir Lebensmittel wie vollfetten griechischen Joghurt, Kefir und Butter, die mit der Milch von grasgefütterten Tieren produziert wurden. In einer kürzlich an der Harvard University durchgeführten Studie kamen die Forscher zu dem Schluss, dass die Probanden mit dem höchsten Konsum von vollfetten Milchprodukten weniger viszerales Fett hatten, bessere Lipidwerte, geringere Entzündungsneigung, bessere Insulinempfindlichkeit und eine überzeugende um 62 Prozent niedrigere Neigung zu Typ-2-Diabetes aufwiesen.

Obwohl in Pioppi nicht vorherrschend, genoss die griechische Kohorte in den ursprünglichen Studien von Ancel Keys vollfette, fermentierte Milchprodukte und hatte ebenfalls einwandfreie Gesundheitsmarker – es besteht also kein Grund, es ihnen nicht nachzumachen.

17.

Eine Woche im Leben der Pioppi-Diät

———————●———————

Viele Diäten sind einschränkend und teuer; die Pioppi-Diät passt sich Ihrem Lebensstil – und Ihrem Budget – an, wo immer Sie auch leben.

So ist beispielsweise Olivenöl eines der kostengünstigsten Lebensmittel überhaupt, wenn wir an den Preis pro Kalorie, aber auch an die Qualität des Produkts denken. Nehmen wir einen Durchschnittspreis von 9 Euro pro Liter Olivenöl guter Qualität, so belaufen sich die Kosten für die vier Esslöffel täglich, die wir empfehlen – annähernd 500 Kalorien –, lediglich auf 45 Cent.

Wenn Sie das Olivenöl wirklich als Grundnahrungsmittel betrachten, sind die Möglichkeiten unerschöpflich. Es ist nicht nur gut für die Gesundheit, es ist auch bestens zum Kochen und als Dressing für Gemüse und Salat oder zum Träufeln auf Fisch geeignet.

Natives Olivenöl extra ist eine wesentliche Grundlage für die Pioppi-Diät, ebenso wichtig sind aber Bewegung, Schlaf und Stressreduktion. Und all das kostet nichts.

Aseem und ich werden Ihnen nun zeigen, wie wir die Pioppi-Diät in unser tägliches Leben einbauen. Das Leben eines Kardiologen in London ist ganz anders als das Leben eines Filmemachers in Kapstadt, und doch finden wir beide Wege zu trainieren und die Vorteile des Pioppi-Lebensstils zu genießen. Doch bevor wir ins Detail gehen, wollen wir Ihnen an dieser Stelle noch ein paar Hintergrundinformationen geben.

Aseem in London

Meine Liebe zu hausgemachter Küche begann im frühen Teenageralter. Sowohl meine Mutter als auch mein Vater kochten beinahe täglich, höchstens einmal in der Woche leisteten wir uns den Besuch eines Restaurants oder aßen Fast Food. Aus religiösen Gründen war meine Mutter die meiste Zeit ihres Lebens über Vegetarierin, sodass tatsächlich nur dann Fleisch im Haus war, wenn wir Gäste hatten. Normalerweise kochte zu solchen Gelegenheiten mein Vater sein berühmtes Hähnchencurry, dessen Rezept er von seiner Mutter geerbt hatte.

Ich hatte also Glück, denn die vegetarische indische Küche ist weder in geschmacklicher Hinsicht noch in Bezug auf den Reichtum ihrer Speisen zu übertreffen. Ich konnte niemals genug bekommen von hausgemachtem Dal oder Gemüsecurry. Später experimentierte ich selbst in der Küche und entwickelte mein eigenes Gemüsecurry, das ursprünglich auf das berühmte Pav Bhaji aus Mumbai zurückgeht, ein Gemüsegericht auf Kartoffelbasis, das normalerweise mit getoastetem weichem Brötchen gegessen wird. Seit ich jedoch Brot völlig von meinem Speiseplan gestrichen habe, habe ich es durch eine Mischung aus Süßkartoffeln und verschiedenen Grüngemüsen ersetzt, und heute esse ich das Gericht mit Blumenkohlreis oder reinem, vollfettem Joghurt.

Es hat mir immer Spaß gemacht, neue Rezepte auszuprobieren, viele habe ich von Verwandten und Freunden abgeschaut – sogar von der Mutter meiner ersten Freundin, die die köstlichste Pizzasauce zubereitete, und die ich heute als kohlenhydratarme Variante koche.

Nachdem ich die ersten Studienjahre in Studentenwohnheimen verbracht hatte, zog ich in meine eigene Mietwohnung. Damals kochte ich nach den Medizinvorlesungen fast jeden Abend selbst. Das Kochen ist ein Vorgang, der zutiefst entspannend für mich ist, und noch mehr Freude macht es, für Freunde oder für die Familie zu kochen.

Nach dem Abschluss meines Medizinstudiums im Jahr 2001 kochte ich immer mein eigenes Essen, obwohl ich oft im Bereitschaftsdienst spät in der Nacht in Krankenhäusern arbeitete. Im Laufe der Jahre war ich in der Lage, innerhalb von dreißig Minuten verschiedenste Gerichte zuzubereiten. Selbst wenn ich in der Nacht arbeitete und 7 Tage lang hintereinander 12-Stunden-Schichten hatte, versorgte ich mich mit selbst gekochtem Essen, bevor ich ins Krankenhaus fuhr. Ich konnte tagsüber höchstens 4 Stunden schlafen und war in der Nacht mit Schwerstkranken konfrontiert und wusste daher, dass gesunde Kost nicht nur für meine eigene Gesundheit wichtig war, sondern auch für meine Leistung im Operationssaal. Ich war es meinen Patienten also schuldig, dass ich mich gut ernährte.

	Montag	Dienstag	Mittwoch
Frühstück	Einfacher Espresso vermischt mit 1 Esslöffel nativem Kokosnussöl extra, 1 Teelöffel Kurkuma, 1 Teelöffel Bio-Kakaopulver und 1 Teelöffel gemahlenem Zimt; 1 Stück Bitterschokolade (85 Prozent Kakaogehalt), eine kleine Handvoll Nüsse und ein Apfel	Einfacher Espresso vermischt mit 1 Esslöffel nativem Kokosnussöl extra, 1 Teelöffel Kurkuma, 1 Teelöffel Bio-Kakaopulver und 1 Teelöffel gemahlenem Zimt; 1 Stück Bitterschokolade (85 Prozent Kakaogehalt), eine kleine Handvoll Nüsse und eine Orange	Einfacher Espresso vermischt mit 1 Esslöffel nativem Kokosnussöl extra, 1 Teelöffel Kurkuma, 1 Teelöffel Bio-Kakaopulver und 1 Teelöffel gemahlenem Zimt; 1 Stück Bitterschokolade (85 Prozent Kakaogehalt), eine kleine Handvoll Nüsse und eine Orange
Mittagessen	1 Filetstück geräucherte Makrele mariniert mit 2 Esslöffeln natives Olivenöl extra; 2 hartgekochte Eier und als Beilage Sauerkraut	Ein Omelett aus 3 Eiern, gebacken in nativem Kokosnussöl extra, mit Zwiebeln und Tomaten	2 Spiegeleier mit Avocado, Spinat und als Beilage Sauerkraut
Abendessen	Rote-Bohnencurry mit Blumenkohlreis, vollfetter Joghurt und Punjabi-Salat	Lachscurry serviert mit indischem Mischgemüse (grüne Bohnen, Brokkoli und Blumenkohl), vollfetter Joghurt und Punjabi-Salat	Thunfisch-Courgetti (Zucchinispaghetti)

Ich glaube auch daran, dass man seinen Patienten ein Vorbild sein muss. Leider sind von der aktuellen Fettleibigkeitsepidemie, wie schon erwähnt, auch Menschen betroffen, die im Gesundheitsdienst arbeiten: 50 Prozent des Personals sind übergewichtig oder adipös. Ich lasse daher meinen Worten Taten folgen und nehme die wichtigsten Nährstoffe über ein gesundes Gemisch aus indischer und mediterraner Küche zu mir.

So sieht mein typischer Wochenspeiseplan aus:

Donnerstag	Freitag	Samstag	Sonntag
Fasten bis zum Abendessen; Morgenkaffee vor einem 30-minütigen Morgenspaziergang	Einfacher Espresso vermischt mit 1 Esslöffel nativem Kokosnussöl extra, 1 Teelöffel Kurkuma, 1 Teelöffel Bio-Kakaopulver und 1 Teelöffel gemahlenem Zimt; 1 Stück Bitterschokolade (85 Prozent Kakaogehalt), eine kleine Handvoll Nüsse und ein Apfel	Einfacher Espresso vermischt mit 1 Esslöffel nativem Kokosnussöl extra, 1 Teelöffel Kurkuma, 1 Teelöffel Bio-Kakaopulver und 1 Teelöffel gemahlenem Zimt; 1 Stück Bitterschokolade (85 Prozent Kakaogehalt), eine kleine Handvoll Nüsse und eine Birne	Einfacher Espresso vermischt mit 1 Esslöffel nativem Kokosnussöl extra, 1 Teelöffel Kurkuma, 1 Teelöffel Bio-Kakaopulver und 1 Teelöffel gemahlenem Zimt; 1 Stück Bitterschokolade (85 Prozent Kakaogehalt), eine kleine Handvoll Nüsse und ein Apfel
	Thunfisch in Nizza-Salat und Tomatensuppe	Pfannengericht: 3 Spiegeleier, 2 Speckscheiben, Avocado, Pilze, Spinat	Omelett aus 3 Eiern mit Avocado, Pilzen und ein Paar Würstchen
Gemüsecurry mit vollfettem Joghurt und Punjabi-Salat	Lamm in der Pfanne mit Blumenkohl und Brokkolireis, vollfetter Joghurt und Punjabi-Salat	Kohlenhydratarme Pizza mit Paprika, Zwiebel, Chili und Sardellen	Mediterrane gemischte Grillplatte aus Fisch und Gemüse

Donal in Kapstadt, Südafrika

Gleich nach dem Aufwachen am Morgen trinke ich ein Glas Wasser mit einem Esslöffel Apfelessig; das tue ich auch tagsüber vor den meisten Mahlzeiten. Ich trinke Wasser, weil es mir schmeckt und weil der Nutzen für die Kontrolle des Blutzuckerspiegels erwiesen ist. Mein erster Kaffee ist stark (ich benutze einen altmodischen italienischen Espressokocher), und ich trinke ihn normalerweise mit Kokosnusscreme. Ich habe am Morgen nicht viel Hunger und esse unter der Woche häufig kein Frühstück. Bis Mittag trinke ich drei Kaffee, lese Zeitung und verbringe einige Stunden in der kreativen Zone, um alles Mögliche von einem Film bis zu einem Produktdesign durchzudenken.

Jeden Morgen mache ich ein paar leichte Bewegungen – einen Spaziergang, Übungen mit dem Körpergewicht oder was auch immer sich gerade gut anfühlt. Es gibt kein festes Programm. Ich mache am Morgen niemals hochintensives Intervalltraining, Widerstandstraining oder Sprints. Selbst als ich Wettkampfathlet war, war meine Leistung am frühen Morgen immer schlecht, daher ziehe ich es vor, mich zu entspannen und schwerere Aufgaben später, im Lauf des Tages, unterzubringen. Ich kenne meinen Körper und folge seinem natürlichen Tagesrhythmus.

Mein Frühstück und mein Mittagessen haben typischerweise Eier als Grundlage. Ich finde, dass drei Bio-Eier (glücklicherweise sind sie hier leicht erhältlich) eine perfekte Basis für diese Tageszeit sind. Ich esse dazu Avocados, Sardellen, Speck, Tomaten und – immer – natives Olivenöl extra. Für alles, was in der Pfanne gebraten wird, nutze ich Kokosnussöl, Butter oder natives Olivenöl extra. Eine Tasse Earl-Grey-Tee und etwas Bitterschokolade – meine Lieblingsschokolade ist eine lokale Marke mit 95 Prozent Kakaoanteil – bilden den Abschluss.

Ein Nachmittagssnack können Austern aus der Dose, leicht in Butter angebratene Pekannüsse oder auch Kokosnussöl mit griechischem Joghurt, Kokosnusscreme, Beeren und einer Prise Zimt sein. Wenn ich vorhabe, einige Sprints oder eine hochintensive Sporteinheit zu machen, wähle ich unter Umständen einen Pfannkuchen mit einem Ei, eine Banane (vorzugsweise nicht zu reif) und ein Zimt-Kakao-Gemisch vor dem Training. Er schmeckt großartig gemeinsam mit den Beeren, dem griechischen Joghurt und/oder der Kokosnusscreme. Zudem versorgt er mich mit genügend Glykogen für ein kurzes, aber intensives Training. Ich habe auch schon Koffein zur Steigerung der Leistung verwendet, sowohl für mich selbst als auch für die Athleten, die ich in den letzten zwanzig Jahren trainierte. Wenn man Kaffee gut verträgt (beim Kaffeekonsum spielt genetische Veranlagung eine Rolle, nicht alle vertragen ihn), ist das äußerst effektiv.

Das Essen in einem 8- oder 9-Stunden-Fenster klappt bei mir sehr gut und ich bin überzeugt, dass es für mich dieselben Vorteile mit sich bringt wie das oben diskutierte intermittierende Fasten. Eine andere kleine Köstlichkeit, die ich gern genieße, ist die hausgemachte Hühnerknochenbrühe (aus den Resten unseres schnellen Abendessens mit gebratenem Huhn), die immer im Kühlschrank zu finden ist. Sie schmeckt großartig mit einem Schuss nativem Olivenöl extra, Salz und schwarzem Pfeffer. Manchmal gebe ich Makrelen oder Sardinen aus der Dose dazu, gemeinsam mit Koriander und Gewürzen, um eine supereinfache, geschmackvolle und nährreiche Fischsuppe zu machen.

Der Nachmittag ist für mich wahrscheinlich die produktivste Tageszeit. Ich sitze, stehe und bewege mich viel – eine 20-Kilogramm-Kettlebell ist immer in der Nähe für ein spontanes Set von 20 Kugelhantelschwüngen –, wobei auch die Katzen ihren Teil dazu beitragen, mich so viel wie möglich von meinem Computer abzulenken. Wer hätte gedacht, dass Haustiere so wirksam Stress abbauen können? Ich jedenfalls nicht, bevor ich bei meiner Hochzeit die Katzen gleich mitheiratete!

Wenn ich zu dieser Tageszeit das Haus noch nicht verlassen habe, versuche ich, vor 16.00 Uhr unter freien Himmel zu kommen, um Vitamin D zu tanken. Wie viele Menschen in Großbritannien hatte ich niedrige Vitamin-D-Werte, aber angesichts des reichlichen Sonnenscheins in Südafrika ziehe ich es vor, meine tägliche Dosis im Freien zu bekommen, als ein Ergänzungsmittel zu nehmen.

Mein Standard-Abendessen ist ein großer, roher Salatteller: Brokkoli, Kerne, Spinatblätter, Tomaten, Zwiebeln sowie Feta oder Parmesan vermischt mit einigen hochwertigen Proteinen – in Olivenöl gebratenes Seehechtfilet oder Lendenkotelett vom Lamm sind meine Lieblingsspeisen –, dazu einige Süßkartoffel-Chips aus dem Ofen mit Kokosnussöl. Die Spezialität unserer Küche ist jedoch die wundervolle, hausgemachte »Yayo-naise« meiner Frau: ein Gemisch aus nativem Olivenöl extra, rohem Ei, Feta, Knoblauch, Chili und Gewürzen. Danach trinke ich eine Tasse Tee und esse einige weitere Stücke Schokolade mit 95 Prozent Kakaogehalt oder meine hausgemachten »Kakaonuss-Bomben«. Hierfür erhitze ich unverarbeiteten Kakao, Kokosnussöl, Zimt, Sahne und Nüsse, mische al-les zusamen und friere es dann in mundgerechten Stücken ein.

Im Lauf der Dreharbeiten für den Film *Cereal Killers* im Jahr 2012 aß ich 50 Gramm Bitterschokolade pro Tag als Bestandteil eines spezifischen Speiseplans, und so habe ich es auch weiter gehalten. Man muss sich vor Augen halten, dass »Schokolade« ein sehr weit gefasster Begriff und die Bandbreite an Zucker und Kakao in ihr wirklich enorm ist. Schokolade mit 95 Prozent Kakaogehalt mit normaler Milchschokolade zu verglei-chen ist etwa so, als würde man Wildlachs mit Fischstäbchen vergleichen. Das eine ist Qualitätsnahrung, das andere minderwertiges Junk-Food.

Der späte Abend ist die einzige – kurze – Zeit des Tages, in der ich nur sitze. Wir haben kein normales Sofa (die sind nicht geeignet für Körper mit großem Bewegungsdrang), aber wir legen uns auf unsere riesige Chai-selongue und sehen uns alberne Serien an, um abzuschalten. Meine Frau sagt mir oft, dass ich zu intensiv und zu laut nachdenke, angesichts des-sen ist es immer gut, wenn man sich ein wenig entspannt vor dem Schla-fengehen.

Wenn es dunkel wird, sorgt eine App auf meinem Laptop dafür, dass sich der Bildschirm an die Tageszeit anpasst und trüber wird, damit ich nicht dem blauen Licht ausgesetzt bin. Wenn ich aus irgendeinem Grund um diese Tageszeit am Computer bin, ist das wirklich eine gute Lösung.

Vor dem Schlafengehen lese ich auf meinem E-Book-Reader, um noch weiter abzuschalten. Ich beschäftige mich aber nicht mit der Arbeit, auch nicht mit kreativer Arbeit. Ich liebe Biografien und Geschichten über re-ale Menschen – alles, was gelingen oder schiefgehen kann, ist anderen schon irgendwo und irgendwann einmal zugestoßen. Wir müssen das Rad nicht neu erfinden, wir müssen uns nur umsehen, zuhören und ler-nen. So wie wir es in Pioppi taten.

Ich schlafe immer noch wie ein Teenager meine 8 Stunden täglich und erlebe meine verrückten Träume in vollem Technicolor-Format. Wenn ich aufwache, stelle ich regelmäßig fest, dass es so etwas wie einen schlechten Tag nicht gibt. Wenn Sie jemals Pioppi besuchen sollten und sich in der Morgensonne vor der Espresso-Bar im Dorfzentrum hinsetzen, dann werden Sie feststellen, dass es dort genauso ist. Ich kann es gar nicht erwarten, wieder hinzufahren.

Meine Regeln in der Küche sind ziemlich einfach: Was ich koche oder esse, muss immer gute Qualität haben und regional produziertes natives Olivenöl extra enthalten. Wir geben unser Geld für qualitativ hochwertige Proteine aus und beziehen Fleisch, Eier und Fisch daher, wann immer möglich, aus der lokalen Produktion, von Weidetieren und Wild. Wie beim Essen halte ich es auch beim Rotwein und beim Kaffee – ich ziehe immer gute, regionale Qualitätswaren vor. Glücklicherweise erlaubt mir Kapstadt mit seinem Überfluss an hochwertiger, regionaler Produktion (inklusive pure und fermentierte Milchprodukte), alle Bedürfnisse abzudecken und das zu verhältnismäßig günstigen Preisen. Ich stelle aus Kokosnussfruchtfleisch oder einer »Kakaonuss-Bombe« meine eigene Kokosnussbutter her, es steht also immer ein gesunder Snack zur Verfügung, den ich mit meinem Kaffee zu mir nehmen kann. Ich bin ein Gewohnheitsmensch, die Speisen variieren im Lauf der Woche nicht stark. Dafür konzentriere ich mich wie gesagt auf die Qualität der Produkte (inklusive Gemüse und Beeren), und ich versuche, einfach zu essen und auf meinen Körper zu hören. Wenn ich Gewichte hebe, Sprints oder hochintensives Training mache, benötige ich extra Nährstoffe, um die notwendige Energie aufbringen zu können. Mehrmals im Jahr mache ich Fernreisen und seit vielen Jahren faste ich im Flugzeug. Der Körper wird durch Nahrung zu ungewöhnlichen Tageszeiten mehr gestört als durch den Wechsel von Zeitzonen – ein Fakt, der mittlerweile auch von der Wissenschaft anerkannt wird.

So sieht mein typischer Wochenspeiseplan aus:

	Montag	Dienstag	Mittwoch
Frühstück	Kein Frühstück; nur Kaffee mit Kokosnusscreme	Kein Frühstück; nur Kaffee mit Kokosnusscreme	Kein Frühstück; nur Kaffee mit Kokosnusscreme
Mittagessen	Omelett mit 2–3 Eiern und Pilzen; Kaffee mit Kokosnusscreme **Nachmittagssnack:** Austern aus der Dose; vollfetter griechischer Joghurt mit Beeren, eine Handvoll Nüsse und Zimt	Halloumi und gebratene Tomaten; Gemüsesuppe unter Verwendung von Hühnerknochenbrühe; eine kleine Portion Fettfisch (Sardellen, Sardinen); Kaffee mit Kokosnusscreme	Vollfetter griechischer Joghurt gemischt mit Kokosnusscreme und Beeren mit einer Handvoll Nüsse, einer Prise Zimt und Kurkuma; Kaffee mit Kokosnusscreme **Nachmittagssnack:** Speck-Nussbutter-Streifen – knusprige, gegrillte Speckstreifen, reichlich mit Mandelbutter bestrichen und mit Kakao bestreut
Abendessen	Picanha-Steak (auf argentinische Art geschnittenes, köstliches Schwanzstück), serviert mit Rahmspinat und Avocadosalat als Beilage; 2 Stück Bitterschokolade (95 Prozent Kakaogehalt), eine Tasse Earl-Grey-Tee	Gegrilltes Lachsfilet mit Gemüse und Sauerkraut; 2 Stück Bitterschokolade (95 Prozent Kakaogehalt), eine Tasse Earl-Grey-Tee	Gegrilltes Lammkotelett, mit reichlich Mischgemüse und Salat als Beilage; 2 Stück Bitterschokolade (95 Prozent Kakaogehalt), eine Tasse Earl-Grey-Tee

Donnerstag	Freitag	Samstag	Sonntag
2 oder 3 Eier, Zubereitung nach Belieben, mit Räucherlachs und Avocado; Kaffee mit Kokosnusscreme	Speck und 2 oder 3 Eier, Zubereitung nach Belieben, mit Avocado (nach Wunsch); Kaffee mit Kokosnusscreme	Nussbutter-Omelett; Beeren und vollfetter griechischer Joghurt; Kaffee mit Kokosnusscreme	Räucherlachs mit 3 Rühreiern auf hochwertigem Sauerteigbrot (die einzige Brotsorte, die ich esse, wegen der Fermentierung und des guten Geschmacks), Avocado und Crème fraîche; Kaffee mit Kokosnusscreme
Smoothie mit Kefir und/oder Kokosnussmilch, Beeren, einer Handvoll Nüsse, Avocoado mit 1 Esslöffel Kokosnussöl, etwas Zimt, Kurkuma und frischer Minze	Fischsuppe (mit Hühnerknochenbrühe gekocht)	Griechischer Salat	Smoothie wie beschrieben
Hühnerbrühe als erster Gang, mit einem Esslöffel nativem Olivenöl extra und Salz zum Abschmecken, gefolgt von einem frisch in der Pfanne gebratenen Seehechtfilet mit Gemüse; »Kakaonuss-Bombe«, eine Tasse Earl-Grey-Tee	Kohlenhydratarme Pizza (ich will an dieser Stelle »Chalk & Cork« in Kapstadt meinen Tribut erweisen – sie machen sie einfach am besten!); »Kakaonuss-Bombe«, eine Tasse Earl-Grey-Tee	Brathuhn mit Süßkartoffeln und Mischgemüse; »Kakaonuss-Bombe«, eine Tasse Earl-Grey-Tee	Gebackene Forelle mit Mischgemüse; Beeren, Nüsse und Sahne

18.

Empfehlungen für die Einkaufsliste

*in Maßen   #möglichst Bio-Produkte

Speisekammer

- Apfelessig (ungefiltert)
- Flohsamenschalen
- Kakao
- Kokosmehl
- Kokosmilch
- Kokosnussflocken
- Kokosnussöl
- Kreuzkümmel
- Kürbiskerne
- Kurkuma
- Muskatnuss
- Natives Olivenöl extra
- Nüsse*
- Nussbutter*

- Pfeffer
- Salz
- Schokolade (mindestens 85 Prozent Kakaogehalt)
- Senfkörner
- Sonnenblumenkerne
- Zimt

- Kaffee
- Kombucha*
- Mineralwasser
- Rotwein*
- Tee

Fleisch

(vorzugsweise aus ethisch vertretbarer Aufzucht, ohne Gewürze, Zusätze, Soßen)

- Bio-Fleisch/-Knochenmark
- Brühe (aus Knochen)
- Huhn
- Lamm
- Rindfleisch
- Schweinefleisch

Milchprodukte und fermentierte Lebensmittel

- Butter von grasgefütterten Kühen*
- Crème fraîche*
- Feta*
- Halloumi*
- Kefir
- Sauerkraut/Kimchi
- vollfette Sahne/Rohmilch*
- vollfetter griechischer Joghurt
- vollfetter Käse*
- Ziegenkäse*

Fisch

(wilder, lokal gefangener und Fettfisch ist am besten)

- Forelle
- Kabeljau
- Lachs
- Makrele
- Meeresfrüchte
- Sardelle
- Sardine
- Seeteufel
- Thunfisch

Frische Produkte

(wenn möglich regional und aus biologischem Anbau)

- Basilikum
- Chili
- Ei
- Ingwer
- Knoblauch
- Koriander
- Minze
- Rosmarin/andere Kräuter

- alle Blattgemüse
- Aubergine
- Avocado
- Beeren
- Blumenkohl
- Brokkoli
- Fenchel
- Grüne Bohnen

- Gurke
- Kirsche
- Kohl
- Kürbis*
- Olive
- Pilze
- Rosenkohl
- Rucola/Blätter
- Sellerie
- Spargel
- Spinat/Mangold/Grünkohl
- Süßkartoffel*
- Tomate
- Zucchini
- Zitrone
- Zwiebel

TEIL 3

Rezepte

19.

Rezepte

---•---

Frühstück

- Omelett aus 3 Eiern mit Käse und Spinat
- Omelett aus 3 Eiern mit Krabben und Ricotta
- Omelett aus 3 Eiern mit scharfem Pfeffer und Zwiebeln
- Nussbutteromelett
- Gebratenes Ei auf türkische Art
- Mexikanisches Rührei mit Tomaten-Chili-Salsa
- Gekochtes Ei mit Spargel im Speckmantel
- Gebackene Avocado gefüllt mit Ei, gebackenen Kirschtomaten, Basilikum-Chiliöl
- Griechischer Joghurt mit Beeren, Nüssen und Kernen
- Cracker mit Samen, Räucherlachs und Avocado
- Kokosnusspfannkuchen
- Warmes Zimtmüsli mit Beeren
- Schoko-Kokos-Brei mit pochierten Kirschen
- Süßkartoffelrösti mit pochiertem Ei und Harissa-Crème-fraîche
- Blumenkohlpuffer mit Ziegenkäse, knusprigem Speck und Tomaten

Mittagessen

- Gemüse-Frittata mit gegrilltem Chicorée
- Krabben-Safranfrittata mit Grüne-Bohnensalat
- Griechischer Salat
- Gebratenes Gemüse, Labné, Granatapfel und Walnusssalat
- Nizza-Salat mit Thunfisch
- Caesar Salad mit Thymian und Brathuhn
- Linsensalat mit gebackenem Ziegenkäse und Tomatendressing
- Gegrillter Halloumi und Grünkohlsalat mit Tahini-Joghurt-Dressing
- Minestrone aus Knochenbrühe
- Kalte Gurken-Avocado-Suppe
- Prosciutto, Burrata und Tomatensalat mit Basilikumdressing
- Pastete mit geräucherter Makrele, Bagna cauda und Gemüsestäbchen
- Seeteufelspießchen mit Basilikumpesto
- Zucchinispaghetti alle vongole
- Riesengarnelen in der Pfanne
- Mittelmeerfisch mit Gemüsehaschee und Aioli
- Ganzer gebratener Lachs mit Zitronen-Kräuterfüllung
- Blumenkohlsteaks mit Feta
- Blumenkohlkäse mit knusprigen Schalotten
- Langsam gekochtes schwarzes Dal mit hausgemachtem Panir und gegrilltem Brokkoli
- Vaters Dal

Abendessen

- Steak mit Sauce béarnaise und gegrilltem Broccolinireis
- Fleischklößche in Grilltomaten-Knoblauch-Soße mit Süßkartoffelnudeln
- Cottage Pie mit Blumenkohlpüree
- Harissa-Lammkotelett
- Lamm in der Pfanne
- Lammeintopf
- Pulled Pork mit knackigem Kopfsalatwrap
- Pfannengerührter koreanischer Schweinebauch mit Brokkoli-Kimchireis

- Schweinekotelett mit Salbeibutter
- Lachs mit Tandoori Masala garniert und Raita
- Scharfer Lachscurry
- Miesmuscheln auf Thai-Art und Riesengarnelen
- Kabeljau in der Pfanne mit Venusmuscheln
- Makrele in der Pfanne mit Kimchi
- Schneller Seeteufelcurry
- Jakobsmuscheln in der Pfanne mit Blumenkohlpüree und gegrilltem Lauch
- Großmutters nordindischer Hähnchencurry
- Hühnerschnitzel mit Sauerkraut
- Hühnergrillfleisch mit würziger Joghurtmarinade
- Mariniertes Huhn auf Blumenkohlpizza
- Gebratene Auberginen mit Feta, Kräutern und Joghurtdressing
- Kürbis, Pilze und Zucchinispaghetti mit Salbeibutter
- Gemüsecurry
- Kohlenhydratarme Zucchinispaghetti-Pizza

Beilagen

- Grüner Salat
- Gemischter Bohnensalat
- Grünes Mischgemüse
- Ackerbohnen mit Parmesan
- Schneller Kimchi
- Krautsalat
- Schnelles eingelegtes Gemüse
- Gemüsereis
- Rosenkohl mit Pancetta und ganzen Mandeln
- Punjabi-Salat
- Mischgemüse auf indische Art
- Backofen-Gemüse
- Lauch und Zucchini überbacken
- Kohlthoran

Frühstück

Omelett aus 3 Eiern mit Käse und Spinat

2 PORTIONEN

6 Eier	150 g junger Spinat
¼ Muskatnuss, gerieben	2 Esslöffel natives Olivenöl extra
Meersalz	100 g Cheddar, gerieben
frisch gemahlener schwarzer Pfeffer	
2 Esslöffel Butter	1 Avocado, entkernt und in Scheiben geschnitten, zum Servieren

Eier in einer Schüssel aufschlagen und sorgfältig verquirlen. Geriebene Muskatnuss hinzufügen und mit Salz und Pfeffer würzen.

1 Esslöffel Butter in einer Bratpfanne auf niedriger Stufe erhitzen. Spinat in die Pfanne geben und einige Minuten lang braten, bis er weich wird; aus der Pfanne herausnehmen, in zwei Portionen teilen und die verbliebene Flüssigkeit entfernen.

Die Hälfte der verbliebenen Butter und 1 Esslöffel Olivenöl bei niedriger Hitze in die Pfanne geben. Wenn die Butter und das Öl nicht mehr schäumen und ein nussartiges Aroma bekommen, die Hälfte der Eimasse und die Hälfte des Spinats hinzufügen. Die Eier behutsam mit einem Holzlöffel verteilen, sodass der gesamte Pfannenboden mit Ei bedeckt ist. Sobald sich das Omelett halb verfestigt hat, die Hälfte des geriebenen Cheddars hinzufügen.

Kurz bevor das Omelett völlig fest ist und der Käse zu schmelzen beginnt, vorsichtig auf einen Teller gleiten lassen. Mit den verbleibenden Zutaten wiederholen.

Mit Avocado garnieren und sofort servieren.

Omelett aus 3 Eiern mit Krabben und Ricotta

2 PORTIONEN

6 Eier

100 g Krabbenfleisch, weiß und braun (aus der Dose oder frisch)

80 g Ricotta

3 Esslöffel fein gehackter frischer Schnittlauch

Meersalz

frisch gemahlener schwarzer Pfeffer

1 Esslöffel Butter

2 Esslöffel natives Olivenöl extra

1 Avocado, entkernt und in Scheiben geschnitten, zum Servieren

Eier in einer Schüssel aufschlagen und sorgfältig verquirlen. Die Garnelen, den Ricotta und den Schnittlauch hinzufügen und mit Salz und Pfeffer würzen.

1/2 Esslöffel Butter und 1 Esslöffel Olivenöl bei niedriger Hitze in die Pfanne geben. Wenn die Butter und das Öl nicht mehr schäumen und ein nussiges Aroma bekommen, die Hälfte der Eimasse hinzufügen. Die Eier behutsam mit einem Holzlöffel verteilen, sodass der gesamte Pfannenboden mit Ei bedeckt ist.

Wenn das Omelett sich nahezu ganz verfestigt hat, vorsichtig auf einen Teller gleiten lassen. Mit den restlichen Zutaten wiederholen.

Mit Avocado garnieren und sofort servieren.

Omelett aus 3 Eiern mit scharfem Pfeffer und Zwiebeln

2 PORTIONEN

6 Eier
½ Teelöffel scharfes geräuchertes
Paprikapulver
½ Teelöffel Cayennepfeffer
1 Teelöffel Chiliflocken
Meersalz
frisch gemahlener schwarzer Pfeffer
1 Esslöffel Butter
2 Esslöffel natives Olivenöl extra

½ rote Paprika, in Würfel geschnitten
½ grüne Paprika, in Würfel geschnitten
½ gelbe Paprika, in Würfel geschnitten
1 weiße Zwiebel, in Würfel geschnitten
80 g Manchego, gerieben (auch Cheddar
passt gut)

1 Avocado, entkernt und in Scheiben
geschnitten, zum Servieren

Eier in einer Schüssel aufschlagen und sorgfältig verquirlen. Die Gewürze hinzufügen und mit Salz und Pfeffer würzen.

1/2 Esslöffel Butter und 1 Esslöffel Olivenöl bei niedriger Hitze in die Pfanne geben. Wenn die Butter und das Öl nicht mehr schäumen und ein nussiges Aroma bekommen, die Hälfte Paprika- und Zwiebelwürfel hinzufügen. 5 bis 6 Minuten unter zeitweisem Umrühren braten, bis die Paprika weich werden und die Zwiebeln eine goldbraune Farbe annehmen.

Die Eimasse hinzufügen und behutsam mit einem Holzlöffel verteilen, sodass der gesamte Pfannenboden mit Ei bedeckt wird. Die halbe Menge des geriebenen Käses hinzufügen.

Wenn das Omelett fast vollständig fest geworden ist und der Käse zu schmelzen beginnt, das Omelett vorsichtig auf einen Teller gleiten lassen. Mit den restlichen Zutaten wiederholen.

Mit Avocado garnieren und sofort servieren.

Nussbutteromelett

2 PORTIONEN

6 Eier
120 g Nussbutter (Mandel, Cashew,
Erdnuss, Haselnuss, Macadamia und so
weiter)
1 Teelöffel oder nach Geschmack Zimt

1 Teelöffel Vanille-Extrakt
½ Teelöffel Kurkuma
2 Teelöffel Kokosnussöl

4 Esslöffel Naturjoghurt und 100 g gemischte
Beeren zum Servieren

Eier, Nussbutter, Zimt, Vanille-Extrakt und Kurkuma in eine Küchenmaschine geben (oder einen Stabmixer in einem hohen Gefäß verwenden) und die Zutaten zerkleinern, bis sie gut vermischt und schaumig sind.

1 Esslöffel Öl in der Bratpfanne bei geringer Hitze erwärmen, die Pfanne schwenken, um den gesamten Boden mit Öl zu bedecken, und die halbe Eiermischung hineingießen. Wieder die Pfanne schwenken, um den gesamten Boden zu bedecken. 4 bis 5 Minuten braten. Dieses Omelett hat eine andere Beschaffenheit als ein normales Omelett, es ähnelt mehr einem Pfannkuchen.

Das Omelett vorsichtig auf einen Teller gleiten lassen. Mit den restlichen Zutaten wiederholen.

Zum Servieren das Omelett mit Joghurt, frischen Beeren und, wenn gewünscht, einer Prise Zimt garnieren.

Gebratenes Ei auf türkische Art

2 PORTIONEN

2 Esslöffel natives Olivenöl extra
etwas Butter
1 grüne Paprika, in Würfel geschnitten
1 Zwiebel, geschnitten
2 Teelöffel Pul Biber (oder Paprika)
1 Teelöffel geriebener Kreuzkümmel
1 Teelöffel getrockneter Oregano
1 Esslöffel Tomatenmark

3 Knoblauchzehen, fein gerieben
1 400-g-Dose hochwertige Eiertomaten
100 g junger Spinat
4 Eier

4 Esslöffel Naturjoghurt, 2 Esslöffel natives
Olivenöl extra, 1 Esslöffel
Schwarzkümmelsamen und eine Handvoll
frische Korianderblätter zum Servieren

Öl und Butter bei mittlerer Hitze in eine Pfanne mit breitem Boden geben. Wenn die Butter geschmolzen ist, grüne Paprika und Zwiebel dazugeben. 5 Minuten garen, bis die Zutaten beginnen, weich zu werden. Kreuzkümmel und Oregano hinzufügen und gut umrühren. Weitere 2 Minuten garen.

Das Tomatenmark und den Knoblauch hinzufügen und gut umrühren, um alles gleichmäßig zu verteilen. 90 Sekunden unter ständigem Umrühren garen, da das Tomatenmark leicht zu stark karamellisiert und der Knoblauch bitter werden kann.

Die geschnittenen Tomaten hinzufügen. Die Dose zur Hälfte mit Wasser füllen, schwenken und den Inhalt in die Pfanne gießen. Alles verrühren, die Hitze reduzieren und 15 Minuten bei geringer Hitze schmoren, nach der Hälfte der Zeit umrühren.

Wenn die Soße eindickt, den Spinat hinzufügen und umrühren, bis er weich wird. Vier Löcher in die Masse bohren und in jedes ein Ei schlagen. In der heißen flüssigen Tomatensoße für 10 bis 12 Minuten garen, bis das Eiweiß sich verfestigt.

Zum Servieren den Joghurt auf die Masse geben, mit nativem Olivenöl extra beträufeln sowie mit Schwarzkümmelsamen und Korianderblättern bestreuen.

Mexikanisches Rührei mit Tomaten-Chili-Salsa

2 PORTIONEN

FÜR DIE SALSA:

4 reife Tomaten entkernt und in Würfel geschnitten (etwa 1/2 cm)
1 Schalotte, fein gehackt
2 rote Chilis, fein gehackt; entkernt, wenn gewünscht
1 Knoblauchzehe, fein gerieben
3 Esslöffel geschnittener frischer Koriander
2 Esslöffel natives Olivenöl extra
1 Limette, nur der Saft
Meersalz
frisch gemahlener schwarzer Pfeffer

FÜR DIE RÜHREIER:

1 Esslöffel Butter
1 Esslöffel natives Olivenöl extra
4 Frühlingszwiebeln, in dünne Scheiben geschnitten
4 Eier
Meersalz
frisch gemahlener schwarzer Pfeffer

1 Avocado, entkernt und in dünne Scheiben geschnitten, eine Handvoll frische Korianderblätter und (nach Wunsch) eine scharfe Soße (beispielsweise Chili) zum Servieren

Mit der Tomaten-Chili-Salsa beginnen, um den Aromen Zeit zu geben, sich zu verbinden. Alle Zutaten außer dem Limettensaft in eine Rührschüssel geben und gut, jedoch vorsichtig vermischen, damit sich die Tomaten nicht auflösen. Den Limettensaft dazugeben und mit Salz und Pfeffer würzen. Beiseitestellen.

Für die Rühreier Butter und Öl bei mittlerer Hitze in eine Bratpfanne geben. Wenn die Butter geschmolzen ist und einen nussigen Geruch entwickelt, Hitze reduzieren, Frühlingszwiebeln und Chilis hinzufügen. 2 bis 3 Minuten garen.

Während des Garens Eier in einer Schüssel aufschlagen und sorgfältig verquirlen. Mit Salz und Pfeffer würzen. Frühlingszwiebeln und Chilis dazugeben und alles mit einem Holzlöffel verrühren.

Avocado, Eier und Tomaten-Chili-Salsa auf zwei Teller verteilen. Korianderblätter darüberstreuen und einen Schuss scharfe Soße dazugeben, wenn eine zusätzliche Geschmacksnote gewünscht ist.

Gekochtes Ei mit Spargel im Speckmantel

2 PORTIONEN

12 Spargelstangen
12 Scheiben durchwachsener Speck
1 Esslöffel Butter
1 Esslöffel natives Olivenöl extra

4 große Eier (Raumtemperatur)
Meersalz
frisch gemahlener schwarzer Pfeffer

Eine Speckscheibe und eine Spargelstange nehmen und, an einem Ende beginnend, den Speck eng um den Spargel wickeln. Das Gleiche mit den anderen Spargelstangen wiederholen.

Butter und Öl in eine große Bratpfanne geben (groß genug für alle Spargelstangen). Wenn die Butter geschmolzen ist, den Spargel im Speckmantel hineinlegen und anbraten, bis er goldbraun ist. Zwischendurch immer wieder wenden.

Während der Spargel brät, einen Topf Wasser zum Kochen bringen. Die Eier mit einem Schaumlöffel vorsichtig in das kochende Wasser legen. Wenn die Eier weich und dickflüssig sein sollen, 5 ½ bis 6 Minuten kochen. Wenn die Eier etwas härter sein sollen, 1 oder 2 Minuten länger kochen. Falls die Eier sehr hart sein sollen, 9 bis 10 Minuten kochen.

Die Eier herausnehmen, abschrecken und pellen. Den Spargel mit Salz und Pfeffer würzen.

Auf zwei Tellern anrichten und servieren.

Gebackene Avocado gefüllt mit Ei, gebackenen Kirschtomaten, Basilikum-Chiliöl

2 PORTIONEN

FÜR DAS BASILIKUM-CHILIÖL:
4 Esslöffel natives Olivenöl extra
3 Esslöffel fein gehackte frische Basilikumblätter
1 rote Chili, sehr fein gehackt

FÜR DIE KIRSCHTOMATEN:
3 Zweige Thymian
1 Knoblauchzehe, in Scheiben geschnitten
2 Stängel Kirschtomaten
1 Schuss natives Olivenöl extra
Meersalz
frisch gemahlener schwarzer Pfeffer

FÜR DIE AVOCADO MIT EIFÜLLUNG:
2 Avocados, halbiert und entkernt
1 Teelöffel natives Olivenöl extra
4 mittelgroße Eier
1 kleine Chorizo, fein geschnitten
Meersalz
frisch gemahlener schwarzer Pfeffer
1 Esslöffel gehackte frische, glatte Petersilie

Den Ofen auf 180 °C (Umluft 160 °C) vorheizen. Zunächst das Chiliöl zubereiten, um den Aromen Zeit zu geben, sich zu verbinden. Dazu Olivenöl in eine kleine Schale geben, Basilikum und Chili hinzufügen, gut vermischen und zur Seite stellen.

Ein Backblech mit Backpapier auslegen, Thymian und Knoblauch darauf ausbreiten. Tomaten am Stängel darauflegen und mit Olivenöl beträufeln. Mit Salz und Pfeffer würzen. Tomaten 20 bis 25 Minuten lang im Ofen garen.

Währenddessen eine Auflaufform, die groß genug für die Avocadohälften ist, mit Backpapier auslegen. (Sie können auch kleine Schiffchen aus Alufolie machen, die die Avocadohälften daran hindern umzukippen.)

Avocadohälften in die Form legen. Olivenöl auf das Fruchtfleisch der Avocados streichen. Ein Ei in eine kleine Schüssel schlagen und das Eigelb in das Loch einer Avocadohälfte geben. Den verbleibenden Platz mit Eiweiß füllen. (Möglicherweise müssen Sie etwas Fruchtfleisch ausschaben, um Platz für das Ei zu schaffen.) Den Vorgang für alle Avocadohälften wiederholen. Avocados mit den Chorizostücken bestreuen, mit Salz und Pfeffer würzen und das Gericht auf mittlerer Schiene im Backofen ungefähr 8 bis 10 Minuten backen.

Die Avocados auf zwei Teller geben und eventuell mit in der Form verbliebenem Saft übergießen. Einen Stängel Tomaten an der Seite platzieren, das Gericht mit Basilikum-Chiliöl übergießen und mit Petersilie bestreuen.

Griechischer Joghurt mit Beeren, Nüssen und Kernen

2 PORTIONEN

20 g Walnüsse	*1 Esslöffel Sonnenblumenkerne*
20 g Mandelflocken	*1 Esslöffel Kürbiskerne*
20 g blanchierte Haselnüsse	*1 Esslöffel gelber Leinsamen*
300 ml griechischer Joghurt	*1 Esslöffel brauner Leinsamen*
60 g Himbeeren,	
60 g Heidelbeeren	
60 g Erdbeeren, geputzt und halbiert	

Backofen auf 140 °C (Umluft 120 °C) vorheizen.

Die Nüsse auf ein Backblech legen und 12 bis 15 Minuten backen, bis sie eine leicht goldene Farbe annehmen. Nach der Hälfte der Zeit wenden, einmal durchrühren. Das Blech aus dem Ofen nehmen und die Nüsse auskühlen lassen.

Zum Servieren Joghurt, Beeren, Nüsse und Kerne auf zwei Schüsseln verteilen.

Cracker mit Samen, Räucherlachs und Avocado

2 PORTIONEN

60 g Frischkäse
1 Zitrone, Schale und Saft
½ Avocado, entkernt und in Scheiben
geschnitten
100 g Räucherlachs
50 g Kapern
frisch gemahlener schwarzer Pfeffer

FÜR DIE CRACKER MIT SAMEN:
3 Esslöffel Sonnenblumenkerne
3 Esslöffel Kürbiskerne
3 Esslöffel Sesamsamen
3 Esslöffel gelber Leinsamen
3 Esslöffel brauner Leinsamen
1 1/2 Esslöffel Mohnsamen
2 Esslöffel Flohsamenschalen
1 Prise Meersalz
180 ml kaltes Wasser

Den Backofen auf 160 °C (Umluft 140 °C) vorheizen. Ein Backblech mit Backpapier auslegen.

Alle trockenen Zutaten für die Cracker in eine Rührschüssel geben und gut vermischen. Wasser hinzufügen und umrühren, um das Gemisch zu binden. Die Schüssel etwa 20 Minuten zur Seite stellen, damit die Kerne das Wasser aufsaugen.

Wenn das Gemisch dick wie Tapetenkleister ist, auf das Backblech kippen und mit einem Teigschaber gleichmäßig und so dünn wie möglich verteilen, ohne Lücken zu lassen.

Das Blech für 1 Stunde in den Ofen stellen, nach der Hälfte der Zeit das Blech um 180 Grad drehen. Machen Sie den Geschmackstest: Die Cracker sind fertig, wenn sie völlig getrocknet sind, eine goldene Farbe haben und nach gerösteten Kernen schmecken. Ist das nicht der Fall, die Cracker weitere 10 Minuten backen. Wenn notwendig, den Vorgang nochmals wiederholen. Das Blech aus dem Ofen nehmen und abkühlen lassen. Die Mischung vorsichtig vom Backpapier lösen und in grobe Crackerstücke brechen.

Frischkäse in eine kleine Schale geben und vorsichtig die Zitronenschalen hineinraspeln. Gut vermischen.

Zum Servieren den Zitronen-Frischkäse über die Cracker geben, eine Scheibe Avocado dazugeben und obenauf Räucherlachs sowie einige Kapern legen, dazu einen Spritzer Zitronensaft und frisch gemahlenen Pfeffer.

Es werden mehr Cracker vorhanden sein, als für das Gericht benötigt werden. Sie können sie in einem luftdicht verschlossenem Behälter etwa eine Woche lang aufbewahren.

Kokosnusspfannkuchen

2 PORTIONEN

FÜR DEN PFANNKUCHEN:	*FÜR DEN BELAG:*
150 g Kokosnussmehl, gesiebt	*4 Esslöffel Naturjoghurt*
½ Teelöffel Backpulver	*80 g Heidelbeeren*
4 Eier	*80 g Kirschen, entkernt und halbiert*
1 Teelöffel gemahlener Zimt	*30 g Pekannüsse*
½ Teelöffel Vanille-Extrakt	*30 g Kokosnussflocken, geröstet*
6 Teelöffel Kokosnussöl, zum Braten	

Alle Pfannkuchenzutaten in eine Rührschüssel geben und mit einem Handrührgerät zu einem Teig vermischen.

2 Teelöffel Öl in einer großen Bratpfanne bei hoher Temperatur schmelzen. Wenn die Pfanne heiß ist, zwei gehäufte Esslöffel Pfannkuchenteig hineingeben, um zwei Pfannkuchen zu machen. Wenn die obere Seite nach 2 bis 3 Minuten trocken wird, Pfannkuchen vorsichtig wenden. Achtung: Diese Pfannkuchen sind weniger stabil als Pfannkuchen mit Mehl.

Die Pfannkuchen für weitere zwei Minuten eindicken und auf einen Teller gleiten lassen. Den Vorgang zweimal wiederholen, bis der ganze Teig aufgebraucht ist und Sie je 3 Pfannkuchen pro Teller haben.

Zum Servieren die Pfannkuchen aufstapeln, Joghurt darübergeben und mit Obst, Pekannüssen und Kokosnussflocken bestreuen.

Warmes Zimtmüsli mit Beeren

2 PORTIONEN

FÜR DAS MÜSLI:
50 g Großblatt-Haferflocken
30 g blanchierte Haselnüsse
30 g Walnüsse
30 g blanchierte Mandeln
2 Esslöffel Mohnsamen
2 Esslöffel brauner Leinsamen
2 Esslöffel Sonnenblumenkerne
2 Teelöffel geriebener Zimt
5 Esslöffel Kokosnussöl, geschmolzen

FÜR DEN BELAG:
200 ml Kokosnusscreme
150 g Heidelbeeren
150 g Himbeeren

2 Esslöffel geriebener Goldleinsamen, zum Servieren

Den Backofen auf 170 °C (Umluft 150 °C) vorheizen. Ein Backblech mit Rand mit Backpapier auslegen. Alle Müslizutaten darauflegen und gut vermischen, sodass alles mit Kokosnussöl und Zimt bedeckt ist.

Im Ofen 10 Minuten backen, dann umrühren; nochmals für 10 Minuten in den Ofen geben und anschließend umrühren, dann weitere 10 Minuten im Ofen backen.

Während das Müsli gebacken wird, die Kokosnusscreme in einen kleinen Kochtopf geben und bei niedriger Temperatur erhitzen. Wenn die Creme warm ist, das Obst dazugeben und weitere 10 Minuten auf kleiner Flamme köcheln lassen.

Zum Servieren das Müsli in zwei Schalen geben, die Obst-Kokosnusscreme darübergießen und darauf den Goldleinsamen streuen.

Schoko-Kokos-Brei mit pochierten Kirschen

2 PORTIONEN

FÜR DIE POCHIERTEN KIRSCHEN:
  160 g Kirschen, entkernt und halbiert
  ½ Vanilleschote, aufgeschnitten
  100 ml Wasser

FÜR DEN BREI:
  80 g Kokosnussmehl
  60 g geraspelte Kokosnuss
  40 g Kokosnussflocken
  2 Esslöffel Kakaopulver
  300 ml Kokosnussmilch

  50 ml Crème double
  2 Esslöffel geriebene 85-prozentige Bitterschokolade oder 20 g Kakaokernbruch zum Servieren

Kirschen, Vanilleschote und Wasser in einen kleinen Kochtopf geben und 20 Minuten lang bei niedriger Hitze garen. Das Pochieren muss langsam vor sich gehen, damit das Obst die natürlichen Zucker und Säfte freisetzt.

Während das Obst pochiert wird, alle Breizutaten in einen mittelgroßen Kochtopf geben und bei niedriger Temperatur erhitzen. Langsam 10 bis 15 Minuten kochen, bis der Brei dick zu werden beginnt und cremig wird. So lange weiterkochen, bis die bevorzugte Konsistenz erreicht ist.

Zum Servieren den Brei in zwei Schalen geben, Obst inklusive abgesetztem Sirup hinzufügen, die Crème double darübergießen und die geriebene Schokolade oder die Schokoladenstückchen hinzufügen.

Süßkartoffelrösti mit pochiertem Ei und Harissa-Crème-fraîche

2 PORTIONEN

FÜR DIE RÖSTI:
2 Süßkartoffeln, geschält
40 g Butter
4 Esslöffel natives Olivenöl extra
1 mittelgroße Zwiebel, fein gehackt
2 Knoblauchzehen, fein gehackt
1 Esslöffel frische, geschnittene Basilikumblätter
1 Ei, leicht geschlagen
Meersalz
frisch gemahlener schwarzer Pfeffer

FÜR DAS POCHIERTE EI:
50 ml Weißweinessig
2 große Eier

FÜR DIE HARISSA-CRÈME-FRAÎCHE:
150 ml Crème fraîche
2 Esslöffel Harissapaste

100 g junger Spinat und Basilikumblätter zum Servieren

Die Süßkartoffeln auf ein sauberes Geschirrtuch reiben, anschließend die Ecken hochziehen und den Inhalt über dem Spülbecken fest zusammendrücken, um Restflüssigkeit zu entfernen. Die geriebenen Süßkartoffeln in eine große Rührschüssel geben.

Die halbe Menge Butter und Öl auf niedriger Hitze in eine mittelgroße Bratpfanne geben, die Zwiebeln hinzufügen und auf niedriger Hitze braten. Nach 5 Minuten den Knoblauch dazugeben und eine weitere Minute lang braten. Den Pfanneninhalt in die Schüssel mit den geriebenen Süßkartoffeln geben. Das Basilikum und das Ei hinzufügen und die Zutaten vermischen. Mit Salz und Pfeffer würzen, die Masse in zwei Hälften teilen und mit den Händen zwei runde Fladen formen.

Übrige Butter und übriges Öl bei niedriger Hitze in die Bratpfanne geben. Das Röstigemisch hinzufügen und sanft gegen den Pfannenboden drücken. Ungefähr 10 Minuten lang braten, von Zeit zu Zeit prüfen, dass die Unterseite nicht anbrennt. Die Röstis wenden und weitere 10 Minuten braten. Wenn sie etwas trocken aussehen oder am Boden kleben bleiben, ein paar Butterflocken auf die Röstis streichen.

Mit der Spitze eines scharfen Messer prüfen, ob die Röstis durchgebacken sind. Wenn nicht, einige Minuten weiterbraten und dann erneut prüfen.

Während die Röstis braten, einen großen Topf Wasser zum Köcheln bringen. Den Essig hinzufügen. Die Eier einzeln in je eine kleine Schüssel schlagen. Das Wasser umrühren, um einen Wasserwirbel zu erzeugen, dann ein Ei langsam am Topfrand ins Wasser gleiten lassen und den Vorgang mit dem zweiten Ei wiederholen. Die Eier sollten schnell in die Mitte des Topfes treiben. Möchten Sie flüssige Eier, dann 3 Minuten lang kochen. Wenn Sie ein festeres Eigelb vorziehen, bis zu 7 Minuten. Wenn die Eier fertig sind, mit einem Schaumlöffel aus dem Wasser nehmen und auf Küchenpapier trocknen. In einer kleinen Schüssel die Crème fraîche und die Harissapaste vermischen.

Zum Servieren auf jeden Teller die Hälfte des Spinats geben. Darauf eine Rösti legen, dann ein pochiertes Ei, einen großzügigen Schlag Crème fraîche mit Harissa und einige Basilikumblätter, anschließend nach Geschmack würzen.

Blumenkohlpuffer mit Ziegenkäse, knusprigem Speck und Tomaten

2 PORTIONEN

FÜR DIE PUFFER:
½ Blumenkohl in Röschen geschnitten
1 Zwiebel, fein geschnitten
1 großes Ei und ein Eigelb, leicht geschlagen
1 Esslöffel Dijon-Senf

1 Esslöffel fein gehackter Schnittlauch
Meersalz
frisch gemahlener schwarzer Pfeffer
2 Esslöffel Butter
4 Esslöffel natives Olivenöl extra

100 g Ziegenkäse, 8 Scheiben ungeräucherter durchwachsener Speck, 2 Fleischtomaten, in Scheiben geschnitten, und ein wenig Dijon-Senf zum Servieren

Den Backofen auf 190 °C (Umluft 170 °C) vorheizen.

Die Blumenkohlröschen in eine Küchenmaschine geben und kurz zu Krumen mixen, etwas gröber als Brotkrumen. Blumenkohl auf ein sauberes Geschirrtuch legen, dessen Ecken zusammenschlagen und den Inhalt über dem Spülbecken auswringen, um verbleibende Flüssigkeit zu entfernen.

Den Blumenkohl in eine große Rührschüssel geben. Außer Butter und Öl alle anderen Zutaten für die Puffer hinzufügen und gut vermischen.

Ein Backblech mit Backpapier auslegen und die Puffer-Mischung daraufgeben. Mit einer kleinen Ringform sechs Kreise formen, wobei die Mischung fest in die Form gedrückt wird, damit die Masse gut bindet, dann die Form sanft herausziehen. Das Backblech in den Backofen schieben. 20 Minuten lang backen, dann herausnehmen, auf jeden Puffer Ziegenkäsescheiben legen und das Backblech für weitere 5 Minuten in den Ofen geben. Schalten Sie den Ofen aus, aber lassen Sie das Blech im Ofen, um die Puffer warm zu halten.

Während die Puffer gebacken werden, die Speckscheiben in eine Bratpfanne geben und unter mehrmaligem Wenden knusprig braten, dann auf die Puffer im Backofen legen.

In derselben Pfanne die Hitze erhöhen und die Tomatenscheiben im Fett des Specks für 2 bis 3 Minuten braten, wenden und die andere Seite braten, anschließend mit Salz und Pfeffer würzen.

Die Puffer auf zwei Teller geben und mit Speck und Tomaten belegen. Das Gericht mit der Flüssigkeit begießen, die eventuell in der Pfanne geblieben ist, mit frischem Pfeffer würzen und etwas Senf dazugeben.

Mittagessen

Gemüse-Frittata mit gegrilltem Chicorée

6 BIS 8 PORTIONEN

FÜR DIE GEMÜSE-FRITTATA:
8 große Eier
100 ml Crème double
½ Teelöffel getrockneter Oregano
½ Muskatnuss, gerieben
Meersalz
frisch gemahlener schwarzer Pfeffer
1 Esslöffel Butter
2 Esslöffel natives Olivenöl extra
1 rote Zwiebel, dünn geschnitten

150 g braune Champignons, in Scheiben
geschnitten
60 g Grünkohl, zerpflückt
80 g Brokkoli mit zartem Stamm
100 g Feta-Käse, in Krümeln

FÜR DEN GEGRILLTEN CHICORÉE:
4 rote Chicorée, geviertelt
2 Esslöffel natives Olivenöl extra
Meersalz
frisch gemahlener schwarzer Pfeffer

2 Esslöffel Haselnüsse, geröstet und grob
geschnitten zum Servieren

Die Eier in eine Schüssel schlagen und leicht verquirlen. Crème double, Oregano und Muskatnuss hinzufügen, mit Salz und Pfeffer würzen. Nochmals alles gut vermengen und die Schüssel zur Seite stellen.

Bei mittlerer Hitze Butter und Öl in eine 26-Zentimeter-Bratpfanne mit Griff geben, die in den Backofen passt. Wenn die Butter geschmolzen ist, Zwiebel hinzufügen. Braten, bis sie weich wird, dann unter ständigem Umrühren die Pilze dazugeben.

Nach 5 Minuten Grünkohl und Brokkoli hinzufügen. Alle Zutaten zusammen 5 weitere Minuten kochen lassen.

Auf niedrige Hitze schalten und die Eier dazugeben. Mit dem Gemüse vermischen, indem die Pfanne geschwenkt wird, damit das noch flüssige Ei in die Lücken fließt. Feta hinzufügen und überprüfen, ob das Gemüse gleichmäßig verteilt ist. Die Masse 2 bis 3 Minuten ohne Umrühren braten, in der Zwischenzeit die Grillfunktion im Backofen vorheizen.

Die Pfanne für ungefähr 5 Minuten in den Ofen stellen, um die Frittata fertig zu grillen. Die Pfanne schwenken, um zu prüfen, ob die Eier noch weich sind. Wenn die Masse fest ist, die Pfanne herausnehmen und fünf Minuten auskühlen lassen, dann das Omelett vorsichtig auf einen Teller geben.

Eine Grillpfanne erhitzen. Die Schnittstellen des Chicorées mit Öl bestreichen, leicht würzen und in die Pfanne legen. Jede Seite 3 Minuten grillen. Es macht nichts, wenn einige Blätter ankohlen; das gibt ihnen einen herrlich bitteren, rauchigen Geschmack.

Eine Portion Frittata auf jedem Teller platzieren, zusammen mit 2 oder 3 Stück Chicorée. Mit den Haselnüssen bestreuen.

Krabben-Safranfrittata mit Grüne-Bohnensalat

6 BIS 8 PORTIONEN

FÜR DIE FRITTATA:
8 große Eier
150 ml Crème double
Meersalz
frisch gemahlener schwarzer Pfeffer
1 Prise Safran
2 Esslöffel Butter
2 Esslöffel natives Olivenöl extra
2 große Lauchstangen, fein geschnitten
1 Teelöffel Cayennepfeffer
200 g weißes Krabbenfleisch (aus der Dose oder frisch)
1 Zitrone, Schale und Saft

FÜR DEN GRÜNE-BOHNENSALAT:
200 g grüne Bohnen, Enden abgeschnitten und Fäden gezogen
200 g Zuckererbsen
2 Esslöffel natives Olivenöl extra
1 Esslöffel Apfelessig
Meersalz
frisch gemahlener schwarzer Pfeffer
50 g Mandelflocken

Die Eier in eine Schüssel geben und leicht verquirlen. Crème double hinzufügen und mit Salz und Pfeffer würzen. Nochmals alles vermengen und die Schüssel zur Seite stellen.

Den Safran in einen Eierbecher geben, einen Esslöffel heißes Wasser hinzufügen und ziehen lassen.

Butter und Öl bei mittlerer Hitze in eine 26-Zentimeter-Bratpfanne mit Griff geben, die in den Backofen passt. Wenn die Butter geschmolzen ist, den Lauch hinzufügen. Etwa 10 Minuten lang braten, bis er weich wird. Den Safran mit der Flüssigkeit sowie den Cayennepfeffer dazugeben. Umrühren, damit die Zutaten gleichmäßig am Lauch verteilt werden und das Wasser verdampft.

Das Krabbenfleisch hinzufügen und gut umrühren. Dann die Zitronenschalen sowie einen Spritzer Zitronensaft dazugeben und wieder gut umrühren.

Auf kleine Flamme schalten und die Eier dazugeben. Krabben und Lauch in die Eimasse einrühren, die Pfanne schwenken, um mit der ungekochten Eimasse die Lücken zu füllen. Die Masse ohne Umrühren 2 bis 3 Minuten garen lassen; in der Zwischenzeit die Grillfunktion im Backofen vorheizen.

Die Bratpfanne für etwa 5 Minuten in den Ofen stellen, um die Frittata fertig zu grillen. Die Pfanne schwenken, um zu prüfen, ob die Eier noch weich sind. Wenn die Masse fest ist, die Pfanne herausnehmen und einige Minuten auskühlen lassen, dann das Omelett auf einen Teller oder ein Küchenbrett gleiten lassen.

Etwas Wasser in einen Topf füllen und zum Kochen bringen. Einen Dampfgarer in den Topf geben. Die grünen Bohnen und die Zuckererbsen hineingeben und 5 Minuten lang garen lassen. Während des Garens Öl, Essig und etwas Salz und Pfeffer in eine Rührschüssel geben und die Zutaten verquirlen.

Wenn die grünen Bohnen fertig sind, in die Schüssel mit der Essigmischung füllen und die Mandelflocken hinzufügen. Die Bohnen schwenken, um sie mit dem Dressing zu bedecken.

Auf jeden Teller ein Stück Frittata geben und mit den grünen Bohnen servieren.

Griechischer Salat

2 PORTIONEN

4 reife Tomaten, jeweils in sechs Stücke geschnitten
½ Gurke, halbiert und schräg in Scheiben geschnitten
1 kleine rote Zwiebel, halbiert und in dünne Scheiben geschnitten
1 grüne Paprika, entkernt und grob gehackt
100 g Kalamata-Oliven (oder schwarze Oliven ohne Stein)
100 g Feta, grob zerkrümelt

FÜR DAS SALATDRESSING:
3 Esslöffel natives Olivenöl extra
1 Esslöffel Rotweinessig
½ Teelöffel getrockneter Oregano
½ Teelöffel getrocknete Minze
Meersalz
frisch gemahlener schwarzer Pfeffer

einige frische Minzeblätter und ein Spritzer natives Olivenöl extra zum Servieren

Alle Zutaten für den Salat in eine große Schüssel geben.

In einem schmalen Gefäß alle Zutaten für das Dressing verquirlen. Das Dressing über den Salat gießen und vorsichtig vermischen. Der Feta sollte dabei nicht zu sehr zerbröseln.

Zum Servieren mit frischen Minzeblättern garnieren und einen Spritzer natives Olivenöl extra darübergeben.

Gebratenes Gemüse, Labné, Granatapfel und Walnusssalat

Das Labné muss bereits am Vortag vorbereitet werden, wenn Sie es am Folgetag essen wollen, aber das Warten lohnt sich wirklich. Alternativ können Sie fertiges Labné kaufen oder durch griechischen Joghurt ersetzen.

4 PORTIONEN

FÜR DAS LABNÉ:
500 g Naturjoghurt
500 g griechischer Joghurt
eine Prise Salz

FÜR DAS GEGRILLTE GEMÜSE:
100 g Rosenkohl, halbiert
1 rote Zwiebel, geachtelt
6 Blumenkohlröschen
6 Brokkoliröschen

½ Kürbis, in Spalten geschnitten
4 Esslöffel natives Olivenöl extra
1 Esslöffel Zatar (Gewürzmischung)
Meersalz
frisch gemahlener schwarzer Pfeffer
60 g Walnüsse

½ Granatapfel, ein Schuss natives Olivenöl extra und 1 Teelöffel frische glatte Petersilie zum Servieren

Die angegebene Menge ist reichlich, aber dieses Gericht hält sich bis zu eine Woche im Kühlschrank.

Sie benötigen: ein großes Stofftuch (ungefähr 60 × 120 Zentimeter)

Für das Labné

Beide Joghurtsorten in eine große Schüssel geben, Salz hinzufügen und vermischen. Das Stofftuch nehmen und in der Mitte zusammenfalten. Das Tuch in ein Sieb legen, die Ecken gleichmäßig überhängen lassen. Den Joghurt in die Mitte des Siebes kippen, die Ecken des Tuches fest verknoten, aber eine Lücke lassen, um den Beutel aufhängen zu können. Den Beutel an den Griff eines Küchenschrankes hängen und darauf achten, dass er weder Wärme noch Sonnenlicht ausgesetzt ist; eine Schüssel unter den Beutel stellen, um die Flüssigkeit aufzufangen, und etwa 12 Stunden hängen lassen.

Die Flüssigkeit wegschütten und das Labné, das fest und cremig sein sollte, in einen luftdicht verschließbaren Behälter geben.

Den Ofen auf 210 °C (Umluft 190 °C) vorheizen. Ein Backblech mit Backpapier auslegen und das Gemüse darauf platzieren. Olivenöl, Zatar und Gewürze hinzufügen und alles per Hand vermischen, um sicherzustellen, dass das Gemüse gleichmäßig gewürzt wird.

Das Blech 30 Minuten lang in den Backofen stellen, nach der Hälfte der Zeit das Gemüse wenden.

Das Blech aus dem Ofen nehmen und mit den Händen die Walnüsse über dem Gemüse zerkleinern, anschließend das Blech für weitere 10 Minuten in den Ofen schieben. Behalten Sie das Blech im Auge, damit nichts anbrennt.

Auf jeden Teller 3 Esslöffel Labné geben und mit der Löffelrückseite verteilen. Gemüse und Walnüsse dazugeben. Den Granatapfel mit der Schnittfläche über den Teller halten und mit einem Holzlöffel auf die Frucht schlagen, um die Samen zu lösen (das ist ein wenig chaotisch, macht aber viel Spaß). Vor dem Essen einen Schuss natives Olivenöl extra und die frischen Petersilienblätter hinzufügen.

Nizza-Salat mit Thunfisch

2 PORTIONEN

FÜR DEN SALAT:
200 g frisches Thunfischsteak
1 Teelöffel natives Olivenöl extra
Meersalz
frisch gemahlener schwarzer Pfeffer
3 große Eier, Raumtemperatur
100 g grüne Bohnen, Enden abgeschnitten, Fäden gezogen
2 kleine Salatherzen, die Blätter mit der Hand abgerissen und zerteilt
1 Avocado, entkernt und in Würfel geschnitten
100 g Kirschtomaten, halbiert

½ rote Zwiebel, fein geschnitten
50 g schwarze Oliven

FÜR DAS DRESSING:
2 Sardellenfilets, fein geschnitten
6 Esslöffel natives Olivenöl extra
2 Esslöffel Rotweinessig
½ Esslöffel Senfpulver
1 Knoblauchzehe, zerdrückt
Meersalz
frisch gemahlener schwarzer Pfeffer

Eine Bratpfanne auf hoher Stufe erhitzen. Das Thunfischsteak mit ein wenig Öl, Salz und Pfeffer einreiben und hineinlegen, wenn die Pfanne heiß ist. Jede Seite 2 Minuten lang braten – der Thunfisch sollte in der Mitte noch rosa sein, ähnlich wie bei einem Steak, das halb durch (medium rare) ist. Den Thunfisch aus der Pfanne nehmen und auf einem Küchenbrett ruhen lassen.

In einem Topf Wasser zum Kochen bringen und mit einem Schaumlöffel vorsichtig die Eier hineinlegen. 7 Minuten kochen für ein weiches Ei, 1 Minute länger (bis maximal 10 Minuten) für ein hartes Ei. Wenn die Eier fertig sind, unter kaltem Wasser abschrecken, damit sie nicht weiterkochen.

Das Wasser im Topf wieder zum Kochen bringen, einen Dämpfeinsatz einsetzen. Die Bohnen 4 bis 5 Minuten in den Dämpfeinsatz legen, bis sie al dente sind.

Salatherzenblätter, Avocado, Bohnen, Tomaten, Zwiebeln und Oliven auf zwei Teller verteilen.

Die Eier pellen und vorsichtig halbieren; pro Portion drei Hälften.

Den Thunfisch in 0,5 Zentimeter dicke Scheiben schneiden und auf den Salat legen.

Alle Zutaten des Salatdressings in ein sauberes Marmeladenglas geben. Den Deckel verschließen und durchschütteln, um die Zutaten gut zu vermischen. Über den Salat geben und genießen.

Caesar Salad mit Thymian und Brathuhn

4 BIS 6 PORTIONEN

FÜR DAS BRATHUHN:
1 Freilandhuhn, ungefähr 1,6 kg schwer,
ausgenommen
2 Esslöffel natives Olivenöl extra
2 Esslöffel getrockneter wilder Thymian
Meersalz
frisch gemahlener schwarzer Pfeffer
1 Zitrone, halbiert
2 Lorbeerblätter
1 Bund frischer Thymian

FÜR DAS CAESARDRESSING:
1 Eigelb
1 Knoblauchzehe, zerdrückt
4 Sardellenfilets in Olivenöl, zu einer
Paste zerdrückt

½ Teelöffel Dijon-Senf
1 Teelöffel Wasser
150 ml natives Olivenöl extra
100 ml Naturjoghurt
50 g Parmesan, fein gerieben
frisch gemahlener schwarzer Pfeffer
½ Zitrone, nur der Saft

FÜR DEN SALAT:
2–3 Römersalatköpfe, Wurzelansatz entfernt,
die Blätter abgetrennt
12 Kirschtomaten, halbiert
1 Avocado, entkernt und in Stücke geschnitten
geriebener Parmesan

Den Ofen auf 210 °C (Umluft 190 °C) vorheizen und ein großes Backblech mit Backpapier auslegen. Das Huhn auf das Blech legen und Öl auf Brust und Keulen geben. Den getrockneten Thymian und einen Teil der Gewürze auf dem ganzen Huhn verreiben, sodass Keule, Flügel und Brust bedeckt sind. Zitronenhälften, frischen Thymian und Lorbeerblätter im ausgenommenen Huhn platzieren. Das Blech in den Ofen schieben und eine Stunde lang garen (oder bis das Fleisch fest ist und kein Saft austritt, wenn man mit dem Messer den dicksten Teil der Keule ansticht), nach der Hälfte der Zeit das Blech um 180 Grad drehen. Das Blech aus dem Ofen nehmen und das Fleisch 10 Minuten ruhen lassen – so bleibt es saftig.

Während das Huhn gebacken wird, das Dressing vorbereiten. Eigelb, Knoblauch, Sardellenfilets, Senf und Wasser in eine Rührschüssel geben. Mit einem Schneebesen vermischen, bis keine Klumpen mehr übrig sind. Mit einem Teelöffel ein wenig Öl hinzufügen. Verquirlen, bis alles gut vermischt ist, dann nochmals Öl hinzufügen und erneut verquirlen. Das ist mühsam, aber es verhindert, dass das Dressing stockt. Wenn das Dressing zu stark glänzt, ein paar

Tropfen Zitronensaft dazugeben, um es zu lockern, und fortfahren, das Öl einzulöffeln, bis alles vermischt ist.

Naturjoghurt, Parmesan und ein wenig frischen Pfeffer hinzufügen. Zitronensaft zum Abschmecken dazugeben. (Es wird mehr Caesardressing vorhanden sein, als für das Gericht notwendig ist, aber es kann in einem luftdicht verschlossenen Behälter 3 bis 4 Tage im Kühlschrank aufbewahrt werden.)

Römersalatblätter in eine große Schüssel geben. Wenn 4 Portionen benötigt werden, sind nur 2 Köpfe notwendig, wenn 6 Portionen vorgesehen sind, dann müssen es 3 sein. Einige Esslöffel des Dressings auf den Salat geben und die Blätter mit den Fingern umdrehen, um sie zu bedecken. Die Tomaten und die Avocado dazugeben und vorsichtig untermischen.

Den Salat auf einen Servierteller geben. Mit den Fingern das Huhn in große Stücke zerteilen (die Haut und das Fleisch) und auf die Salatblätter legen. 2 Esslöffel der Bratflüssigkeit auf den Salat geben und ihn mit dem geriebenen Parmesan bestreuen.

Linsensalat mit gebackenem Ziegenkäse und Tomatendressing

2 PORTIONEN

FÜR DEN LINSENSALAT:
2 Esslöffel natives Olivenöl extra
1 Stückchen Butter
1 kleine Zwiebel, fein gehackt
1 Stange Sellerie, fein gehackt
1 grüne Chilischote, fein gehackt
150 g Puy-Linsen
2 Lorbeerblätter
1 Esslöffel frischer Thymian
1 Knoblauchzehe, fein gerieben
400 ml kaltes Wasser
Meersalz
frisch gemahlener schwarzer Pfeffer
2 Stück feste Ziegenkäsetaler (je 100 g)

FÜR DAS TOMATENDRESSING:
30 g Walnüsse
3 reife Tomaten
1 1/2 Esslöffel Rotweinessig
1 Knoblauchzehe, gepresst
½ Teelöffel Kreuzkümmel, gemahlen
½ Teelöffel süße Paprika, geräuchert
80 ml natives Olivenöl extra
Meersalz
frisch gemahlener schwarzer Pfeffer

100 g Rucolablätter und ein Schuss natives
Olivenöl extra zum Servieren

Den Ofen auf 180 °C (Umluft 160 °C) vorheizen.

1 Esslöffel Öl und die Butter auf mittlerer Hitze in einen mittelgroßen Topf geben. Zwiebeln, Sellerie und grüne Chilischote hinzufügen und 5 Minuten anschwitzen. Die Linsen gut unter fließendem Wasser ausspülen und in den Topf geben, dazu Lorbeerblätter, Thymian und Knoblauch. 1 oder 2 Minuten gut umrühren, Wasser dazugeben und zum Kochen bringen.

Die Hitze reduzieren und die Linsenmischung 20 bis 25 Minuten auf kleiner Flamme köcheln lassen. Prüfen, ob sie al dente sind – wenn nicht, einige Minuten weiterkochen.

Den Topf vom Herd nehmen, das verbliebene Wasser abgießen, die Lorbeerblätter und Thymianstiele herausnehmen. Einen Esslöffel Öl einrühren, mit Salz und Pfeffer würzen und den Topf zum Auskühlen zur Seite stellen.

Während die Linsen kochen, ein Backblech mit Backpapier auslegen und die Walnüsse für das Tomatendressing auf dem Blech ausbreiten. Das Blech für 10 Minuten in den Ofen geben, anschließend herausnehmen, die Walnüsse wenden, den Ziegenkäse dazugeben und nochmals in den Ofen schieben. Nach ungefähr 5 weiteren Minuten sollten die Walnüsse gerade richtig geröstet und der Ziegenkäse gut gebacken sein. Die Walnüsse in einen Mixer geben, den Ziegenkäse wieder in den Ofen schieben und die Hitze reduzieren.

Wasser in einem Topf oder im Wasserkocher zum Kochen bringen. Die Tomaten in eine Rührschüssel geben und mit Wasser bedecken. 90 Sekunden warten, dann das Wasser abgießen. Die Tomatenhaut abziehen, Tomaten in Stücke schneiden, die Samen entfernen und das Fruchtfleisch zu den Walnüssen im Mixer geben. Rotweinessig, Knoblauch, Kreuzkümmel und Paprika hinzufügen und die Zutaten zu einem Püree vermixen. Das Püree in eine Schüssel füllen, mit Olivenöl vermischen und abschmecken.

Die Rucolablätter auf zwei Teller legen, darauf die Linsen und darauf wiederum ein Stück Ziegenkäse legen und das Tomatendressing darübergießen.

Gegrillter Halloumi und Grünkohlsalat mit Tahini-Joghurt-Dressing

2 PORTIONEN

FÜR DEN GRÜNKOHLSALAT:
100 g Grünkohlblätter
½ Teelöffel Meersalz
30 g blanchierte Mandeln
1 Avocado, entkernt und in Stücke geschnitten
4 Frühlingszwiebeln, in dünne Scheiben geschnitten
100 g Radieschen, in dünne Scheiben geschnitten
1 Granatapfel (die Samen)
2 Teelöffel Sesamkerne
2 Teelöffel schwarze Sesamkerne

FÜR DEN HALLOUMI:
1 Teelöffel Kurkuma
1 Teelöffel scharfe Paprika geräuchert
3 Esslöffel natives Olivenöl extra
200 g Halloumi, in 1 cm dicke Scheiben geschnitten

FÜR DAS TAHINI-JOGHURT-DRESSING:
25 ml Tahini
100 ml griechischer Joghurt
½ Zitrone, Schale und Saft
Meersalz

2 Esslöffel natives Olivenöl extra zum Servieren

Den Grünkohl vorbereiten, indem Strunk und dicke Stiele entfernt werden, und in mundgerechte Stücke schneiden oder zupfen. Die Blätter in eine große Rührschüssel geben und mit beiden Händen ein oder zwei Minuten lang mit Salz durchkneten; sie sollten sich nun viel weicher anfühlen. Die anderen Zutaten hinzufügen, vermischen und zur Seite stellen.

Die Grillfunktion im Backofen auf höchste Stufe schalten. Kurkuma, Paprika und Öl in eine Schüssel geben und vermischen. Halloumi in der Gewürzmischung wenden.

Den Halloumi auf einem Backblech platzieren und in den Backofen schieben. 3 bis 4 Minuten grillen, wenden und weitere 3 bis 4 Minuten grillen. Den Ofen abschalten, aber den Halloumi noch nicht herausnehmen, um ihn warmzuhalten.

Für das Dressing alle Zutaten in eine Schüssel geben und mit dem Schneebesen verrühren.

Den Salat auf zwei Schüsseln verteilen, das Dressing darübergießen, darauf den warmen Halloumi legen, zum Abschluss einen Spritzer Olivenöl hinzufügen.

Minestrone aus Knochenbrühe

Dieses Knochenbrüherezept erfordert 8 ½ Stunden Zeit, aber es ist einfach und das Warten lohnt sich, da die Suppe so zusätzlichen Geschmack erhält. Die Brühe kann auch früher zubereitet und eingefroren werden. Mit der angegebenen Menge für die Knochenbrühe können 2 bis 2 ½ Liter gekocht werden, das reicht für 6 Portionen. Den Rest können Sie einfrieren und nach Bedarf verwenden.

2 PORTIONEN

FÜR DIE KNOCHENBRÜHE:
2 kg Rinderknochen
1 Esslöffel Tomatenmark
2 mittelgroße Zwiebeln, geschält und halbiert
1 Esslöffel schwarze Pfefferkörner
5 Knoblauchzehen, geschält
1 Bund frische, glatte Petersilie
1 Bund frischer Thymian
30 g getrocknete Pilze

FÜR DIE MINESTRONE:
2 Esslöffel natives Olivenöl extra
50 g geräucherte Pancetta, in Würfel geschnitten
1 große Zwiebel, gehackt
2 Selleriestiele, gehackt
3 Knoblauchzehen, in Scheiben geschnitten
1 große Zucchini, in Würfel geschnitten
½ Wirsing, zerkleinert
5 große Palmkohlblätter, in dünne Streifen geschnitten
1 200-g-Dose Cannellini-Bohnen, abgetropft und gespült
1 200-g-Dose Borlotti-Bohnen, abgetropft und gespült
1 Teelöffel gehacktes, frisches Basilikum
800 ml der vorbereiteten Rinderknochenbrühe

Natives Olivenöl extra, Parmesan, Basilikumblätter und frisch gemahlener schwarzer Pfeffer zum Servieren

Den Ofen auf 200 °C (Umluft 180 °C) vorheizen.

Die Knochen auf ein großes Backblech legen, mit dem Tomatenmark bestreichen und im Ofen 30 Minuten lang rösten, nach der Hälfte der Zeit wenden.

Die gerösteten Knochen in einen großen Suppentopf geben, dazu Zwiebeln, Pfefferkörner, Knoblauch, Gewürze und getrocknete Pilze. Mit kaltem Wasser aufgießen, sodass alle Knochen bedeckt sind. Bis zum Siedepunkt erhitzen, die Flüssigkeit aber nicht kochen lassen. Die Hitze reduzieren und auf kleiner Flamme köcheln lassen.

Während der ersten beiden Stunden etwa alle 20 Minuten mit einem großen Löffel den Schaum abschöpfen. Gegebenenfalls etwas kaltes Wasser in den Topf gießen. Das sollte das Fett dazu bringen aufzusteigen, um es leichter abzuschöpfen.

Danach Brühe in größeren Abständen kontrollieren, aber im Auge behalten, um Schaum abzuschöpfen und wenn nötig Wasser nachzufüllen. Die Brühe weitere 6 Stunden auf kleiner Flamme köcheln lassen.

Die Knochen aus dem Topf nehmen und die Brühe durch ein Stofftuch oder ein feines Sieb gießen. Topf reinigen und die Brühe zurückschütten. Bei großer Hitze zum Kochen bringen und auf etwa 2½ Liter einkochen. 800 ml für die Minestrone zurückbehalten und den Rest in zwei Behältern einfrieren.

Öl in einem Topf bei mittlerer Temperatur erwärmen. Pancetta, Zwiebel und Sellerie hinzufügen. Langsam 10 Minuten braten, zwischendurch leicht umrühren, damit das Fett der Pancetta ausschmilzt und das Gemüse saftig und süß wird, ohne sich zu verfärben, dann den Knoblauch hinzugeben und weitere 90 Sekunden braten.

Zucchini, Wirsing, Palmkohlblätter, Cannellini- und Borlotti-Bohnen sowie Basilikum dazugeben und gut umrühren. Ein paar Minuten lang braten, dann die Brühe hinzufügen und 8 Minuten auf kleiner Flamme köcheln.

Die Minestrone auf zwei Schüsseln verteilen. Einen Schuss Olivenöl dazugeben, Parmesan darüberreiben, ein paar Basilikumblätter und zum Abschluss frisch gemahlenen Pfeffer darüberstreuen (die Suppe sollte durch Pancetta und Parmesan ausreichend gesalzen sein).

Kalte Gurken-Avocado-Suppe

2 PORTIONEN

*1 Gurke, geschält und in Scheiben
geschnitten (6 Scheiben für die Garnitur
aufheben)
2 Avocados, geschält und entkernt
2 Jalapeños, halbiert und entkernt
4 Frühlingszwiebeln, grob geschnitten
2 Esslöffel natives Olivenöl extra
100 g Naturjoghurt
40 g Crème fraîche*

*120 ml Hühnerbrühe oder Gemüsebrühe
1/2 bis 1 Esslöffel frischer Dill
1 Zitrone, nur der Saft
Meersalz
frisch gemahlener schwarzer Pfeffer*

*natives Olivenöl extra, Dill mit Stängeln,
1 Tomate, entkernt und in Würfel
geschnitten, und eine scharfe Soße,
beispielsweise Chilisoße, zum Servieren*

Alle Zutaten in eine Küchenmaschine oder einen Mixer geben und etwa fünf Minuten mixen, bis die Konsistenz seidig ist. Suppe von den Wänden der Küchenmaschine schaben und nochmals ein oder zwei Minuten mixen. Gegebenenfalls mit einer Prise Salz und ein wenig Pfeffer abschmecken.

Auf zwei Schüsseln verteilen und einen Schuss Olivenöl, die vorbereiteten Gurkenscheiben, Dillstängel, Tomate und ein paar Spritzer scharfe Soße hinzufügen.

Prosciutto, Burrata und Tomatensalat mit Basilikumdressing

2 PORTIONEN

80 g Prosciutto
1 Burrata (oder Büffelmozzarella)
150 g sonnengereifte Tomaten (oder Kirschtomaten, halbiert)
Meersalz
frisch gemahlener schwarzer Pfeffer
1 Handvoll Basilikumblätter

FÜR DAS DRESSING:
60 ml natives Olivenöl extra
2 Esslöffel Balsamico
1 Teelöffel gehackte frische Basilikumblätter
1 kleine Knoblauchzehe, zerdrückt
Meersalz
frisch gemahlener Pfeffer

kleine Basilikumblätter zum Servieren

Alle Zutaten für das Dressing in einen Mixer geben und vermischen, bis das Basilikum völlig im Öl aufgelöst ist. (Nicht benötigtes Dressing kann in einem sterilisierten Marmeladeglas aufbewahrt werden und hält sich mindestens 5 Tage im Kühlschrank.)

Zum Servieren Prosciutto wellenförmig gefaltet auf eine größere Servierplatte legen, damit er das Dressing aufnehmen kann. Die Burrata hinzufügen und leichten Druck darauf ausüben, damit die Haut aufbricht. Die Tomaten um den Schinken drapieren, würzen und das Dressing und die kleinen Basilikumblätter vor dem Servieren dazugeben.

Pastete aus geräucherter Makrele, Bagna cauda und Gemüsestäbchen

2 PORTIONEN

FÜR DIE PASTETE:
100 g geräucherte Makrele
40 g Crème fraîche
½ Teelöffel Vollkornsenf
½ Zitrone, Schale und Saft
1 Teelöffel Zitronenthymian, nur die
Blätter
1 Teelöffel fein gehackte, glatte Petersilie
30 ml Crème double
Meersalz
frisch gemahlener schwarzer Pfeffer

FÜR DIE BAGNA CAUDA:
4 Knoblauchzehen, in dünne Scheiben
geschnitten
8–10 Sardellen (etwa 1 kleine Dose)
60 ml natives Olivenöl extra
80 g Butter, kalt und in Würfeln

1 Esslöffel Apfelessig
1 Teelöffel Zitronensaft
Meersalz
frisch gemahlener schwarzer Pfeffer

MÖGLICHKEITEN FÜR
GEMÜSESTÄBCHEN:
Blumenkohlröschen
Spargelstangen
Zuckererbsen
Zuckerschoten
Römersalatherzen
Selleriesticks
Gurkensticks
Radieschen
Chicoréeblätter
Kirschtomaten

Für die Zubereitung der Pastete die Makrele, Crème fraîche, Senf und Zitronenschale in einem Mixer vermischen, bis die Masse glatt ist. Kräuter, Crème double, 1 Esslöffel Zitronensaft sowie etwas Salz und Pfeffer dazugeben. Wenn der Geschmack intensiver sein soll, mehr Zitronensaft hinzufügen. In eine Schüssel umfüllen und zur Seite stellen.

Für die Bagna cauda Knoblauch, Sardellen und Öl in einen kleinen Topf geben und bei niederiger Temperatur erhitzen. Mit einem kleinen Schneebesen verquirlen, damit nichts anbrennt und die Sardellen sich auflösen. Nach etwa 5 Minuten den Topf vom Herd nehmen und den Inhalt in einen Mixer geben. Während des Mixvorgangs die Butterwürfelchen nach und nach hinzufügen, bis eine cremige Soße entsteht. Apfelessig, Zitronensaft sowie etwas Salz und Pfeffer dazugeben und vermischen.

Die Gemüsestäbchen können Zutaten sein, die gerade im Kühlschrank zu finden sind. Sie sollten knackig sein, um einen Kontrast zur weichen Pastete und der Bagna cauda zu bilden.

Seeteufelspießchen mit Basilikumpesto

2 PORTIONEN

FÜR DIE SEETEUFELSPIESSCHEN:

300 g Seeteufel, in 3 cm große, quadratische Stücke geschnitten (auch Kabeljau oder Heilbutt sind geeignet)

1 gelbe Paprika, in 3 cm große Stücke geschnitten

1 Zucchini, in 3 cm große Stücke geschnitten

1 kleine Aubergine, in 3 cm große Stücke geschnitten

1 rote Zwiebel, in Rechtecke geschnitten, die Schichten getrennt

3 Esslöffel natives Olivenöl extra

Meersalz

frisch gemahlener schwarzer Pfeffer

FÜR DAS BASILIKUMPESTO:

1 Knoblauchzehe, gehackt

2 ½ Esslöffel grob gehackter frischer Basilikum

50 g Pinienkerne, geröstet

100 ml natives Olivenöl extra

75 g Parmesankäse, gerieben

Zitronenspalten zum Servieren

Es werden benötigt: 4 Bambus- oder Metallspieße (Bambusspieße vorher in kaltem Wasser einweichen, um ein Ankohlen zu verhinden), ein großer Mörser mit Stößel (optional).

Alle Zutaten für die Seeteufelspießchen in eine große Rührschüssel geben und vorsichtig vermischen; es sollte alles mit Öl, Salz und Pfeffer bedeckt sein. Auf jedes Spießchen Fisch und Gemüse abwechselnd stecken, abdecken und in den Kühlschrank stellen.

Das Pesto zubereiten. Es hat seinen Grund, dass Pesto ein Klassiker ist, denn es beinhaltet einiges, das wirklich gut für Ihre Gesundheit ist. Wenn Sie das Pesto auf traditionelle Weise zubereiten möchten, benötigen Sie einen großen Mörser mit Stößel. Den Koblauch zerdrücken (eine Prise Salz kann dabei helfen), dann die Basilikumblätter und nach und nach die Pinienkerne hinzufügen, bis eine dicke Paste entsteht. Olivenöl dazugeben und alles zusammendrücken. Parmesan hinzufügen und gut durchmischen. Alternativ Knoblauch, Basilikum und Pinienkerne in eine Küchenmaschine geben und unter Beigabe von Öl zerkleinern, dann in eine Schüssel geben und mit Parmesan vermengen. (Reste können im Kühlschrank in einem luftdichten Gefäß unter einer Schicht nativem Olivenöl extra 1 Woche lang aufbewahrt werden.)

Eine Grillpfanne erhitzen; die richtige Temperatur ist erreicht, wenn Sie Ihre Hand mit etwas Abstand über die Pfanne halten und die Hitze spüren. Die Spießchen in die Pfanne legen und 2 Minuten braten, dann wenden. Zweimal wiederholen, bis der Fisch und das Gemüse gleichmäßig durch sind. Auf zwei Tellern anrichten, Pesto daraufgeben und genießen. Ein grüner Blattsalat als Beilage ist ideal.

Zucchinispaghetti alle vongole

2 PORTIONEN

FÜR DIE MUSCHELN:
600 g Venusmuscheln
2 Esslöffel natives Olivenöl extra
1 Esslöffel Butter
1 Zwiebel, fein geschnitten
1 rote Chili, fein gehackt
3 Knoblauchzehen, fein gehackt
½ Teelöffel Paprika
½ Teelöffel getrocknetes Basilikum
½ Teelöffel getrockneter Oregano
1 Esslöffel Tomatenmark
70 g 'Nduja

1 400-g-Dose Eiertomaten
100 g Kirschtomaten
1 Esslöffel grob gehackte, frische glatte Petersilie
Meersalz
frisch gemahlener schwarzer Pfeffer

FÜR DIE ZUCCHINISPAGHETTI:
1 Esslöffel natives Olivenöl extra, plus etwas Öl zum Beträufeln
2 große Zucchini, spiralförmig geschnitten
1 Teelöffel getrockneter Oregano

Sie benötigen einen Spiralschneider.

Die Venusmuscheln überprüfen und beschädigte Muscheln oder Muscheln, die bei Berührung nicht schließen, entfernen. Gut spülen, um sicherzugehen, dass sie sauber sind.

Öl und Butter für die Muscheln in einen großen Topf (mit Deckel) geben und auf niedriger Flamme erhitzen. Zwiebel und Chili hinzufügen und 10 Minuten lang garen, bis die Zwiebel weich geworden ist. Knoblauch dazugeben und weitere 90 Sekunden anbraten, dann die getrockneten Kräuter und das Tomatenmark dazugeben und weitere 2 Minuten braten.

'Nduja (eine pikante, italienische Wurst) hinzufügen und umrühren, damit sie sich auflöst. Wenn alles eine dicke Soße ergibt, die Dosentomaten und die Kirschtomaten hinzufügen und die Hitze erhöhen. Wenn die Tomaten zu kochen beginnen, die Muscheln dazugeben und sofort den Deckel schließen. Den Topf sanft schwenken, um sicherzustellen, dass alle Muscheln der Hitze ausgesetzt sind. Muscheln entfernen, die geschlossen bleiben. Während die Zucchinispaghetti kochen, die Hitze reduzieren und auf kleinerer Flamme köcheln lassen.

Öl in eine Wokpfanne oder eine Bratpfanne mit verstärktem Boden geben, erhitzen und die spiralförmigen Zucchini sowie Oregano dazugeben, etwa 3 Minuten in der Pfanne schwenken. Sie sollen weich werden, aber auch ihren Biss bewahren.

Die Zucchinispaghetti in den Topf mit den Venusmuscheln geben und mit Tomatensoße bedecken. Petersilie dazugeben und abschmecken.

Vor dem Servieren Muscheln, Zucchinispaghetti und Soße ein letztes Mal in der Pfanne schwenken und auf zwei tiefe Teller verteilen. Mit nativem Olivenöl extra beträufeln.

Riesengarnelen in der Pfanne

2 PORTIONEN

1 Esslöffel Ghee
3 Esslöffel natives Olivenöl extra
1 Zwiebel, fein gehackt
2 Knoblauchzehen, fein gehackt
5 cm langes Stück Ingwer, fein gehackt
2 grüne Chilis, fein gehackt
4 große, reife Tomaten, geschnitten

350 g Riesengarnelen, in der Schale (frisch oder aufgetaut)
1½ Esslöffel Garam masala
1 Zitrone, nur der Saft
Meersalz
frisch gemahlener schwarzer Pfeffer
2 Esslöffel Naturjoghurt zum Servieren

Ghee und Öl in eine Bratpfanne geben und auf mittlerer Stufe erhitzen. Wenn die Ghee-Öl-Mischung heiß ist, die Zwiebel hinzufügen und 5 bis 10 Minuten anbraten, bis sie weich geworden ist und eine goldbraune Farbe annimmt. Knoblauch dazugeben und 30 Sekunden umrühren.

Ingwer, Chilis und Tomaten hinzufügen und etwa 10 Minuten garen, regelmäßig umrühren, um sicherzugehen, dass nichts anbrennt. Wenn es den Anschein hat, dass die Mischung etwas trocken ist, einen Spritzer Wasser hinzufügen. Die Tomaten sollten anfangen, zu einer Soße einzukochen.

Riesengarnelen und Garam masala hinzufügen und gut vermischen. 5 Minuten braten, dabei umrühren und die Garnelen wenden, um sicherzugehen, dass sie auf beiden Seiten gegart werden. Den Herd ausschalten und den Zitronensaft in die Pfanne ausdrücken. Gegebenenfalls mit Salz und Pfeffer abschmecken. Auf zwei Teller verteilen und auf jedem einen Löffel Naturjoghurt hinzufügen.

Dieses Gericht ist köstlich mit Gemüsereis (siehe Seite 265) und Punjabi-Salat (Seite 266).

Mittelmeerfisch mit Gemüsehaschee und Aioli

2 PORTIONEN

FÜR DEN GRILLFISCH:
8 Sardellen (etwa eine kleine Dose)
2 Esslöffel Kapern
6 Esslöffel natives Olivenöl extra
4 Knoblauchzehen, fein gerieben
4 rote Chilis, fein gehackt
Meersalz
frisch gemahlener schwarzer Pfeffer
200 g Lachsfilet
200 g Wolfsbarschfilet
4 Riesengarnelen
2 Zitronen, nur der Saft

FÜR DAS GEMÜSEHASCHEE:
3 Esslöffel natives Olivenöl extra
2 Esslöffel Butter
½ Blumenkohl, in kleine Stücke geschnitten

1 mittelgroße Süßkartoffel, gerieben
50 g grüne Bohnen, Enden abgeschnitten, Fäden gezogen und klein geschnitten
1 grüne Chili, fein gehackt
1 Esslöffel getrockneter Oregano
3 Knoblauchzehen, fein gerieben
Meersalz
frisch geriebener schwarzer Pfeffer

FÜR DIE AIOLI:
1 großes Eigelb
1 kleine Knoblauchzehe, zerdrückt
1 Teelöffel Dijon-Senf
1 Teelöffel kaltes Wasser
175 ml natives Olivenöl extra
½ Zitrone, nur der Saft
Meersalz
frisch gemahlener schwarzer Pfeffer

Den Ofen auf 160 °C (Umluft 140 °C) vorheizen.

Sardellen, Kapern und 5 Esslöffel Öl in einen kleinen Topf geben und bei niedriger Temperatur erhitzen, von Zeit zu Zeit umrühren, um die Sardellen aufzulösen. Etwa 10 Minuten köcheln lassen, dann Knoblauch, rote Chilis, Salz und Pfeffer dazugeben. Herd abschalten und Topf zur Seite stellen, damit die Aromen sich vermischen können.

Die Aioli kann bereits im Voraus zubereitet werden und ist in einem luftdicht verschlossenen Glas oder einem anderen Gefäß bis zu 2 Wochen haltbar. Eigelb, Knoblauch, Senf und Wasser in eine mittelgroße Schüssel geben und verquirlen. Das Öl teelöffelweise hinzugeben. Nach jedem Teelöffel gut quirlen, um sicherzustellen, dass es gut eingearbeitet ist, dann den Vorgang wiederholen. Das ist mühsam, aber verhindert das Stocken. Wenn das Dressing zu stark glänzt, ein paar Tropfen Zitronensaft dazugeben, um es zu lockern, und fortfahren, das Öl einzulöffeln, bis alles vermischt ist. Abschmecken und Zitronensaft, Salz und Pfeffer dazugeben, falls notwendig.

Für die Zubereitung des Gemüsehaschees Öl und Butter in einen großen Topf geben und auf mittlerer Stufe erhitzen. Blumenkohl, Süßkartoffel und grüne Bohnen hinzufügen, 7 bis 8 Minuten unter regelmäßigem Umrühren braten. Die grüne Chili, Oregano, Knoblauch, Salz und Pfeffer dazugeben und weitere 5 Minuten braten.

Eine Grillpfanne erhitzen. In der Zwischenzeit die Fischfilets und die Riesengarnelen in einer großen Rührschüssel mit 1 Esslöffel Öl und etwas Salz und Pfeffer bedecken. Die Fischfilets in die heiße Grillpfanne legen und 2 Minuten braten. Den Wolfsbarsch wenden und 1 weitere Minute braten, dann aus der Pfanne nehmen und auf einen vorgewärmten Servierteller legen. An seiner Stelle die Garnelen in die Pfanne geben. Wenn der Lachs etwa 5 Minuten auf der einen Seite gebraten wurde, wenden, weitere 2 Minuten grillen, herausnehmen und zu dem Wolfsbarschfilet legen. Die Garnelen benötigen 2 bis 3 Minuten pro Seite, abhängig von ihrer Größe. Sicherstellen, dass sie gleichmäßig gegart wurden und überall rosa sind, bevor sie aus der Pfanne genommen werden.

Knoblauch und Sardellendressing über den Fisch gießen.

Mit dem Haschee und einer ordentlichen Portion Aioli servieren. Zu diesem Gericht passen auch hervorragend gedämpfter Brokkoli oder Blattgemüse.

Ganzer gebratener Lachs mit Zitronen-Kräuterfüllung

10 PORTIONEN

2 Esslöffel natives Olivenöl extra
1 ganzer Lachs, etwa 2 kg, ausgenommen
150 g Butter, weich
2 Schalotten, fein gewürfelt
3 Knoblauchzehen, gerieben

2 Zitronen, Schale und Saft
1 Esslöffel fein gehackte, frische Estragonblätter
1 Esslöffel fein gehackte, frische glatte Petersilie
Meersalz
frisch gemahlener schwarzer Pfeffer
5 Lorbeerblätter

Den Backofen auf 160 °C (Umluft 140 °C) vorheizen.

Ein großes Backblech mit Backpapier auslegen. Den Fisch mit dem Öl einreiben und auf das Blech legen.

Die weiche Butter in eine große Rührschüssel geben und mit einem Holzlöffel alle Zutaten außer den Lorbeerblättern untermengen. Die Masse mit den Händen zu einer »Wurst« formen; sie sollte etwa so lang wie die Bauchöffnung des Fisches sein. Die Lorbeerblätter gleichmäßig auf der Masse verteilen und den Fisch mit ihr der Länge nach füllen.

Fünf Stück Metzgerschnur abschneiden und in kleinen Abständen um den Lachs binden, sodass der Bauch gut verschlossen bleibt. Ein kleines Stück Alufolie um den Fischschwanz wickeln, um das Anbrennen zu verhindern.

Den Lachs in den Ofen schieben und eine halbe Stunde backen, dann herausnehmen und mit dem Löffel den köstlich buttrigen, würzigen Saft über den Fisch löffeln. Die Hitze auf 210 °C (Umluft 190 °C) erhöhen und den Lachs zurück in den Ofen schieben, um ihn nochmals 8 Minuten garen zu lassen.

Ist der Fisch gar, vorsichtig die Schnur entfernen und den Lachs sanft vom Blech nehmen und auf einer großen Servierplatte anrichten. Etwas vom Bratensaft auf den Fisch löffeln und sofort servieren.

Zu diesem Gericht passt hervorragend grüner Salat oder geröstetes Gemüse.

Blumenkohlsteaks mit Feta

2 PORTIONEN

1 großer Blumenkohl
2 Esslöffel natives Olivenöl extra
2 Teelöffel Zatar
Meersalz
frisch gemahlener schwarzer Pfeffer

150 g Feta, in Krümeln, 2 Teelöffel Chipotle-Chiliflocken, 2 Esslöffel natives Olivenöl extra und 1 Esslöffel frische Oreganoblätter zum Servieren

Den Ofen auf 200 °C (Umluft 180 °C) vorheizen.

Ein Backblech mit Backpapier auslegen.

Den Blumenkohl mit dem Strunkende nach oben auf ein Küchenbrett legen. Zwei 2 Zentimeter dicke Blumkohlsteaks zuschneiden, die durch den Strunk ihre Form bewahren; die seitlichen Röschen abschneiden und für eine andere Gelegenheit aufbewahren, etwa um Blumenkohlreis zu machen oder um sie als Gemüsestäbchen zu essen.

Die beiden Steaks nebeneinander auf das Backblech legen und Öl und Zatar darübergeben. Beides mit den Händen einreiben, bis beide Seiten gleichmäßig bedeckt sind, dann mit Salz und Pfeffer würzen.

20 bis 25 Minuten im Ofen backen. Die Steaks sollten eine goldbraune Farbe annehmen und an den Ecken leicht verschmort sein.

Jedes der Steaks mit Feta belegen, Chiliflocken daraufstreuen, mit Olivenöl beträufeln und Oregano bestreuen.

Blumenkohlkäse mit knusprigen Schalotten

2 PORTIONEN

FÜR DEN BLUMENKOHLKÄSE:
½ Blumenkohl, in Röschen zerlegt
½ Romanesco, in Röschen zerlegt
3 Esslöffel natives Olivenöl extra
2 Esslöffel Butter plus extra Butter zum
Einfetten
1 große Lauchstange, in dünne Scheiben
geschnitten
2 Knoblauchzehen, fein gerieben
400 ml Crème double
1 Esslöffel Dijon-Senf
½ Muskatnuss, gerieben

120 g reifer Cheddar, gerieben
30 g Parmesan, gerieben
30 g geriebene Mandeln
Meersalz
frisch gemahlener schwarzer Pfeffer

FÜR DIE SCHALOTTEN:
2 Esslöffel Ghee
2 Esslöffel natives Olivenöl extra
3 Schalotten, in sehr feine Scheiben geschnitten

Den Backofen auf 190 °C (Umluft 170 °C) vorheizen.

Einen großen Topf mit gesalzenem Wasser zum Kochen bringen. Beide Blumenkohlstücke hineinlegen und 5 Minuten kochen. Abgießen und in einem Sieb gut abtropfen lassen.

Den Topf ausspülen, Öl, Butter und geschnittenen Lauch hineingeben und auf mittlerer Hitze 8 bis 10 Minuten braten, bis der Lauch weich wird und Wasser abgibt.

Den Knoblauch hinzufügen und 90 Sekunden umrühren, dann Crème double, Senf und Muskatnuss dazugeben und kochen, bis die Crème double sich auf ein Drittel reduziert hat. Den Blumenkohl und die Hälfte des Cheddar hineinlegen, dann gut vermischen. Vom Herd nehmen.

Eine Backform mit Butter ausstreichen, die Blumenkohlmischung hineingeben und mit dem Rest des Cheddar bestreuen.

Parmesan, geriebene Mandeln sowie etwas Salz und Pfeffer auf einem kleinen Teller miteinander vermischen und über den Blumenkohl geben. Die Form auf ein Backblech stellen für den Fall, dass sie überläuft, und im Ofen 25 bis 30 Minuten backen, bis die Masse goldfarben ist und Bläschen bildet.

Während des Backens Ghee und Öl für die Zubereitung der knusprigen Schalotten in eine Bratpfanne geben und bei mittlerer Hitze schmelzen. Schalotten hinzufügen und 25 bis 30 Minuten unter gelegentlichem Umrühren braten; die Schalotten am Pfannenrand werden schneller braun. Wenn alle eine tiefgoldene Farbe angenommen haben, mit einem Schaumlöffel aus der Pfanne nehmen und auf Küchenpapier trocknen, um sie knusprig werden zu lassen. Den Blumenkohlkäse mit den knusprigen Schalotten bestreuen.

Alles mit einem grünen Salat servieren – beispielsweise einem Mix aus Spinat, Brunnenkresse und Chicoréeblättern.

Langsam gekochtes schwarzes Dal mit hausgemachtem Panir und gegrilltem Brokkoli

Dieses Rezept kann nicht schnell zubereitet werden (12 Stunden Einweichen und 13 Stunden kochen), aber die meiste Zeit über ist nichts zu tun und das Resultat ist köstlich. Von diesem Gericht sollten Sie eine große Menge machen, oft schmeckt es am nächsten Tag noch besser. Reste können eingefroren werden.

10 PORTIONEN

FÜR DAS SCHWARZE DAL:
600 g Urdbohnen (oder Beluga-Linsen)
50 g Butter
4 Esslöffel natives Olivenöl extra
2 Zwiebeln, fein gehackt
1 Knoblauchzehe, geschält und gerieben
5 cm langes Stück Ingwer, fein gerieben
2 Esslöffel Tomatenmark
2 Teelöffel Kreuzkümmelsamen, geröstet und gemahlen
2 Teelöffel Koriandersamen, geröstet und gemahlen
1 Teelöffel schwarze Pfefferkörner, geröstet und gemahlen
½ Teelöffel Cayennepfeffer
½ Teelöffel Kurkuma
2 Lorbeerblätter

1 Zimtstange
2 400-g-Dosen Eiertomaten
400 ml Sahne
100 ml Crème double
Meersalz
frisch geriebener schwarzer Pfeffer

FÜR DEN PANIR:
1,5 Liter Vollmilch
1 Zitrone, nu: der Saft
1 Teelöffel Ghee
½ Teelöffel Kurkuma

FÜR DEN BROKKOLI:
200 g Broccolini oder Purple-Sprouting-Brokkoli
1 Esslöffel natives Olivenöl extra

Sie benötigen: 2 Stofftücher

Urdbohnen (oder Beluga-Linsen) nach Angaben auf der Verpackung einweichen – gewöhnlich am Vortag des Kochens und in reichlich kaltem Wasser für mindestens 12 Stunden.

Den Backofen auf 140 °C (Umluft 120 °C) vorheizen.

Urdbohnen abspülen, in einen großen Topf geben und mit kaltem Wasser abdecken. Zum Kochen bringen und anschließend eine Stunde auf kleiner Flamme köcheln lassen. Schaum oder Verunreinigungen an der Oberfläche mit einem Schaumlöffel oder einem großen Löffel abschöpfen.

Während die Linsen kochen, Butter und Öl in einen großen Schmortopf geben (mit einem backofengeeigneten Deckel) und auf kleiner Stufe erhitzen. Zwiebeln hinzufügen und 10 Minuten braten, bis sie weich sind. Knoblauch dazugeben, ein paar Minuten umrühren, dann Ingwer und Tomatenmark hinzufügen. Weitere 2 Minuten braten. Wenn das Tomatenmark dunkel geworden ist, alle Gewürze dazugeben. Gut vermischen, dann Tomaten hinzufügen. Wenn sie zu kochen beginnen, mit der Rückseite eines Holzlöffels an die Seitenwand des Schmortopfes drücken, um sie aufplatzen zu lassen. Auf kleiner Flamme etwa 1 Stunde weiterkochen, bis die Urdbohnen im anderen Topf fertig sind.

Urdbohnen abgießen und in den Schmortopf geben. Gut durchmischen. Sahne, 200 ml Wasser und ein wenig Salz und Pfeffer hinzufügen – wenn die Urdbohnen gar sind, können sie abgeschmeckt werden.

Den Schmortopf mit Deckel in den Backofen schieben und alles 6 Stunden garen, dann den Deckel abnehmen und weitere 6 Stunden garen. Gelegentlich umrühren. Wenn die Mischung beginnt, trocken zu werden, etwas Wasser dazugeben, aber nicht zu viel – es soll ein dickflüssiges, dunkles Dal werden.

In der Zwischenzeit ein Sieb doppelt mit Stofftüchern auslegen und ins Spülbecken stellen. Die Milch für den Panir in einem Topf erhitzen und, wenn sie zu dampfen beginnt, Zitronensaft hinzufügen, umrühren. Die Milch sollte umgehend gerinnen. Alles vorsichtig in das Sieb gießen, dann eine Kanne kaltes Wasser in das Sieb gießen, um den Quark abzuspülen.

Die Ecken des Stofftuchs nehmen und zu einem festen Knäuel binden, anschließend so viel Flüssigkeit wie möglich ausdrücken. Den Panir in ein Plastikgefäß füllen, glatt streichen, ein anderes Gefäß daraufstellen und mit zwei vollen Konservendosen beschweren. 2 Stunden in den Kühlschrank stellen, bis er sich verfestigt hat.

Eine Stunde vor dem Servieren das Dal aus dem Backofen nehmen und die Crème double hinzufügen, um den Geschmack weiter zu verbessern. In den Ofen zurückstellen und auf 160 °C (Umluft 140 °C) erhitzen.

Zum Essen Panir aus dem Kühlschrank nehmen, auf ein Küchenbrett geben und in dicke Würfel schneiden. Ghee in eine Bratpfanne geben und langsam erhitzen, dann Kurkuma hinzufügen. Panir-Würfel dazugeben und auf jeder Seite eine Minute braten. Sie sollten vom Kurkuma eine schöne gelbe Farbe annehmen und von der Hitze goldbraune Ecken haben.

Brokkoli mit Öl einreiben, eine Grillpfanne erhitzen und Brokkoli hineinlegen und mit der Rückseite des Pfannenwenders gegen den Pfannenboden drücken. Nach ein paar Minuten wenden und nochmals gegen den Boden drücken.

Zum Servieren einen Teil des Dals in Schüsseln füllen und den gebratenen Panir und gegrillten Brokkoli drauflegen.

Vaters Dal

2 PORTIONEN

150 g halbierte rote Linsen
1 Esslöffel Ghee
2 Esslöffel natives Olivenöl extra
1 Zwiebel, gehackt
5 cm langes Stück Ingwer, fein gehackt
2 Knoblauchzehen, fein gehackt
1 grüne Chili, gehackt
3 Tomaten, klein geschnitten

2 Teelöffel geriebener Koriander
1 Teelöffel Garam masala
1 Teelöffel geriebener Ingwer
2 Gewürznelken
1 Teelöffel frisch gemahlener schwarzer Pfeffer
1 Zitrone, nur der Saft
Meersalz zum Abschmecken

Naturjoghurt und Korianderblätter zum Servieren

Die Linsen in einen mittelgroßen Topf geben und mit Wassser bedecken. Wasser zum Kochen bringen, dann etwa 15 Minuten köcheln lassen, bis die Linsen bissfest sind.

Während die Linsen köcheln, Ghee und Öl bei niedriger Hitze in eine Bratpfanne geben. Zwiebel und Ingwer hinzufügen und braten, bis die Zwiebel eine goldbraune Farbe annimmt. Nach 10 Minuten Knoblauch und Chili dazugeben, dann die Tomaten und die Gewürze. Gut umrühren und weitere 5 Minuten garen, bis die Tomaten zu einer Soße eingekocht sind.

Die Linsen in ein Sieb abgießen und zu den Tomaten geben, vermischen und weitere 2 bis 3 Minuten braten.

Darüber die Zitrone auspressen und mit etwas Salz abschmecken.

Auf zwei Schüsseln verteilen und etwas Joghurt dazugeben.

Dieses Gericht ist auch alleine köstlich, aber wenn Sie eine größere Mahlzeit daraus machen wollen, dann passt es auch gut zu Gemüsereis (siehe Seite 265) und Punjabi-Salat (sieht Seite 266).

Abendessen

Steak mit Sauce béarnaise und gegrilltem Broccolinireis

2 PORTIONEN

FÜR DAS STEAK:	
Meersalz	*3 Esslöffel Weißweinessig*
frisch gemahlener schwarzer Pfeffer	*5 schwarze Pfefferkörner*
360 g Flanksteak	*2 Eigelb*
3 Esslöffel Butter	*½ Zitrone, nur der Saft*
2 Esslöffel natives Olivenöl extra	*2 Esslöffel frischer, geschnittener Estragon*
	Meersalz

FÜR DIE SAUCE BÉARNAISE:	FÜR DEN GEGRILLTEN BROKKOLI:
150 g Butter	*1 Esslöffel natives Olivenöl extra*
1 Schalotte, sehr klein gehackt	*120 g Broccolini*

Zunächst die Butter für die Sauce béarnaise klären, indem sie langsam in einem kleinen Topf bei geringer Hitze geschmolzen wird. Die Milchtrockenmasse wird sich am Boden ablagern und die geklärte Butter kann leicht abgeschöpft werden.

Schalotten, Essig und schwarze Pfefferkörner in einen anderen kleinen Topf geben und auf den Herd stellen. Unter ständiger Beobachtung die Essigmischung auf ungefähr 3 Teelöffel einkochen, dann absieben.

Abkühlen lassen und dann 2 Teelöffel des reduzierten Essigs zusammen mit einem Teelöffel Wasser und einigen Tropfen Zitronensaft zum Eigelb hinzufügen. Mit einem Schneebesen einige Sekunden lang verquirlen.

Den Topf in ein Wasserbad stellen (das Wasser sollte köcheln, nicht kochen; der kleine Topf sollte in den großen komplett hineinpassen, aber das Wasser nicht berühren). Langsam, Spritzer für Spritzer die geklärte Butter unter ständigem Quirlen zu dem Eigelb hinzufügen. Die Butter sollte sich mit der Flüssigkeit vermischt haben, bevor der nächste Spritzer hineingegeben wird. Wenn die Mischung zu sehr glänzt oder aussieht, als ob sie gar werden würde, einige Tropfen Zitronensaft oder kaltes Wasser dazugeben.

Wenn die Soße dickflüssig geworden ist, vom Herd nehmen und den Estragon hinzufügen. Falls nötig, mit ein wenig Salz abschmecken. Den Topf zur Seite stellen und gelegentlich umrühren, damit sich keine Haut bildet.

Beide Seiten des Steaks würzen. Die Butter und das Öl bei mittlerer Hitze in eine Bratpfanne geben. Wenn die Butter schaumig ist, das Steak hineinlegen. Mit einem Löffel die Butter über das Fleisch schöpfen, während es brät. Nach 3 Minuten das Steak wenden und den Vorgang wiederholen, dann auf ein Küchenbrett legen, um es ruhen zu lassen, damit beim Schneiden möglichst wenig Fleischsaft austritt.

Bratpfanne auswischen und auf den Herd zurückstellen. Den Broccolini mit dem Öl einreiben und in die Pfanne legen. Den Broccolini mit der Rückseite eines Pfannenwenders oder einem Teller beschweren, um sie auf den Pfannenboden zu drücken. Nach 2 Minuten Broccolini wenden und von der anderen Seite braten. Wiederholen, bis der Broccolini weich und braun geröstet ist, dann auf einen Servierteller legen.

Nach der Ruhezeit das Steak in etwa 0,5 Zentimeter dicke Scheiben schneiden und zum Broccolini auf den Servierteller legen.

Die Sauce béarnaise darauf löffeln und sofort servieren.

Fleischklößchen in Grilltomaten-Knoblauch-soße mit Süßkartoffelnudeln

2 PORTIONEN

FÜR DIE FLEISCHKLÖSSCHEN:
200 g Rinderhackfleisch
200 g Schweinehackfleisch
1 Esslöffel getrockneter Oregano
1 Esslöffel gehacktes, frisches Basilikum
Meersalz
frisch gemahlener schwarzer Pfeffer
1 Esslöffel Butter
3 Esslöffel natives Olivenöl extra

FÜR DIE TOMATEN-KNOBLAUCH-SOSSE:
8 reife Tomaten, am Stängel
2 Stängel Kirschtomaten

1 rote Zwiebel, in 6 Spalten geschnitten
1 Knoblauchknolle, in Zehen aufgebrochen
4 Stängel Rosmarin
3 Esslöffel natives Olivenöl extra
100 ml Rotwein
2 Esslöffel Balsamico
1 Esslöffel gehacktes, frisches Basilikum

FÜR DIE NUDELN:
2–3 Süßkartoffeln, spiralförmig geschnitten
2 Esslöffel natives Olivenöl extra

Sie benötigen einen Spiralschneider.

Den Ofen auf 200 °C (Umluft 180 °C) vorheizen.

Alle Zutaten für die Fleischklößchen außer Butter und Öl in eine Rührschüssel geben und mit den Händen vermischen und durchkneten. Das Hackfleisch zu etwa 12 Bällchen formen, die ein wenig größer als Golfbälle sind. Abdecken und in den Kühlschrank stellen.

Ein Backblech mit Backpapier auslegen und darauf Tomaten mit Stängel, Zwiebel, Knoblauch und Rosmarin legen. Mit Öl bedecken und gut würzen. Im heißen Backofen 25 Minuten grillen. Das Blech herausnehmen, das Gemüse schnell durchmischen und weitere 20 Minuten grillen. Die Haut der Tomaten sollte aufgeplatzt und ihr Saft auf dem Blech gesammelt sein. Entfernen Sie nun die Stängel der Tomaten und geben Sie die Tomaten und den Saft zusammen mit der Zwiebel und den geschälten Knoblauchzehen in einen großen Topf. Mit einem Stabmixer alles zu einer glatten Soße pürieren.

Leicht erhitzen, Rotwein und Balsamico dazugeben und 20 Minuten köcheln.

Nach 10 Minuten Butter und Öl für die Fleischklößchen in eine große Bratpfanne geben und auf den Herd stellen. Die Fleischklößchen dazugeben und 6 bis 8 Minuten braten, wenden und die Pfanne schwenken, damit sie gleichmäßig gebraten werden. Vom Herd nehmen.

Basilikum in die Tomatensoße einrühren. Fleischklößchen dazugeben und mit der Soße vermengen. Bei niedriger Temperatur warmhalten.

Die Pfanne, in der die Fleischklößchen gebraten wurden, wieder erhitzen; sie enthält herrlichen Bratensaft. Die Süßkartoffelnudeln und das Öl hinzufügen und die Temperatur erhöhen. Die Süßkartoffelnudeln sollen ziemlich schnell gekocht werden, damit sie nicht zu viel Flüssigkeit aufnehmen. In der Pfanne 5 bis 7 Minuten schwenken.

Die Nudeln auf zwei Teller verteilen und die Fleischklößchen sowie die Soße daraufgeben.

Cheeseburger

2 PORTIONEN

*320 g Hacksteak – eine Mischung aus
Hochrippe und Querrippe ergibt einen
einzigartigen Geschmack*
Meersalz
frisch gemahlener schwarzer Pfeffer
2 Esslöffel Butter
2 Esslöffel natives Olivenöl extra
*1 rote Zwiebel, in dünne Scheiben
geschnitten*
*4 Scheiben Käse (Cheddar, Brie oder
Camembert)*
1 Fleischtomate, in Scheiben geschnitten

*1 Avocado, entkernt und in Scheiben
geschnitten*

ALTERNATIVEN FÜR DEN BELAG:
100 g Spinat, zusammengefallen
scharfe Soße
knuspriger Speck
Jalapeños
Spiegelei
Kopfsalat
schnelles eingelegtes Gemüse (siehe Seite 264)

Sie können das Fleisch selbst kaufen und zu Hackfleisch verarbeiten oder den Metzger bitten, das für Sie zu übernehmen. Es sollte ein gutes Gemisch aus Fleisch und Fett sein, so wird der Geschmack reichhaltiger. Salz und Pfeffer hinzufügen und zu zwei Burgern formen. Ruhen lassen, um das Fleisch auf Zimmertemperatur zu bringen.

Butter und Öl in einer Bratpfanne bei mittlerer Temperatur erhitzen. Wenn die Butter geschmolzen ist, die Zwiebel dazugeben. Umrühren, um die Zwiebel zu verteilen, dann 20 Minuten braten und alle 5 Minuten umrühren, bis sie weich ist und karamellisiert.

Wenn die Zwiebel fertig ist, eine Pfanne erhitzen und die Burger hineinlegen. Es ist nicht notwendig, Öl in die Pfanne zu geben; es sollte genug Fett in dem Hackfleisch sein. Um das Fleisch halb durch zu garen, jede Seite 3 Minuten bei hoher Hitze braten, um es komplett durch zu garen, jede Seite 6 bis 7 Minuten braten. Nach dem Umdrehen die Burger mit dem Käse belegen, damit er durch die Hitze des Fleisches etwas schmilzt.

Auf jeden Burger eine Scheibe Fleischtomate, Avocadoscheiben und einige karamellisierte Zwiebeln legen. Unter »Alternativen für den Belag« habe ich Ihnen ein paar Varianten aufgelistet. Mit grünem Salat servieren.

Cottage Pie mit Blumenkohlpüree

2 PORTIONEN

FÜR DEN COTTAGE PIE:
3 Esslöffel natives Olivenöl extra
1 Stückchen Butter
1 große Zwiebel, fein gehackt
2 Selleriestangen, gehackt
1 Teelöffel getrocknetes Basilikum
1 Esslöffel Tomatenmark
400 g Rinderhackfleisch
300 g Rinderfond
3 Thymianzweige

3 Lorbeerblätter
Meersalz
frisch gemahlener schwarzer Pfeffer

FÜR DAS BLUMENKOHLPÜREE:
1 großer Blumenkohl, in Röschen zerteilt
40 g Crème fraîche
60 g Butter, kalt und gewürfelt
¼ Muskatnuss, gerieben
Meersalz
frisch gemahlener schwarzer Pfeffer
grünes Gemüse zum Servieren

Backofen auf 190 °C (Umluft 170 °C) vorheizen.

Öl und Butter für den Cottage Pie in einem Topf erhitzen, dann Zwiebel und Sellerie hinzufügen und 5 Minuten braten, bis sie weich werden. Knoblauch, Basilikum und Tomatenmark dazugeben und ungefähr 90 Sekunden weiterbraten. Minze dazugeben und gut vermischen, etwaige Klümpchen mit der Rückseite eines Holzlöffels zerdrücken.

Rinderfond und Kräuter dazugeben. Zum Kochen bringen, dann die Hitze reduzieren und 20 Minuten köcheln lassen.

Während der Fond köchelt, den Blumenkohl 6 Minuten dünsten, dann abgießen und im Sieb abtropfen lassen. Nach einigen Minuten die Röschen in einen großen Topf geben und mit einem Kartoffelstampfer grob zerkleinern, aber nicht ganz zerdrücken. Crème fraîche, Butter und Muskatnuss dazugeben und gut umrühren.

Die Mischung bei kleiner Temperatur 5 Minuten erhitzen, sodass überflüssiges Wasser verdampft, dabei regelmäßig umrühren. Mit Salz und Pfeffer würzen.

Wenn das Hackfleisch fertig ist, Lorbeerblätter und Thymianzweige entfernen. Mit einem Schaumlöffel das Hackfleisch in eine feuerfeste Auflaufform geben

und glatt streichen. Einige Löffel Bratensoße darübergießen. (Den Rest für das
Servieren aufheben.) Das Hackfleisch mit Blumenkohlpüree bedecken und im
Ofen 25 Minuten backen, bis die Masse goldbraun ist und Blasen wirft.

Mit grünem Gemüse und Bratensoße servieren.

Harissa-Lammkotelett

2 PORTIONEN

FÜR DIE HARISSA:	2 Teelöffel geriebener Koriander
4 Esslöffel natives Olivenöl extra	*60 g Tomatenmark*
4 Knoblauchzehen, fein gerieben	*1 rote Paprika, geröstet*
2 rote Chilis, fein gehackt	*1 Teelöffel mildes geräuchertes Paprikapulver*
4 Esslöffel rote Pfefferflocken	*1 ½ Esslöffel gehackter frischer Koriander*
	1 Teelöffel Chipotle-Chiliflocken (nach Wunsch)

FÜR DAS KOTELETT:
4 Lammkoteletts, dick geschnitten

Hinweis: Mit den angegebenen Zutaten erhalten Sie die doppelte Menge der für
dieses Gericht benötigten Harissa. Sie können die Reste der Paste in einem luftdicht verschlossenen Behälter bis zu 1 Woche im Kühlschrank aufbewahren. Sie
ist auch köstlich, wenn sie über ein Huhn gerieben und anschließend gegrillt wird.

Öl in einen kleinen Topf geben und auf niedriger Stufe erhitzen. Knoblauch,
Chilis und Pfefferflocken hinzufügen und 5 Minuten braten, damit das Öl gut
aufgenommen wird.

Nun die Gewürze und das Tomatenmark dazugeben. Durchmischen und noch
ein paar weitere Minuten leicht aufwärmen. Den Topf vom Herd nehmen und
rote Paprika, Paprikapulver und frischen Koriander hineingeben. Mit einem
Stabmixer alles zu einer dicken Paste pürieren. Wenn mehr Schärfe und ein
rauchigerer Geschmack gewünscht ist, die Chipotleflocken dazugeben.

Die Lammkoteletts mit der halben Menge Harissa einreiben und mindestens
4 Stunden marinieren.

Eine Bratpfanne auf mittlerer Stufe erhitzen. Die Koteletts in der Pfanne aufrecht nebeneinander aufreihen, die Fettseite nach unten. Das Fett wird zu schmelzen beginnen, sodass für das Garen der Koteletts kein Öl benötigt wird. 4 oder 5 Minuten auf dem Herd lassen. Die Koteletts in die Pfanne legen und 2 bis 5 Minuten braten (das hängt davon ab, wie durchgegart sie sein sollen), dann wenden und die andere Seite weitere 2 bis 5 Minuten braten.

5 Minuten ruhen lassen, mit Kohlthoran (siehe Seite 270) oder Backofen-Gemüse (siehe Seite 268) servieren.

Lamm in der Pfanne

2 PORTIONEN

1 Esslöffel Ghee
3 Esslöffel natives Olivenöl extra
300 g Lammkeule, in 2,5 cm dicke Stücke geschnitten
Meersalz
frisch gemahlener schwarzer Pfeffer
1 Zwiebel, fein gehackt
4 Knoblauchzehen, fein gehackt

5 cm langes Stück Ingwer, fein gehackt
2 grüne Chilis, fein gehackt
5 große, reife Tomaten, geschnitten
1 Esslöffel Garam masala
1 Teelöffel frisch geriebener Koriander
1 Teelöffel frisch gemahlener schwarzer Pfeffer
1 Esslöffel Balsamico

Ghee und Öl in eine große Bratpfanne geben und bei mittlerer Temperatur erwärmen. Lamm mit Salz und Pfeffer würzen und in die heiße Pfanne geben. Fleisch auf allen Seiten anbräunen, dann auf einen Teller legen.

Zwiebel in der Pfanne 5 bis 8 Minuten braten, bis sie weich ist und goldbraun wird. Knoblauch hinzufügen und 30 Sekunden lang unter Umrühren braten.

Ingwer, Chilis und Tomaten dazugeben. 2 Minuten braten, dann das Lamm in die Pfanne zurücklegen. Mit der Soße bedecken, die Pfanne mit dem Deckel verschließen und 15 Minuten lang köcheln lassen. Die Tomaten werden sich auflösen und zu einer Soße einkochen. Zwischendurch kontrollieren; möglicherweise ist Wasser nötig, damit die Soße nicht zu dick und trocken wird. Gewürze und Pfeffer dazugeben und weitere 5 Minuten köcheln lassen. Vom Herd nehmen und Balsamico hinzufügen. Gegebenenfalls mit ein wenig Salz abschmecken.

Auf zwei Schüsseln verteilen und mit Gemüsereis (siehe Seite 265) und Punjabi-Salat (siehe Seite 266) servieren.

Lammeintopf

4 PORTIONEN

2 Esslöffel natives Olivenöl extra	*150 ml Rotwein*
1 Stückchen Butter	*500 ml Lamm- oder Rinderfond*
800 g Lammnacken, mit Knochen	*5 Thymianzweige*
1 rote Zwiebel, gewürfelt	*1 Esslöffel frische glatte Petersilie, gehackt*
2 Selleriestangen, fein gewürfelt	*2 Lorbeerblätter*
3 Knoblauchzehen, fein gerieben	*150 g Champignons*
12 Schalotten, geschält und ganz	*Meersalz*
	frisch gemahlener schwarzer Pfeffer

Ofen auf 180 °C (Umluft 150 °C) vorheizen.

Öl und Butter in einen Schmortopf geben und erhitzen. Lammnacken auf allen Seiten anbräunen. Aus dem Schmortopf nehmen; die rote Zwiebel und den Sellerie hinzufügen. 5 Minuten braten, bis das Gemüse weich wird, dann Knoblauch und Schalotten dazugeben und gut vermischen.

Hitze erhöhen und Rotwein in den Topf geben. Alle Stücke, die möglicherweise am Boden festkleben, abkratzen und den Wein einkochen lassen, bis er gerade noch die Zwiebel bedeckt. Lammnacken wieder in den Topf zurückgeben und Fond dazugeben. Er sollte das Lamm bedecken; gegebenenfalls mit Wasser auffüllen. Die Kräuter dazugeben und eine Stunde mit Deckel in den Backofen stellen.

Den Schmortopf aus dem Backofen nehmen und alles gut umrühren. Champignons hinzufügen und wieder bedeckt für weitere 45 bis 60 Minuten in den Backofen stellen. Das Fleisch sollte sich nun fast von allein vom Knochen lösen und weich und zart sein. Fleisch und Gemüse mit einem Schaumlöffel herausnehmen und zur Seite stellen, dann die Soße in den Topf zurückgeben. Auf hoher Stufe erhitzen und etwa zur Hälfte einkochen lassen. Lamm und Gemüse wieder in die Soße geben und gut durchmischen.

Mit einem Gemüsepüree und Buttergemüse servieren.

Pulled Pork mit knackigem Kopfsalatwrap

8 BIS 10 PORTIONEN

FÜR DAS PULLED PORK:
3 große Zwiebeln, in dicke Scheiben
geschnitten
1 Knoblauchknolle, in Zehen
aufgebrochen
200 ml Gemüsefond
1 Esslöffel Chilipulver
1 Teelöffel Kreuzkümmel, gemahlen
1 Teelöffel Zimt, gemahlen

2 Esslöffel Meersalz
3,5 kg Schweineschulter, Nackenende, mit
Knochen, Haut leicht eingeritzt
1 Esslöffel geräuchertes Paprikapulver
3 Esslöffel natives Olivenöl extra

Schnelles eingelegtes Gemüse (siehe Seite 264),
frische Korianderblätter, 4 Römersalatköpfe,
halbiert und in einzelne Blätter zerpflückt,
zum Servieren

Den Backofen auf höchste Temperatur vorheizen, etwa 250 °C (Umluft 230 °C).

Ein großes Backblech mit Alufolie auslegen, die Zwiebelscheiben, Knoblauch und Gemüsefond dazugeben (der Gemüsefond soll das Gemüse anfangs feucht halten). Chilipulver, Kreuzkümmel und Zimt vermischen und in das Fleisch der Schweineschulter einreiben, außer in die Haut. In die eingeritzten Stellen der Haut das Salz reiben und das Fleisch auf die Zwiebeln und den Knoblauch legen.

Im Backofen 15 Minuten garen, dann die Hitze auf 140 °C (Umluft 120 °C) reduzieren und 1 weitere Stunde garen lassen. Das Blech um 180 Grad drehen und nochmals 1 Stunde im Ofen lassen. Den Vorgang wiederholen, bis das Fleisch etwa 5 Stunden lang gegart ist; nun sollte es saftig und so zart sein, dass es zerzupft werden kann. Das Blech aus dem Ofen nehmen und diesen erneut auf 250 °C (Umluft 230 °C) erhitzen. Wenn er heiß ist, das Fleisch nochmals hineinschieben und 15 Minuten braten, damit die Kruste wieder knusprig wird.

Das Fleisch vom Blech nehmen und auf ein großes Küchenbrett legen. Kruste abschneiden und zur Seite legen (wenn die Haut nicht völlig verkrustet ist, braten Sie das Fleisch weitere 5 Minuten im Ofen). Mit zwei Gabeln ziehen Sie das Fleisch von den Knochen und zerreißen es. Das Fleisch mit dem Paprikapulver, dem Olivenöl und einem Löffel Bratensaft vermengen. Auf eine Servierplatte legen und die Kruste in Stücke schneiden.

Mit dem eingelegtem Gemüse, Koriander und Römersalat servieren.

Pfannengerührter koreanischer Schweinebauch
mit Brokkoli-Kimchireis

4 PORTIONEN

1 kg Schweinebauch, ohne Haut
2 Esslöffel Ghee
4 Esslöffel natives Olivenöl extra
1 Zwiebel, in dünne Scheiben geschnitten
1 Esslöffel Butter
4 Eier
3 Esslöffel Sesamkerne
1 Bund Frühlingszwiebeln, in dünne Scheiben geschnitten

3 Knoblauchzehen, in Scheiben geschnitten
2 Esslöffel koreanische Chili-Paste (Gochujang)
2 Esslöffel koreanische Sojabohnenpaste (Sunchang Ssamjang)
2 Esslöffel koreanische Chiliflocken (Gochugaru)
2 Esslöffel Reisweinessig
2 Esslöffel Mirin
2 Esslöffel Fischsoße

FÜR DIE MARINADE:
1 Zwiebel, in Scheiben geschnitten
5 cm langes Stück Ingwer, geschält und gehackt

FÜR DEN BROKKOLI-KIMCHIREIS:
Brokkolireis (siehe Seite 231)
100 g Schneller Kimchi (siehe Seite 263)
2 Esslöffel natives Olivenöl extra

Den Schweinebauch 1 Stunde ins Tiefkühlfach geben, so lässt er sich einfacher schneiden. Wenn das Fleisch halb gefroren ist, in etwa 1 oder 2 mm dünne Scheiben schneiden und in eine große Rührschüssel geben.

Alle Zutaten für die Marinade in ein hohes Gefäß geben und mit einem Stabmixer gut vermischen. Die Marinade über den geschnittenen Schweinebauch geben und in das Fleisch einmassieren; das Fleisch soll ganz bedeckt sein. Die Schüssel abdecken und im Kühlschrank 30 Minuten marinieren.

Den Brokkoli-Kimchireis 15 Minuten vorm Servieren der Mahlzeit kochen. Dafür das Öl in eine Bratpfanne geben, Brokkolireis und Kimchi dazugeben und gut vermischen, bis alles heiß ist. Noch einige Minuten weiterbraten, dann in eine Servierschüssel geben.

Einen Wok erhitzen und Ghee sowie 2 Esslöffel Öl hineingeben. Die Schweinebauchstreifen hinzufügen und schnell anbraten. Das Fleisch soll nicht schmoren oder austrocknen. Zwiebeln dazugeben. Eine kleine Bratpfanne erhitzen,

Butter und die verbleibenden Esslöffel Öl hineingeben, um das Spiegelei zu machen. Wenn die Pfanne heiß ist, Eier hineinschlagen. Fertige Spiegeleier auf dem Brokkolik-Kimchireis platzieren.

Das Fleisch in eine Servierschüssel geben und mit Sesamkernen und Frühlingszwiebeln bestreuen.

Mit dem Spiegelei und dem Brokkoli-Kimchireis servieren.

Schweinekotelett mit Salbeibutter

2 PORTIONEN

2 *Schweinekoteletts, 3 cm dick,*	*50 g Butter*
ohne Haut	*2 Esslöffel natives Olivenöl extra*
Meersalz	*12 Salbeiblätter*
frisch gemahlener schwarzer Pfeffer	

Das Fett der Schweinekoteletts bis knapp an das Fleisch einschneiden, dadurch schmilzt es schneller aus und erhält einen besseren Geschmack. Die Koteletts mit Salz und Pfeffer würzen und zur Seite stellen.

Butter und Öl in eine Bratpfanne geben und auf mittlerer Hitze erwärmen. Wenn das Öl heiß ist, die Koteletts 6 Minuten braten. Koteletts umdrehen und die Salbeiblätter dazugeben. Die Blätter werden in der Butter ein wenig brutzeln, aber das hört rasch auf. Mit einem Löffel die Butter und die Salbeiblätter über die Koteletts geben und weitere 6 Minuten braten.

Die Koteletts auf die Seite drehen, auf der das Fett ist, und 4 bis 5 Minuten mit einer Kuchenzange oder Ähnlichem in der Pfanne halten.

Vom Herd nehmen und mindestens 5 Minuten ruhen lassen.

Vor dem Servieren mit Salbeibutter beträufeln und mit gemischtem grünem Gemüse (siehe Seite 262) oder Lauch und Zucchini überbacken (siehe Seite 269) genießen.

Lachs mit Tandoori Masala garniert und Raita

2 PORTIONEN

FÜR DEN TANDOORI-LACHS:
3 Esslöffel Tandoori-Masala-Pulver
300 g Lachsfilet
3 Esslöffel Butter
2 Esslöffel natives Olivenöl extra

FÜR DEN RAITA:
½ Gurke, in Würfel geschnitten
250 g Naturjoghurt
5 g gehackte frische Minzeblätter
½ Teelöffel getrocknete Minze
½ Zitrone, nur der Saft
Meersalz
frisch gemahlener schwarzer Pfeffer

4 Eisbergsalatblätter
1 Zwiebel, fein gewürfelt
*5 g fein gehackter frischer Koriander zum
Servieren*

Das Lachsfilet mit dem Tandoori-Masala-Pulver einreiben, dann zur Seite stellen.

Zur Vorbereitung des Raita die Zutaten in eine Schüssel geben und gut vermischen.

Butter und Öl in eine Bratpfanne geben und auf mittlerer Stufe erhitzen. Wenn die Butter zu schäumen beginnt, den Lachs mit der Hautseite nach unten in die Pfanne legen. Etwa 8 Minuten braten und währenddessen auf die Oberseite des Filets Butter und Öl löffeln. Den Fisch wenden und mit der Fleischseite nach unten weitere 90 Sekunden braten. Dann vom Herd nehmen.

Vor dem Servieren die Haut abziehen. Salatblätter auf den Lachs legen, darauf Raita, Zwiebel und Koriander geben.

Scharfer Lachscurry

2 PORTIONEN

FÜR DEN LACHS:
300 g Lachsfilet, ohne Haut
1 Teelöffel Kurkumapulver
1 Teelöffel Meersalz
2 Esslöffel natives Olivenöl extra
1 Teelöffel Ghee

FÜR DIE SOSSE:
4 Esslöffel natives Olivenöl extra
1 Esslöffel Ghee
1 Esslöffel schwarze Senfkörner
3 Knoblauchzehen
1 grüne Chili, fein gehackt
4 große Tomaten, fein gehackt
1 Teelöffel Senfpulver
1 Teelöffel Chilipulver

Das Lachsfilet in große, mundgerechte Würfel schneiden und mit Kurkuma und Salz einreiben. (Tragen Sie dabei Handschuhe, denn Kurkuma färbt die Hände gelb.)

Öl und Ghee in eine Bratpfanne geben und auf mittlerer Stufe erhitzen. Den Lachs dazugeben und 1 Minute auf jeder Seite anbraten, dann aus der Pfanne nehmen.

2 Esslöffel Olivenöl und Ghee für die Soße in die Pfanne geben, die Senfkörner, Knoblauch und Chili hinzufügen und auf mittlerer bis höchster Stufe erhitzen. 30 Sekunden unter ständigem Umrühren braten – Senfkörner und Knoblauch sollen nicht anbrennen.

Tomaten hinzufügen und bei hoher Hitze einige Minuten umrühren, dann die Temperatur auf die niedrigste Stufe reduzieren. Gelegentlich umrühren. Nach 5 Minuten Senf- und Chilipulver sowie 100 ml Wasser dazugeben.

Weitere 5 bis 10 Minuten unter Umrühren köcheln lassen. Den Lachs mit dem Saft vom Anbraten und das restliche Öl in die Pfanne geben und behutsam umrühren. 2 Minuten köcheln lassen. Gegebenenfalls mit Salz abschmecken.

Mit Blumenkohlreis (siehe Seite 253), Joghurt oder Punjabi-Salat (siehe Seite 266) servieren.

Miesmuscheln auf Thai-Art und Riesengarnelen

2 PORTIONEN

400 g Miesmuscheln (frisch oder aufgetaut)
200 g Riesengarnelen, mit Panzer (frisch oder aufgetaut)
1 Schalotte
3 Knoblauchzehen
3 cm langes Stück Ingwer
1 Zitronengrasstängel
1 rote Chili
1 Esslöffel frischer, gehackter Koriander
2 Esslöffel Kokosnussöl

400 ml Kokosmilch
2 Esslöffel Fischsoße
1 Esslöffel Sojasoße
3 Kaffernlimettenblätter
100 g Weißkohl, gerieben
100 g grüne Bohnen, Enden abgeschnitten und Fäden gezogen
50 g Kirschtomaten, ganz
100 g Bohnensprossen
1 Handvoll frisches Thai-Basilikum, gehackt

40 g ungesalzene Erdnüsse, geröstet und gehackt, und Thai-Basilikumblätter zum Servieren

Als Erstes die Meeresfrüchte vorbereiten. Eventuelle Fäden oder Seepocken von den Muscheln entfernen und prüfen, ob sie am Leben sind – sie sollten geschlossen sein oder das Gehäuse schließen, wenn darauf geklopft wird. Garnelen entdarmen, indem ein Messer am Rücken entlanggezogen und der Darm entfernt wird.

Schalotte, Knoblauch, Ingwer, Zitronengras, Chili und Koriander in einem Mixer zu einer Paste verarbeiten. Einen Wok oder eine große Pfanne mit Deckel erhitzen und Kokosnussöl hineingeben. Paste dazugeben und zwei Minuten bei hoher Hitze braten. Eine weitere Minute umrühren, damit nichts anbrennt. Kokosmilch, Fisch und Sojasoße hinzufügen und die Hitze reduzieren und köcheln lassen. Kaffernlimettenblätter in die Pfanne geben. 15 Minuten lang köcheln lassen oder bis die Flüssigkeit auf ein Drittel reduziert ist.

Die Temperatur wieder erhöhen, und wenn der Siedepunkt erreicht ist, Muscheln und Garnelen dazugeben. Deckel auf die Pfanne geben und die Pfanne leicht schwenken. Bei hoher Hitze 3 Minuten kochen, bis sich die Muscheln geöffnet haben. Muscheln, die nach dem Kochen geschlossen bleiben, entfernen.

Gemüse und gehacktes Thai-Basilikum dazugeben und weitere 3 Minuten kochen.

Auf zwei Schüsseln verteilen, mit Erdnüssen und Thai-Basilikumblättern bestreuen.

Kabeljau in der Pfanne mit Venusmuscheln

2 PORTIONEN

FÜR DEN KABELJAU:
2 Esslöffel Butter
1 Esslöffel natives Olivenöl extra
2 Kabeljaufilets à circa 160 g, mit Haut
Meersalz
frisch gemahlener schwarzer Pfeffer

FÜR DIE VENUSMUSCHELN:
2 Esslöffel Butter
2 Esslöffel natives Olivenöl extra

1 Schalotte, in Scheiben geschnitten
1 Knoblauchzehe, zerdrückt
250 ml Weißwein
400 g Venusmuscheln
200 g Crème double
1 Teelöffel frische glatte Petersilie, gehackt
Meersalz
frisch gemahlener schwarzer Pfeffer

200 g Meerfenchel (auch Spargel passt gut)

Butter und Öl für den Kabeljau in eine Pfanne geben und auf mittlerer Stufe erhitzen. Wenn die Butter nicht mehr schäumt und einen nussartigen Geruch annimmt, den Kabeljau mit der Hautseite nach unten in die Pfanne legen. Die Oberseite des Fischfilets mit Butter und Öl bestreichen und 5 Minuten braten.

Während der Kabeljau gart, Butter, Öl und Schalottenscheiben für die Venusmuscheln in einen Topf geben und auf mittlerer Stufe 5 Minuten braten, damit die Schalotten weich werden. Knoblauch hinzufügen und 90 Sekunden umrühren.

Den Kabeljau wenden und 1 Minute braten, dann den Fisch herausnehmen und ruhen lassen.

Den Weißwein in die Pfanne gießen und die Temperatur erhöhen. Wenn der Wein kocht, die Venusmuscheln mit einer schnellen Bewegung hineingleiten lassen und abdecken, um den Dampf abzufangen. Die Pfanne schwenken, um sicherzustellen, dass die Muscheln gleichmäßig verteilt sind. Nach 3 Minuten sollten sich alle geöffnet haben, zu diesem Zeitpunkt Crème double und Petersilie dazugeben und etwas würzen. Muscheln, die nach dem Garen geschlossen bleiben, entfernen.

Die Hitze reduzieren und die Muscheln weitere 3 Minuten garen. In der Zwischenzeit einen Topf mit gesalzenem Wasser zum Kochen bringen.

Den Meerfenchel in das kochende Wasser geben und 2 Minuten kochen, dann abgießen. Zutaten auf 2 Teller verteilen, darauf die Kabeljaufilets und obenauf die cremigen Venusmuscheln.

Makrele in der Pfanne mit Kimchi

2 PORTIONEN

FÜR DIE MAKRELEN:

2 Esslöffel natives Olivenöl extra
1 Stückchen Butter
2 Makrelen, geöffnet und mit eingeritzter Haut
2 Esslöffel koreanische Chiliflocken (Gochugaru)
4 Frühlingszwiebeln
1 Teelöffel Sesamkerne
1 Limette, nur der Saft

FÜR DIE SALATBEILAGE:

100 g Winterrettich, in Stifte geschnitten
5 Frühlingszwiebeln, gehackt
1 Gurke, in Stifte geschnitten
1 Prise Salz
½ Teelöffel Reisweinessig
½ Teelöffel Mirin

Schneller Kimchi (siehe Seite 263)
zum Servieren

Alle Zutaten für die Salatbeilage in eine kleine Schüssel geben. Gut vermischen und beiseitestellen.

1 Esslöffel Öl und etwas Butter für die Makrele in eine große Bratpfanne geben und auf mittlerer Stufe erhitzen. Eine Makrele in die Pfanne geben. Falls sich die Makrele einrollt, können Sie sie mit einem Pfannenwender auf den Boden der Pfanne drücken. 3 Minuten lang braten. Die Hälfte der Chiliflocken auf den Fisch streuen, bevor er umgedreht und eine weitere Minute gebraten wird.

Den Fisch herausnehmen, das restliche Öl und die restliche Butter und anschließend die zweite Makrele hineingeben und wie die erste anbraten.

Mit Kimchi und Salatbeilage servieren.

Schneller Seeteufelcurry

2 PORTIONEN

FÜR DIE CURRY-BASIS:
2 Esslöfel natives Olivenöl extra
1 Zwiebel, in Würfel geschnitten
3 Knoblauchzehen, grob geschnitten
3 cm langes Stück Ingwer, grob gehackt
2 rote Chilis, grob gehackt
2 Esslöffel grob gehackter frischer Koriander
2 Teelöffel Kurkumapulver
1 Teelöffel gelbe Senfkörner
1 Teelöffel gemahlener Kreuzkümmel
1 Teelöffel gemahlener Koriander
½ Teelöffel Asant

FÜR DEN CURRY:
2 Esslöffel Ghee
400 ml Kokosmilch
300 g Seeteufelfilet, in 2,5 cm große Würfel geschnitten (auch Heilbutt oder Kabeljau passen)
200 g Spinat
50 g Kirschtomaten
Meersalz
frisch gemahlener schwarzer Pfeffer

Kokosnussflocken, geröstet, und Korianderblätter zum Servieren

Alle Zutaten für die Curry-Basis in einen Mixer oder eine Küchenmaschine geben und zu einer groben Paste pürieren.

Ghee für den Curry in eine große Pfanne geben. Wenn die Pfanne heiß ist, die Paste hinzufügen und 5 Minuten bei niedriger Hitze unter ständigem Umrühren braten, damit nichts anbrennt.

Die Kokosmilch hinzufügen und 10 Minuten köcheln lassen, bis sich die Menge der Soße reduziert und sie eingedickt ist. Den Seeteufel, Spinat und Tomaten dazugeben und in der Soße 5 bis 7 Minuten garen. Zum Servieren mit Salz und Pfeffer würzen, mit Kokosnussflocken und Koriander garnieren.

Dieses Gericht ist köstlich mit nussigem Blumenkohlreis (siehe Seite 253).

Jakobsmuscheln in der Pfanne mit Blumenkohlpüree und gegrilltem Lauch

2 PORTIONEN

FÜR DIE JAKOBSMUSCHELN:
1 Esslöffel Butter
2 Esslöffel natives Olivenöl extra
6 Scheiben geräucherter Speck
10 Jakobsmuscheln
1 Zitrone, nur der Saft
Meersalz
frisch gemahlener schwarzer Pfeffer

FÜR DAS PÜREE:
1 kleiner Blumenkohl, in Röschen zerlegt
50 g Butter
2 Esslöffel natives Olivenöl extra
Meersalz
frisch gemahlener schwarzer Pfeffer

FÜR DEN GEGRILLTEN LAUCH:
2 Esslöffel Butter
1 Esslöffel natives Olivenöl extra
12 Stangen junger Lauch
¼ Muskatnuss, gerieben

Zunächst das Püree machen. Einen Topf Wasser mit einem aufgesetzten Dampfgarer zum Kochen bringen. Die Blumenkohlröschen hineingeben und etwa 10 Minuten dampfgaren, dann Koriander dazugeben und zur Seite stellen.

Nach fünf Minuten in eine Küchenmaschine füllen und bei laufendem Motor Butter, Öl und etwas Salz und Pfeffer hinzufügen. Mixen, bis die Konsistenz seidig ist, dann in einen Topf geben und erhitzen, um das Püree warmzuhalten.

Eine Bratpfanne auf mittlerer Hitze erwärmen, Öl und Butter für den Lauch hineingeben. Die Muskatnuss darüber reiben und den Lauch etwa 10 Minuten oder bis er weich ist unter gelegentlichem Wenden braten.

Butter und Öl für die Jakobsmuscheln mit dem Speck in eine Pfanne geben und auf hoher Stufe erhitzen. Den Speck braten, bis er knusprig ist, dann auf einem Stück Küchenpapier trocknen. Jakobsmuscheln in die Pfanne geben; sie sollten 2 Minuten lang nicht bewegt oder angestoßen werden, das verleiht ihnen eine schöne karamellisierte Kruste, dann weitere 2 Minuten braten.

Einen Löffel Püree in die Mitte einer Servierplatte geben und die Jakobsmuscheln aus der Pfanne darauflegen. Den Lauch an der Seite drapieren und den knusprigen Speck darübergeben. Sofort servieren.

Großmutters nordindischer Hähnchencurry

2 PORTIONEN

4 Esslöffel natives Olivenöl extra
1 Esslöffel Ghee
1 große Zwiebel, fein gehackt
4 cm langes Stück Ingwer, fein gehackt
3 Knoblauchzehen, fein gehackt
1 Esslöffel Naturjoghurt
400 g Hähnchenschenkel, ohne Knochen
und in kleine Stücke geschnitten
2 Teelöffel gemahlener Koriander
1 Teelöffel Garam masala

1 Teelöffel frisch gemahlener schwarzer Pfeffer
1 Teelöffel geriebener Ingwer
½ Teelöffel Kurkumapulver
2 Gewürznelken
3 grüne Chilis, fein gehackt
5 große Tomaten, klein geschnitten
1 Prise Salz
1 Teelöffel Balsamico

2 Esslöffel gehackter, frischer Koriander, ein
Spritzer natives Olivenöl extra und
4 Esslöffel Naturjoghurt zum Servieren

Öl und Ghee in einer großen Pfanne auf mittlerer Stufe erhitzen. Zwiebel und Ingwer dazugeben und 8 bis 10 Minuten braten, bis die Zwiebel goldbraun wird. Knoblauch hinzufügen und unter Umrühren 1 weitere Minute braten. Wenn der Knoblauch zu duften beginnt, den Joghurt dazugeben und umrühren, um den Zwiebelmix zu bedecken, dann das Fleisch in die Pfanne geben.

Alle Gewürze hinzufügen, gut vermischen und 2 Minuten braten, dann Chilis und Tomaten dazugeben.

Wenn die Tomaten sich auflösen und die Hähnchenstücke bedecken, die Pfanne mit einem Deckel schließen und 6 bis 8 Minuten köcheln lassen. Die Mischung sollte nun wie eine dicke Soße aussehen. Salz und Balsamico hinzufügen.

Weitere 6 bis 8 Minuten unter ständigem Umrühren kochen, oder bis das Huhn gar ist.

Zum Servieren das Gericht auf zwei Teller verteilen und mit Koriander und einem Spritzer Olivenöl garnieren. Mit Blumenkohlreis (siehe Seite 253) oder Grünem Mischgemüse (siehe Seite 262) und etwas Naturjoghurt servieren.

Hühnerschnitzel mit Sauerkraut

2 PORTIONEN

FÜR DAS HÜHNERSCHNITZEL:
2 große Hühnerbrüste, Haut entfernt
1 großes Ei
100 g gemahlene Mandeln, gesiebt
50 g Parmesan, fein gerieben
2 Teelöffel Paprikapulver
Meersalz
frisch gemahlener schwarzer Pfeffer
40 g Butter
4 Esslöffel natives Olivenöl extra

FÜR DAS SAUERKRAUT:
500 g Weißkohl
2 Esslöffel Meersalz

alternativ: 500 g fertiges Sauerkraut

Sie können für dieses Gericht auch fertiges Sauerkraut kaufen, wenn sie den Gärprozess nicht abwarten möchten. Allerdings ist es wirklich einfach, Sauerkraut selbst zu machen – es erfordert lediglich etwas Planung. Mit einem Gemüsehobel oder einer Küchenmaschine das Kraut nach Wunsch fein raspeln und in eine Rührschüssel geben. Mit Salz bestreuen und dann das Kraut gegeneinanderreiben, um den Zersetzungsprozess einzuleiten. 1 Minute fortfahren, dann 1 oder 2 Minuten ruhen lassen, dann 1 oder 2 weitere Minuten reiben. So setzt sich am Boden der Schüssel immer mehr Flüssigkeit ab.

In einem 1 Liter fassenden sterilisierten Einmachglas oder einem anderen geeigneten Behälter etwas von dem Kraut auf dem Boden platzieren. Mit dem Ende eines sterilisierten Nudelholzes sanft auf die Unterlage stampfen, dann mehr Kraut hineingeben und den Vorgang wiederholen. Es sollte so wenig Luft wie möglich vorhanden sein, um das Risiko zu verringern, dass sich schädliche Baktieren entwickeln.Übriggebliebene Flüssigkeit dazugeben. Das Glas gut verschließen und an einem Ort lagern, der nicht zu kalt und keinem direkten Sonnenlicht ausgesetzt ist.

Jeden Tag das Gas, das sich im Glas entwickelt, ablassen. Sollte sich oben im Glas Schaum zeigen, diesen entfernen. Bereits nach 1 Woche kann das Sauerkraut getestet werden, aber wie bei allen gegärten Produkten gilt auch hier: je länger, desto besser.

Für die Hühnerschnitzel eine Hühnerbrust in die Mitte eines Stücks Backpapier legen. Das Papier zusammenfalten und mit einem Nudelholz auf das Fleisch schlagen, bis es maximal 1 Zentimeter dick ist. Den Vorgang mit den anderen Bruststücken wiederholen.

2 flache Schalen bereitstellen. In eine das Ei schlagen und leicht verquirlen. In der anderen Mandeln, Parmesan und Paprikapulver sowie Salz und Pfeffer vermischen. Die Hühnerbrüste mit Küchenpapier trockentupfen, dann eines nach dem anderen in das Ei eintauchen und darin umdrehen, danach in dem Mandelmix wälzen. Das ganze Fleisch sollte bedeckt sein.

Butter und Öl in eine große Pfanne geben und auf mittlerer Stufe erhitzen. Das Fleisch hineinlegen und auf jeder Seite etwa 4 bis 5 Minuten braten oder bis es gar ist. Die Panade sollte knusprig sein und eine goldbraune Farbe annehmen, aber nicht anbrennen, während das Schnitzel noch gebraten wird.

Jedes Hühnerschnitzel mit einer Portion Sauerkraut und etwas grünem Gemüse servieren.

Hühnergrillfleisch mit würziger Joghurtmarinade

4 BIS 6 PORTIONEN

1 Huhn, etwa 1,8–2 kg schwer

FÜR DIE MARINADE:
250 ml Naturjoghurt
2 Esslöffel getrockneter Oregano
2 Esslöffel Paprikapulver
1 Esslöffel Cayennepfeffer

2 Teelöffel Chipotle-Chiliflocken (oder normale Chiliflocken)
1 Esslöffel Kurkumapulver
1 Zitrone, nur der Saft
Meersalz
frisch gemahlener schwarzer Pfeffer

4 Esslöffel natives Olivenöl extra zum Servieren

Das Huhn mit der Brustseite nach unten auf ein Küchenbrett legen. Mit einer scharfen Schere, beginnend am Bauch und in Richtung Nacken, auf beiden Seiten der Wirbelsäule des Huhns entlangschneiden, den Wirbelsäulenknochen herausnehmen und entsorgen.

Das Huhn umdrehen und mit etwas Druck auf das Brustbein aufklappen, um es zu plätten.

Ein Backblech mit Backpapier auslegen. Für die Marinade alle Zutaten in eine kleine Schüssel geben und gut vermischen.

Das Huhn mit der Hautseite nach oben auf das Blech legen, die Marinade darübergießen. Mit den Händen die Marinade über das ganze Huhn verteilen und einreiben. Das Blech mit einer Plastikfolie abdecken und 2 bis 3 Stunden kühl stellen.

Den Ofen auf 200 °C (Umluft 180 °C) vorheizen. Auf mittlerer Schiene das Huhn 1 Stunde lang backen, nach der Hälfte der Zeit umdrehen.

Testen Sie, ob das Huhn gar ist, bevor Sie es servieren: Stechen Sie mit einem Messer in den dicksten Teil der Keule – das Fleisch sollte fest sein, der Saft klar und es sollte heiß sein.

Mit Salat, Krautsalat (siehe Seite 264), Ackerbohnen mit Parmesan (siehe Seite 262) oder einer anderen Beilage servieren.

Mariniertes Huhn auf Blumenkohlpizza

2 PORTIONEN

FÜR DEN PIZZABODEN:
1 Blumenkohl, im Mixer zu Blumenkohl-Reis verarbeitet
2 Esslöffel Flohsamenschalen
1 Esslöffel getrockneter Oregano
1 Ei, leicht geschlagen
1 Esslöffel natives Olivenöl extra

FÜR DAS HUHN:
2 Hühnerbrüste
2 Esslöffel Jerk-Würzmischung
1 Esslöffel natives Olivenöl extra

FÜR DEN BELAG:
2 Esslöffel Tomatenmark
2 reife Tomaten, in Scheiben geschnitten
½ rote Paprika, in Scheiben geschnitten
½ gelbe Paprika, in Scheiben geschnitten
½ grüne Paprika, in Scheiben geschnitten
1 Zwiebel, in Scheiben geschnitten
frische Basilikumblätter
1 Mozzarella, in kleine Stücke zerteilt
2 Esslöffel Parmesan, gerieben

etwas Rucola und ein Spritzer natives Olivenöl extra zum Servieren

Den Ofen auf 200 °C (Umluft 180 °C) vorheizen.

Eine große Bratpfanne auf mittlerer Stufe erwärmen und den Blumenkohl-Reis in die trockene Pfanne geben. Ständig umrühren, während er angebraten wird. Er darf nicht zu viel Farbe annehmen, doch er soll einen Teil seiner Feuchtigkeit verlieren. Der Vorgang dauert etwa 10 Minuten und der Blumenkohl-Reis hat sich um etwa ein Viertel reduziert.

Den Blumenkohl in eine große Rührschüssel geben, während er noch dampft, und die anderen Zutaten für die Pizzabasis hinzufügen. Gut umrühren, um das Ei zu verteilen.

Zwei Backbleche mit Backpapier auslegen und mit etwas Öl bestreichen. Die Hälfte der Mischung für den Pizzaboden nehmen und auf dem Blech zu einem flachen Kreis formen – Löcher und Lücken vermeiden. Den Vorgang auf dem zweiten Backblech wiederholen.

In den heißen Backofen schieben und 20 bis 25 Minuten backen, bis die Ränder leicht braun sind und die Unterseite beginnt zu trocknen.

Während die Böden backen, die Hühnerbrüste mit der Jerk-Würzmischung und Öl einreiben. Eine Grillpfanne erhitzen und jede Seite 6 oder 7 Minuten lang grillen oder bis sie gar sind. Die Garzeit hängt von der Form und von der Dicke des Fleisches ab. Zur Seite stellen und in Scheiben schneiden, wenn es etwas abgekühlt ist.

Nach 20 bis 25 Minuten die Bleche aus dem Ofen nehmen und die Böden mithilfe eines flachen Pfannenwenders vorsichtig vom Backpapier lösen. Umdrehen und für weitere 15 bis 20 Minuten oder bis die Mitte Farbe annimmt und sich trocken anfühlt in den Ofen schieben.

Die Böden aus dem Ofen nehmen und die Hitze auf 220 °C (Umluft 200 °C) erhöhen. Auf jedem Boden die Hälfte des Tomatenmarks verteilen, dann mit den übrigen Zutaten belegen und zum Abschluss den Käse in und um die Masse füllen, um den Pizzas Halt zu geben.

Die Bleche für 8 bis 10 Minuten in den Ofen schieben. Die Paprika sollten gerade beginnen, weich zu werden, und der Käse leicht schmelzen. Mit einer großen Portion Rucola und einem Spritzer Öl servieren.

Gebratene Auberginen mit Feta, Kräutern und Joghurtdressing

2 PORTIONEN

2 große Auberginen, der Länge nach
halbiert
3 Esslöffel natives Olivenöl extra, plus
Extraöl zum Beträufeln
1 Teelöffel Kürbiskerne
Meersalz
frisch gemahlener schwarzer Pfeffer

FÜR DAS DRESSING:
100 g Naturjoghurt
100 g griechischer Joghurt

1 Avocado, entkernt und klein geschnitten
1 Jalapeño, entkernt und gehackt
1 Zitrone, nur der Saft
Meersalz
frisch gemahlener schwarzer Pfeffer

120 g Feta, in Krümeln, 60 g Walnüsse, grob
gehackt, 1 Teelöffel gehackte frische
Oreganoblätter, 1 Teelöffel gehackte frische
Thymianblätter und 1 Teelöffel Sesamkerne
zum Servieren

Den Ofen auf 190 °C (Umluft 170 °C) vorheizen. Ein Backblech mit Backpapier auslegen.

Mit einem scharfen Messer das Fruchtfleisch der Auberginen rautenförmig einritzen. Dabei darauf achten, nicht die Haut anzuschneiden. Das Fruchtfleisch mit etwas Öl einreiben, dann mit dem restlichen Öl beträufeln. Mit den Kürbiskernen bestreuen und würzen.

20 Minuten im Ofen backen, dann das Blech um 180 Grad drehen. Etwas mehr Olivenöl dazugeben, wenn die Auberginen so aussehen, als würden sie austrocknen. Weitere 20 Minuten backen, bis das Fleisch auch innen sehr weich ist.

Während die Auberginen backen, das Dressing vorbereiten. Dafür alle Zutaten in ein hohes Gefäß geben und mit einem Stabmixer gut vermischen. Wenn das Dressing dünner sein soll, 1 oder 2 Esslöffel Wasser dazugeben. Würzen und zur Seite stellen.

Die Auberginen auf 2 Teller verteilen, einige Spritzer Dressing hinzufügen und mit Feta, Walnüssen, Kräutern und Sesamkernen bestreuen, zum Abschluss einen Spritzer Öl darübergeben.

Kürbis, Pilze und Zucchinispaghetti mit Salbeibutter

2 PORTIONEN

FÜR DEN KÜRBIS:
½ kleiner Kürbis, geschält und in Stücke
geschnitten
3 Esslöffel natives Olivenöl extra
Meersalz
frisch gemahlener schwarzer Pfeffer

FÜR DIE PILZE:
50 g Butter
2 Esslöffel natives Olivenöl extra
200 g braune Champignons, in dünne
Scheiben geschnitten

2 Knoblauchzehen, fein gerieben
1 Teelöffel gehackter frischer Salbei

FÜR DIE ZUCCHINISPAGHETTI:
1 Esslöffel natives Olivenöl extra
1 Stückchen Butter
2 große Zucchini, spiralförmig geschnitten

natives Olivenöl extra, 20 g gehobelter
Parmesan und eine Handvoll Kürbiskerne
zum Servieren

Sie benötigen einen Spiralschneider.

Den Ofen auf 200 °C (Umluft 180 °C) vorheizen. Ein Backblech mit Backpapier auslegen und die Kürbisstücke darauflegen, mit nativem Olivenöl extra beträufeln und würzen. Im Ofen 20 bis 25 Minuten lang grillen, bis der Kürbis durch und durch weich ist. Aus dem Ofen nehmen und zur Seite stellen.

Butter und Olivenöl für die Pilze in einen Wok geben und auf mittlerer Stufe erhitzen, bis die Butter geschmolzen ist. Die Pilze hinzufügen und schnell wenden, um sie mit Butter und Öl zu bedecken, damit sie schneller gar werden. Etwa 5 Minuten garen, wobei sie etwa alle 30 Sekunden gewendet werden. Die Pilze sollten eine schöne goldbraune Farbe annehmen. Knoblauch, Salbei und Kürbis hinzufügen und vermischen. In eine große Schüssel kippen und den Wok wieder erhitzen.

Öl und Butter für die Zucchinispaghetti in den Wok geben und die spiralförmigen Zucchini hinzufügen. 2 bis 3 Minuten über kleiner Flamme schwenken. Sie sollen gerade anfangen, weich zu werden. Den Rest des Gemüses hinzufügen und ordentlich schwenken, um alles zu vermischen.

Auf 2 Schüsseln verteilen, mit etwas Öl beträufeln und mit Parmesan und Kürbiskernen bestreuen.

Gemüsecurry

2 PORTIONEN

1 mittelgroße Süßkartoffel, gewaschen, mit Schale
1 Esslöffel Ghee
4 Esslöffel natives Olivenöl extra
5 große Tomaten, geschnitten
4 cm großes Stück Ingwer, fein geschnitten
2 grüne Chilis, fein geschnitten
1 Knoblauchzehe, fein gehackt
200 ml Kokosmilch

1 kleine Aubergine, in 2 cm große Stücke geschnitten
½ Blumenkohl, in mundgerechte Stücke zerlegt
1 Esslöffel Garam masala
½ Brokkolikopf, in mundgerechte Stücke zerlegt
100 g grüne Bohnen, Enden abgeschnitten, Fäden gezogen und in 2 cm große Stücke geschnitten
1 Zitrone, nur der Saft
Meersalz

4 Esslöffel Naturjoghurt zum Servieren

Einen Topf mit Salzwasser zum Kochen bringen und vorsichtig die Süßkartoffel hineingleiten lassen. 15 bis 20 Minuten oder bis problemlos ein Spieß durchgestochen werden kann kochen. Mit heißem Wasser abspülen, mitsamt Schale pürieren und zur Seite stellen.

Ghee und natives Olivenöl extra in eine Bratpfanne geben und auf mittlerer Stufe erhitzen. Tomaten, Ingwer und Chilis dazugeben und 10 Minuten braten, gelegentlich umrühren, bis die Tomaten weich und zu einer dicken Soße werden.

Knoblauch hinzufügen und unter Rühren 1 Minute lang kochen. Dann die pürierten Süßkartoffeln und die Kokosmilch dazugeben und gut durchmischen. Die Aubergine hinzufügen und 10 Minuten köcheln lassen, dann Blumenkohl und Garam masala hinzufügen. Die Hitze reduzieren und den Topf zudecken. 5 Minuten kochen, bevor Brokkoli und grüne Bohnen hinzugefügt werden.

Weitere 5 Minuten köcheln, bis das Gemüse al dente ist. Mit Zitronensaft und einer Prise Salz würzen.

Mit einem Löffel Joghurt und Salat servieren.

Kohlenhydratarme Zucchinispaghetti-Pizza

2 PORTIONEN

FÜR DEN BODEN:
4 große Zucchini, gerieben
½ Teelöffel Meersalz
1 Ei, leicht geschlagen
50 g Mandeln, gemahlen
50 g Parmesan

FÜR DIE TOMATENSOSSE:
2 Esslöffel natives Olivenöl extra
1 Esslöffel Butter
1 kleine Zwiebel, fein gehackt
1 Teelöffel Tomatenmark
3 Knoblauchzehen, fein gehackt
1 grüne Chili, fein gehackt
½ Teelöffel getrockneter Oregano

½ Teelöffel getrocknetes Basilikum
½ Teelöffel getrockneter Thymian
1 400-g-Dose gehackte Tomaten
1 Teelöffel Balsamico

FÜR DEN BELAG:
Basilikumblätter
1 Mozzarella
50 g Ziegenkäse
4 braune Champignons, in Scheiben geschnitten
1 rote Zwiebel, in dünne Scheiben geschnitten

50 g junger Spinat, 50 g Rucola, 2 Esslöffel natives Olivenöl extra und frisch gemahlener schwarzer Pfeffer zum Servieren

Den Ofen auf 190 °C (Umluft 170 °C) vorheizen.

Die geriebenen Zucchini mit dem Salz in eine große Rührschüssel geben und durchkneten, damit sie beginnen, sich aufzulösen. 5 Minuten ruhen lassen, dann die Zucchini in ein sauberes Tuch geben und über dem Spülbecken auspressen, damit der Boden der Pizza nicht feucht wird.

Die Rührschüssel auswaschen und trocknen, die Zucchinimasse wieder hineingeben, die anderen Zutaten für den Boden hinzufügen und gut durchmischen. Zwei Backbleche mit Backpapier auslegen und leicht mit nativem Olivenöl extra einfetten. Auf jedes Blech die Hälfte der Mischung geben und zu Kreisen formen. Die Bleche in den Ofen schieben und 20 bis 25 Minuten backen.

Während die Böden backen, die Tomatensoße zubereiten. Öl und Butter bei mittlerer Hitze in einen mittelgroßen Topf geben. In der geschmolzenen Butter die Zwiebel 5 bis 6 Minuten braten, bis sie weich zu werden beginnt. Das Tomatenmark dazugeben und 2 Minuten kochen, bis es eine etwas dunklere Farbe annimmt, dann Knoblauch, Chili und getrocknete Kräuter hinzufügen. Eine Minute lang unter Umrühren kochen, dann die Tomaten und den Balsamico hinzufügen. Aufkochen und dann 25 bis 30 Minuten köcheln lassen.

Die Zucchiniböden nach 20 bis 25 Minuten umdrehen und für weitere 15 Minuten im Ofen backen. Zu diesem Zeitpunkt sollte die Tomatensoße so weit eingedickt sein, dass sie auf die Böden aufgetragen werden kann.

Mit Basilikumblättern, Mozzarella und Ziegenkäse, Pilzen und roter Zwiebel belegen und für weitere 10 Minuten in den Ofen schieben.

Mit einer Handvoll jungem Spinat und Rucolablättern obenauf, einem Spritzer nativem Olivenöl extra und einer Prise frischem Pfeffer servieren.

Beilagen

Grüner Salat

Das Beste am grünen Salat ist, dass er als Beilage für jedes Gericht geeignet ist. Er soll frisch und knackig sein und Ihrer Mahlzeit Struktur geben.

2 PORTIONEN

EINE AUSWAHL SALATE:
Römersalat
Endivie
Eisbergsalat
grüner und roter Chicorée
Radicchio
Little-Gem-Salat
Lollo rosso
Eichblatt rot oder grün
Mangold

Spinat
Rucola
Brunnenkresse

FÜR EINE VINAIGRETTE:
4 Esslöffel natives Olivenöl extra
2 Esslöffel Apfelessig
1 Teelöffel Dijon-Senf
½ Knoblauchzehe, zerdrückt
Meersalz
frisch gemahlener schwarzer Pfeffer

Der Apfelessig kann durch Rotwein- oder Weißweinessig ersetzt werden, der Dijon-Senf durch körnigen Senf. Statt Knoblauch können Sie Gewürze wie Kurkuma oder Chiliflocken nehmen. Die Variationen sind buchstäblich unendlich – experimentieren Sie!

Gemischter Bohnensalat

2 PORTIONEN

*AUS FOLGENDER AUSWAHL
MINDESTENS 3 VERWENDEN:*
60 g Stangenbohnen
60 g Hilda
*60 g grüne Bohnen, Enden abgeschnitten
und Fäden gezogen*
60 g Zuckerschoten
60 g Zuckererbsen
60 g Schnittbohnen

MÖGLICHKEITEN ZUM GARNIEREN:
30 g geröstete Mandelflocken oder
2 Esslöffel Mohnsamen oder
½ Zitrone, Schale und Saft oder
30 g Kürbis- und Sonnenblumenkerne oder
*½ Teelöffel Kurkuma-Pulver und ½ Teelöffel
Cayennepfeffer*

4 Esslöffel natives Olivenöl extra
Meersalz
frisch gemahlener schwarzer Pfeffer

Die Bohnen zuschneiden, falls nötig. Wenn die Bohnen sehr groß sind, in mundgerechte Stücke schneiden.

Einen Topf Wasser mit einem Dampfeinsatz zum Kochen bringen. Die Bohnen 4 bis 5 Minuten in den Dampfeinsatz geben, bis sie bissfest sind.

Abgießen und in einer Schüssel in Olivenöl schwenken und würzen. Garnitur nach Wahl.

Grünes Mischgemüse

2 Portionen

AUS FOLGENDEN GEMÜSEN
MINDESTENS 3 VERWENDEN:
80 g Brokkoli (experimentieren Sie mit
verschiedenen Sorten)
80 g Frühkohl
80 g Spitzkohl
80 g Wirsing
60 g Grünkohl

60 g Palmkohl
60 g grüne Bohnen, Enden geschnitten und
Fäden gezogen
60 g Stangenbohnen
6 Romanesco-Röschen

2 Esslöffel natives Olivenöl extra
1 Esslöffel Butter
Meersalz
frisch gemahlener schwarzer Pfeffer

Das Gemüse 5 bis 7 Minuten dampfgaren. In einem Sieb abtropfen lassen. Öl und Butter in eine große Bratpfanne geben, über mittlerer Stufe erhitzen und das Gemüse hineingeben. Die Butter darauf verteilen und mit Salz und Pfeffer würzen.

Für mehr Geschmack können Sie eine Knoblauchzehe hineinreiben oder einen Löffel Harissa hinzufügen.

Ackerbohnen mit Parmesan

2 PORTIONEN

20 g junge Ackerbohnen
3 Esslöffel natives Olivenöl extra
½ kleine Knoblauchzehe, fein gehackt

20 g Parmesan
1 Teelöffel gehackte frische Minzeblätter
½ Zitrone, Schale und Saft

Einen Topf mit Salzwasser zum Kochen bringen. Die jungen Ackerbohnen hineingeben und 3 Minuten kochen. Wasser abgießen und Bohnen unter kaltem Wasser 1 oder 2 Minuten abschrecken, damit sie nicht weitergaren. Sofort in eine Rührschüssel füllen. Öl, Knoblauch, Parmesan, Minze, Zitronenschale und nach Geschmack einen Spritzer Zitronensaft hinzufügen.

Schneller Kimchi

Das Rezept ergibt mehr Kimchi als für ein Gericht notwendig, aber das eingelegte Gemüse gärt weiter und gewinnt an Geschmack, daher aufheben und nach Notwendigkeit verbrauchen.

1 Chinakohl, in 2 cm große Stücke geschnitten
200 g Mooli (Winterrettich), gestiftelt
1 Bund Frühlingszwiebeln, der Länge nach halbiert und gehackt
2 Esslöffel Meersalz

3 Esslöffel koreanische Chili-Paste (Gochujang)
3 Esslöffel Reisweinessig
2 Esslöffel Mirin
1 Esslöffel Fischsoße
4 Knoblauchzehen, fein gerieben
3 cm großes Stück Ingwer, fein gerieben

Kohl, Mooli und Frühlingszwiebeln in eine Rührschüssel geben und mit Salz bestreuen. Das Gemüse mit den Händen leicht kneten und drücken. 4 bis 5 Minuten fortsetzen, bis die Masse beginnt, weich zu werden und Flüssigkeit verliert.

In ein Sieb schütten und gut spülen, um das Salz zu entfernen. In einem sauberen Geschirrtuch trocken tupfen und in die Rührschüssel zurückgeben.

Die anderen Zutaten in eine getrennte Schüssel geben und vermischen. Kohl, Mooli und Frühlingszwiebeln hinzufügen und gut vermischen, um alles mit der scharfen Paste zu bedecken. Das Kimchi in einen sterilisierten, luftdichten Behälter schichten. Den Deckel schließen und außerhalb des Kühlschranks den Gärungsprozess über Nacht beginnen lassen.

Sie können das eingelegte Gemüse bereits am nächsten Tag genießen, aber es kann im Kühlschrank 14 Tage aufbewahrt werden. Das Aroma wird sich weiterentwickeln, je länger das Gemüse fermentiert wird – probieren Sie, wann es Ihnen am besten schmeckt.

Krautsalat

2 PORTIONEN

¼ Rotkohl, sehr dünn geschnitten
¼ Weißkohl, sehr dünn geschnitten
½ rote Zwiebel, sehr dünn geschnitten
1 Teelöffel Korianderblätter, grob
geschnitten

2 Esslöffel natives Olivenöl extra
etwas Mayonnaise
1 Limette, nur der Saft
Meersalz
frisch gemahlener schwarzer Pfeffer

Das Gemüse mit einem Gemüsehobel oder alternativ mit einem scharfen Messer so dünn wie möglich schneiden.

Alle Zutaten in eine große Rührschüssel geben, gut vermischen und 20 Minuten zur Seite stellen, damit sich die Aromen verbinden können. Für einen intensiveren Geschmack mehr Limettensaft hinzufügen.

Schnelles eingelegtes Gemüse

2 PORTIONEN

½ Gurke, in 3 mm dicke Scheiben
geschnitten
1 Zwiebel, halbiert und in 3 mm dicke
Scheiben geschnitten
¼ Blumenkohl, in Röschen zerteilt
50 g Meersalz

125 ml Apfelessig
50 ml Wasser
1 Teelöffel Pfefferkörner
1 Teelöffel Koriandersamen
1 Teelöffel Senfkörner
¼ Teelöffel Kurkumapulver

Gurke, Zwiebel und Blumenkohl in eine Rührschüssel geben und Salz hinzufügen. Eine halbe Stunde ruhen lassen, dann 1 Minute leicht kneten, bevor die Zutaten unter kaltem Wasser gut abgespült werden, um das Salz zu entfernen. Das Gemüse soll sich nicht auflösen – es soll nur Flüssigkeit verlieren. Zur Seite stellen.

Alle verbleibenden Zutaten in einen Topf geben und zum Kochen bringen. Abgespülte Gurken, Zwiebel und Blumenkohlröschen in den Topf dazugeben und etwa 3 Minuten kochen. Alles in einen luftdichten Behälter geben und für 1 bis 2 Stunden zur Seite stellen. Dieses eingelegte Gemüse ist knusprig und knackig und geschmackvoll.

Gemüsereis

2 PORTIONEN

½ Blumenkohl, in Röschen zerteilt
oder ½ Brokkolikopf, in Röschen zerteilt
oder 3 Zucchini, in Stücke geschnitten

2 Esslöffel natives Olivenöl extra plus einen
Spritzer zum Kochen
1 Stückchen Butter

Das Wichtigste bei der Zubereitung von Gemüsereis ist, die Struktur des Gemüses zu bewahren, sodass es nicht zu einem Brei wird.

Das ausgesuchte Gemüse in eine Küchenmaschine geben und mit der Pulse-Funktion zermahlen. Vorsicht: nicht zu stark mixen.

Einen kleinen Schuss Öl in eine Bratpfanne geben und mit einem Küchenpapier am Pfannenboden verteilen, damit das Gemüse nicht anklebt. Stark erhitzen. Die ausgesuchten Gemüsesorten hinzufügen und unter starkem Umrühren etwa 3 bis 5 Minuten braten. Das Gemüse wird dampfen und schrumpfen. Das Wasser, das vor allem aus den Zucchini austritt und sich am Pfannenboden sammelt, einfach verkochen lassen.

Der Blumenkohl wird eine leicht goldbraune Farbe annehmen – das macht den Geschmack nussiger. Brokkolireis ist weicher in seiner Substanz, die Zucchini wiederum sind als Kornform etwas kleiner und gewöhnlich am weichesten von allen drei Gemüsesorten. Alle schmecken köstlich zu den Rezepten für das Mittagessen und das Abendessen.

Sofort servieren.

Rosenkohl mit Pancetta und ganzen Mandeln

2 PORTIONEN

2 Esslöffel natives Olivenöl extra
40 g Pancetta
200 g Rosenkohl, halbiert
30 g blanchierte Mandeln

1 Knoblauchzehe, fein gehackt

2 Esslöffel natives Olivenöl extra und 1 Esslöffel
Balsamico zum Servieren

Öl und Pancetta in einen Wok geben und auf mittlerer Stufe erhitzen. Wenn das Fett der Pancetta zu schmelzen beginnt, Rosenkohl und Mandeln dazugeben und schwenken. Die Zutaten auf diese Art 6 bis 8 Minuten braten. Knoblauch dazugeben und alles 1 Minute unter Schwenken weiterbraten.

Auf einer Servierplatte anrichten und Öl und Essig darübergießen.

Punjabi-Salat

2 PORTIONEN

1 große Zwiebel, in Würfel geschnitten
1 große Tomate, in Würfel geschnitten
½ Gurke, in Würfel geschnitten
1 Esslöffel natives Olivenöl extra

Meersalz
frisch gemahlener schwarzer Pfeffer
1 Zitrone, nur der Saft

Zwiebel, Tomate und Gurke in eine Rührschüssel geben. Mit Öl beträufeln und nach Geschmack würzen. Zitronensaft über dem gesamten Inhalt auspressen und gut mischen.

Mischgemüse auf indische Art

2 PORTIONEN

1 Esslöffel Ghee
1 Brokkoli- oder Blumenkohlkopf,
geschnitten
100 g grüne Bohnen, Enden abgeschnitten
und Fäden gezogen, in kleine Teile
geschnitten

1 Esslöffel Garam masala
Meersalz
frisch gemahlener schwarzer Pfeffer

2 Esslöffel natives Olivenöl extra zum Servieren

Ghee in einen Wok auf großer Flamme geben. Das Gemüse hinzufügen und 5 Minuten braten, die Pfanne schwenken, um das Gemüse gleichmäßig zu braten.

Die Hitze reduzieren und Garam masala sowie etwas Salz und Pfeffer einrühren.

Mit einem Deckel schließen und 10 Minuten weiterbraten, ab und zu den Wok schwenken.

Zum Servieren mit nativem Olivenöl extra beträufeln.

Backofen-Gemüse

2 PORTIONEN

AUS FOLGENDEN GEMÜSEN
MINDESTENS 4 VERWENDEN:
6 Blumenkohlröschen
6 Brokkoliröschen
80 g Rosenkohl
60 g Schalotten
1 rote Zwiebel, in 6 Spalten geschnitten
8 Stangen Spargel
1 Fenchel, geschnitten

1 große Zucchini, in Stücke geschnitten
1 Paprika, in Scheiben geschnitten (rot, orange,
gelb oder grün)
1 Aubergine, in Scheiben geschnitten
1 Knoblauchknolle, in Zehen geteilt
4 Esslöffel natives Olivenöl extra
Meersalz
frisch gemahlener schwarzer Pfeffer

Den Backofen auf 200 °C (Umluft 180 °C) vorheizen.

Ein Backblech mit Backpapier auslegen.

Gemüse nach Wahl auf das Blech legen und mit Öl sowie Salz und Pfeffer bedecken. Das Blech für 15 Minuten in den Ofen geben, umrühren, wenden und prüfen, ob es gleichmäßig gart.

Das Blech für weitere 15 Minuten in den Ofen geben, dann servieren.

Lauch und Zucchini überbacken

2 PORTIONEN

2 Esslöffel natives Olivenöl extra
40 g Butter
3 Lauchstangen, Enden abgeschnitten und äußere Blätter entfernt, der Länge nach halbiert und dann in 4 mm dicke Stücke geschnitten
2 große Zucchini, Enden abgeschnitten, der Länge nach halbiert und in 4 mm dicke Stücke geschnitten
3 Knoblauchzehen, fein gehackt

1 Esslöffel Englischer Senf
250 ml Crème double
1 Esslöffel Paprikapulver
1 Esslöffel grob gehackte, frische Thymianblätter
50 g Parmesan, gerieben
50 g gemahlene Mandeln
Meersalz
frisch gemahlener schwarzer Pfeffer

Den Ofen auf 200 °C (Umluft 180 °C) vorheizen.

Öl und Butter auf mittlerer Hitze in eine Pfanne mit breitem Boden geben. Lauch hinzufügen und 3 Minuten braten. Dann die Zucchini dazugeben und 2 Minuten braten. Anschließend Knoblauch dazugeben und 1 Minute braten, ständig umrühren, um Anbrennen zu verhindern.

Senf und Crème double verrühren und zum Köcheln bringen.

Paprikapulver und Thymian dazugeben und gut durchmischen. Langsam abkühlen lassen und eine 1,5 Liter fassende, backofenfeste Schüssel mit ein wenig Butter einfetten. Lauch und Zucchini in die Schüssel füllen.

Parmesan, geriebene Mandeln und etwas Salz und Pfeffer in eine kleine Schale geben, dann über die Lauch-Zucchini-Mischung streuen. Im Ofen für 20 bis 25 Minuten backen, bis das Gemüse eine goldbraune Farbe hat und Bläschen aufsteigen.

Kohlthoran

2 PORTIONEN

2 Esslöffel Kokosnussöl   *1 Teelöffel Senfkörner*
1 Schalotte, fein geschnitten   *1 kleiner Spitzkohl, gerieben*
1 grüne Chili, fein gehackt   *100 g getrocknete Kokosnuss, geröstet*
½ Teelöffel Kurkumapulver
1 Teelöffel Kreuzkümmelsamen, geröstet   *Chiliflocken zum Servieren*

Öl in einem Wok auf hoher Stufe erhitzen. Schalotten und Chili dazugeben und 2 Minuten braten, häufig umrühren. Gewürze hinzufügen und 1 weitere Minute braten.

Wenn die Mischung intensiv und gut riecht, den Kohl dazugeben und mit den Gewürzen vermischen, bis er bedeckt ist. Da der Kohl fein geschnitten ist, benötigt er nicht lange zum Garen. In der Pfanne 2 Minuten hin und her schwenken, bevor die Kokosnuss hinzugefügt und gut verrührt wird.

Sofort servieren.

Quellen

Kapitel 2

1 Lustig, R. H., »Processed Food – An Experiment That Failed«, *JAMA Pediatrics* 171,3 (2017), S. 212–214; doi:10.1001/jamapediatrics.2016.4136.

2 Brownell, K. D., »Thinking Forward: The Quicksand of Appeasing the Food Industry«, *PLoS Medicine* 9,7 (2012); e1001254; doi:10.1371/journal.pmed.1001254.

3 Malhotra, Aseem, »It's Time to Ban Junk Food on Hospital Premises«, *British Medical Journal* 346 (2013), f3932.

4 Rechel, Bernd et al., »Ageing in the European Union«, *Lancet* 381, 9874, S. 1312–1322.

5 Hex, N., et al., »Estimating the Current and Future Costs of Type-1 and Type-2 Diabetes in the United Kingdom, including Direct Health Costs and Indirect Societal and Productivity Costs«, *Diabetes Medicine* 29,7 (2012), S. 855–862; doi: 10.1111/j.1464-5491.2012.03698.x.

6 http://static.latribune.fr/463077/etude-morgan-stanleyimpact-diabete-sur-l-economie-mondiale.pdf.

7 Briggs, A. D. M., et al., »Overall and Income-specific Effect on Prevalence of Overweight and Obesity of 20% Sugarsweetened-drink Tax in UK: Econometric and Comparative Risk Assessment Modelling Study«, *British Medical Journal* 347 (2013), f6189.

8 Frieden, T. R., »A Framework for Public Health Action: The Health Impact Pyramid«, *American Journal of Public Health* 100 (2010), S. 590–595.

9 Credit Suisse Research Institute, »Fat: The New Health Paradigm« (2015), S. 76.

10 Scott, H., et al., »Infographic: Tomorrow's Doctors Want to Learn More about Physical Activity for Health«, *British Journal of Sports Medicine* 51 (2017), S. 624–625.

11 NYU Langone Survey presentation to American College of Cardiology's 64th Annual Scientific Session, März 2015.

Kapitel 4

12 https://www.ucl.ac.uk/news/news-articles/0914/160914-Experts-call-for-radical-rethink-on-free-sugars-intake.

13 Lustig, Robert H., »Sickeningly Sweet: Does Sugar Cause Type-2 Diabetes? Yes«, *Canadian Journal of Diabetes* 40 (2016), 4, S. 282–286.

14 Lustig, R. H., Schmidt, L. A., Brindis, C. D., »The Toxic Truth about Sugar«, *Nature* 487 (2012), S. 27–29.

15 Basu, S. et al., »The Relationship of Sugar to Population-level Diabetes Prevalence: An Econometric Analysis of Repeated Cross-sectional Data«, *PLoS ONE* (2013), 8: e57873.

16 Yang, Q., et al., »Added Sugar Intake and Cardiovascular Diseases Mortality among US Adults«, *JAMA Internal Medicine* 174,4 (2014), 516–524; doi:10.1001/jamainternmed.2013.13563.

17 Lustig, R. H., et al., »Isocaloric Fructose Restriction and Metabolic Improvement in Children with Obesity and Metabolic Syndrome«, *Obesity* (Silver Spring) 24,2 (2016), S. 453–460; Epub, 26. Oktober 2015.

Kapitel 5

18 Credit Suisse Research Institute, »Fat: The New Health Paradigm« (2015), S. 76.

19 Harcombe, Z., Baker, J. S., Bruce, B., »Food for Thought: Have We been Giving the Wrong Dietary Advice?«, *Food and Nutrition Sciences* 4,3 (2013), S. 240–244.

20 de Souza, R. J., et al., »Intake of Saturated and Trans Unsaturated Fatty Acids and Risk of All-cause Mortality, Cardiovascular Disease, and Type-2 Diabetes: Systematic Review and Meta-analysis of Observational Studies«, *British Medical Journal* 351 (2015), h3978.

21 Chowdhury, R., et al., »Association of Dietary, Circulating, and Supplement Fatty Acids with Coronary Risk: A Systematic Review and Meta-analysis«, *Annals of Internal Medicine* 160,6 (2014), S. 398–406; doi: 10.7326/M13-1788.

22 Schwingshackl, L. & Hoffmann, G., »Dietary Fatty Acids in the Secondary Prevention of Coronary Heart Disease: A Systematic Review, Meta-analysis and Metaregression«, *British Medical Journal Open* 4 (2014), e004487.

23 Harcombe, Z., et al., »Evidence from Randomised Controlled Trials Did Not Support the Introduction of Dietary Fat Guidelines in 1977 and 1983: A Systematic Review and Meta-analysis«, *Open Heart* 2,1 (2015); doi: 10.1136/openhrt-2014-000196.

24 Malhotra, A., »Saturated Fat is Not the Major Issue«, *British Medical Journal* (2013), S. 347; doi:10.1136/bmj.f6340.

25 Mozaffarian, D., Rimm, E. B., Herrington, D. M., »Dietary Fats, Carbohydrate, and Progression of Coronary Atherosclerosis in Postmenopausal Women«, *American Journal of Clinical Nutrition* 80 (2004), S. 1175–1184.

Kapitel 6

26 Anderson, K. M., Castelli, W. P., Levy, D., »Cholesterol and Mortality: 30 Years of Follow-up from the Framingham Study«, *JAMA* 257,16 (1987), S. 2176–2180; doi:10.1001/jama.1987.03390160062027.

27 Schatz, Irwin J., et al., »Cholesterol and All-cause Mortality in Elderly People from the Honolulu Heart Program: A Cohort Study«, *Lancet* 358,9279 (2001), S. 351–355.

28 Ravnskov, U., et al., »Lack of an Association or an Inverse Association between Low-density-lipoprotein Cholesterol and Mortality in the Elderly: A Systematic Review«, *British Medical Journal Open* 6 (2016), e010401.

29 DuBroff, Robert, »Cholesterol Paradox: A Correlate Does Not a Surrogate Make«, *Evidence-based Medicine* 22,1 (2017), S. 15–19; doi:10.1136/ebmed-2016-110602.

30 Champeau, R., »Most Heart Attack Patients' Cholesterol Levels Did Not Indicate Cardiac Risk«, UCLA Newsroom, 2009, http://newsroom.ucla.edu/portal/ucla/majority- ofhospitalizedheart-75668.aspx.

31 Da Luz, P. L., et al., »High Ratio of Triglycerides to HDLCholesterol Predicts Extensive Coronary Disease«, *Clinics* (São Paulo, Brasilien) 63,4 (2008), S. 427–432; doi:10.1590/S1807-59322008000400003.

32 Ramsden, C. E., et al., »Re-evaluation of the Traditional Diet-Heart Hypothesis: Analysis of Recovered Data from Minnesota Coronary Experiment (1968–73)«, *British Medical Journal* 353 (2016), i1246.

33 http://www.thennt.com/nnt/statins-for-heart-diseaseprevention-with-known-heart-disease/.

34 http://www.thennt.com/nnt/statins-for-heart-diseaseprevention-without-prior-heart-disease/.

35 http://www.prescriber.co.uk/news/clarity-needed-truebenefits-risks-statins/.

36 http://www.nytimes.com/1987/07/14/science/cholesteroldebate-flares-over-wisdom-in-widespread-reductions.html?pagewanted=all.

Kapitel 7

37 Facchini, F. S., et al., »Insulin Resistance as a Predictor of Age-related Diseases«, *Journal of Clinical Endocrinolog y and Metabolism* 86,8 (2001), S. 3574–3578.

38 Eddy, D., et al., »Relationship of Insulin Resistance and Related Metabolic Variables to Coronary Artery Disease: A Mathematical Analysis«, *Diabetes Care* 32,2 (2009), S. 361–366; doi: 10.2337/dc08-0854.

39 https://www.escardio.org/Journals/E-Journal-of-Cardiology-Practice/Volume-8/TG-HDL-ratio-as-surrogatemarker-for-insulin-resistance.

40 Rothberg, M. B., »Coronary Artery Disease as Clogged Pipes: A Misconceptual Model«, *Circulation: Cardiovascular Quality and Outcomes* 6 (2013), S. 129–132.

41 Malhotra, Aseem, »'The Whole Truth about Coronary Stents: The Elephant in the Room«, *JAMA Internal Medicine* 174 (2014), S. 1367–1368.

42 Sargent, R. P., Shepard, R. M., Glantz, S. A., »Reduced Incidence of Admissions for Myocardial Infarction Associated with Public Smoking Ban: Before and After Study«, *British Medical Journal* 328 (2004), S. 980–983 (24. April).

43 Barnoya, B., Stanton, A., »Cardiovascular Effects of Second-hand Smoke«, *Circulation* 111 (2005), S. 2684–2698, doi:10.1161/CIRCULATIONAHA.104.492215.

44 Estruch, R., et al., »PREDIMED Study Investigators. Primary Prevention of Cardiovascular Disease with a Mediterranean Diet«, *New England Journal of Medicine* 368 (2013), S. 1279–1290.

45 Restrepo, Brandon J., et al., »Denmark's Policy on Artificial Trans Fat and Cardiovascular Disease«, *American Journal of Preventive Medicine* 50,1 (2016), S. 69–76.

46 https://bmcmedicine.biomedcentral.com/articles/10.1186/s12916-017-0791-y.

47 http://casagutier.com/wp-content/uploads/2016/04/Simopoulos-omega3-review-2004.

48 Simopoulos, A. P., Di Nicolantonio, J. J., »The Importance of a Balanced ω-6 to ω-3 Ratio in the Prevention and Management of Obesity«, *Open Heart* 3 (2016), e000385; doi: 10.1136/openhrt-2015-000385.

49 http://www.telegraph.co.uk/news/health/news/11981884/Cooking-with-vegetable-oils-releases-toxic-cancer-causingchemicals-say-experts.html.

50 http://www.cochrane.org/CD006742/HTN_benefits-of-antihypertensive-drugs-for-mild-hypertension-are-unclear.

51 Blackburn, E. H., Epel, E. S., »Too Toxic to Ignore«, *Nature* 490 (2012), S. 169–171.

52 Manchanda, S. C., et al., »Yoga Reduces Blood Pressure in Patients with Prehypertension«, *Association of Physicians of India* 48,7 (2000), S. 687–694.

Kapitel 8

53 https://www.ucsf.edu/news/2012/08/12501/almost-halftype-2-diabetes-patients-report-acute-and-chronic-pain.

54 http://archive.jsonline.com/watchdog/watchdogreports/effects-of-diabetes-drugs-dubious-b99398554z1-286482971.html.

55 Spence, Des, »Bad Medicine: The Way We Manage Diabetes«, *British Medical Journal* 346 (2013), f2695.

56 Malhotra, A., Maruthappu, M., Stephenson, T., »Healthy Eating: An NHS Priority. A Sure Way to Improve Health Outcomes for NHS Staff and the Public«, *Postgraduate Medical Journal*, 16. November 2014, doi:10.1136/postgradmedj-2014-133103.

57 Feinman, R. D., et al., »Dietary Carbohydrate Restriction as the First Approach in Diabetes Management: Critical Review and Evidence Base«, *Nutrition* 31 (2015), S. 1–13.

Kapitel 9

58 Kekwick, A., Pawan, G. L., »Calorie Intake in Relation to Body-weight Changes in the Obese«, *Lancet* 271 (1956), S. 155–161.

59 Strohacker, K., McFarlin, B., »Influence of Obesity, Physical Inactivity, and Weight Cycling on Chronic Inflammation«, *Frontiers in Bioscience* (2010), E2, S. 98–104; doi:10.2741/e70.

60 Fildes, A., et al., »Probability of an Obese Person Attaining Normal Body Weight: Cohort Study Using Electronic Health Records«, *American Journal of Public Health* 105 (2015), e54–e59.

61 Wing, R. R., et al., Look AHEAD Research Group, »Cardiovascular Effects of Intensive Lifestyle Intervention in Type-2 Diabetes«, *New England Journal of Medicine* 369 (2013), S. 145–154; doi:10.1056/NEJMoa1212914.

Kapitel 10

62 Luke, A., Cooper, R. S., »Physical Activity Does Not Influence Obesity Risk: Time to Clarify the Public Health Message«, *International Journal of Epidemiology* 42 (2013), S. 1831–1836; doi:10.1093/ije/dyt159.

63 https://www.ncbi.nlm.nih.gov/pubmed/21449785.

64 »Exercise – The Miracle Cure. Report from the Academy of Medical Royal Colleges« (Februar 2015), http://www.aomrc.org.uk/.

65 Moore, S. C., et al., »Leisure-time Physical Activity of Moderate to Vigorous Intensity and Mortality: A Large Pooled Cohort Analysis«, *PLoS Medicine* 9 (2012), e1001335.

66 Hall, S. A., et al., »Sexual Activity, Erectile Dysfunction, and Incident Cardiovascular Events«, *American Journal of Cardiology* 105,2 (2010), S. 192–197; doi:10.1016/j.amjcard.2009.08.671.

Kapitel 11

67 https://www.ncbi.nlm.nih.gov/pubmed/21618162.

68 https://www.ncbi.nlm.nih.gov/pubmed/21450618.

69 http://www.cell.com/cell-metabolism/fulltext/S1550-4131(17)30099-2.

70 http://bjsm.bmj.com/content/early/2014/07/30/bjsports-2013-093342.short?g=w_bjsm_ahead_tab.

71 de Brito, L. B. B., et al., »Ability to sit and rise from the floor as a predictor of all-cause mortality«, *European Journal of Preventive Cardiology* 21,7, S. 892–898.

Kapitel 12 – weitere Leseempfehlungen

https://www.ncbi.nlm.nih.gov/pubmed/28058238.

Sahin, E., DePinho, R. A., »Linking Functional Decline of Telomeres, Mitochondria and Stem Cells during Ageing«, *Nature* 464 (2010), 520–528.

https://www.ncbi.nlm.nih.gov/pmc/articles/PMC5209646/.

»Sedentary Behavior, Physical Activity and Cardiorespiratory Fitness on Leukocyte Telomere Length«.

Fazit: Personen, die körperlich aktiv sind, bei ihren Tätigkeiten weniger sitzen und eine höhere kardiorespiratorische Fitness haben, weisen die längste Leukozyten-Telomerlänge auf.

https://www.ncbi.nlm.nih.gov/pubmed/25944259.

»Leisure-time, Screen-based Sedentary Behavior and Leukocyte Telomere Length: Implications for a New Leisure-time, Screen-based Sedentary Behavior Mechanism«.

Fazit: Die Ergebnisse dieser Studie zeigten einen Zusammenhang zwischen mehr sitzend vor Bildschirmen verbrachter Freizeit und einer kürzeren Leukozyten-Telomerlänge.

https://www.ncbi.nlm.nih.gov/pubmed/25970659.

»Movement-based Behaviors and Leukocyte Telomere Length among US Adults«.

Fazit: Eine Lebensweise mit mehr Bewegung steht im Zusammenhang mit einer Reduzierung der Wahrscheinlichkeit, zum untersten Terzil in Bezug auf die Leukozyten-Telomerlänge zu gehören.

Kapitel 13

72 Moror, T., et al., »Effects of Eight Weeks of Time-restricted Feeding (16/8) on Basal Metabolism, Maximal Strength, Body Composition, Inflammation, and Cardiovascular Risk Factors in Resistance-trained Males«, *Journal of Translational Medicine* 14 (2016), 290; https://translational-medicine.biomedcentral.com/articles/10.1186/s12967-016-1044-0,doi:10.1186/s12967-016-1044-0.

Kapitel 18

73 http://www.ncbi.nlm.nih.gov/pubmed/17513403.

Danksagung

———————•———————

Dieses Buch soll ein Tribut an alle Ärzte, Wissenschaftler, Gesundheitsaktivisten, Journalisten und Freunde sein, die durch ihre unermüdliche Arbeit, Hilfe und Unterstützung dazu beitrugen, dass dieses Buch realisiert werden konnte. Am Ende hat es nur ein einziges Ziel: Millionen Menschen zu helfen, ihre Gesundheit zu verbessern.

Danke an: Professor Robert Lustig, Professor Simon Capewell, Dr. Richard Feinman, Professor Grant Schofield, Dr. Caryn Zinn, Dr. Trudi Deakin, Gary Taubes, Nina Teicholz, Dr. Zoe Harcombe, Sam Feltham, Professor Zbys Fedorowicz, Dr. Deborah Cohen, Professor Rita Redberg, Dr. Pascal Meier, Dr. Stephen Phinney, Professor Timothy Noakes, Karen Thomson, Sir Richard Thompson, Professor David Haslam, Dr. Shamil Chandaria, Sami Inkinen, Dr. Sarah Hallberg, Dr. Andreas Eenfeldt, Dr. Rangan Chatterjee, Dr. Jason Fung, Lord Ian Mccoll, Andy Burnham, Luciana Berger, Denis Campbell, Edward Malnick, Jonathan Ungoed-Thomas, Warwick Harrington, Ben Spencer, Andrew Greggory, Katie Gibbons, Ivor Cummins, Dr. Ted Naiman, Dr. Maryanne Demasi, Dr. Ross Walker, Baroness Shami Chakrabarti, Amanda Platell, Jeremy Vine, Professor Chris Ham, Dr. Chaand Nagpaul, Dr. Fiona Godlee, Dr. David Unwin, Dr. James Di-Nicolantonio, Dr. Frank Lipman, Dr. Mark Hyman, Dr. Clare Gerada, Emma Sinclair, Dale Pinnock, Giles Sheldrick, Cristina Earle, Dr. Victor Montori, Dr. Partha Kar, Dr. Esther Van Zuuren, Professor Hanno Pijl, Carole Stone, Richard Lindley, Rob Yates, Anushka Asthana, Dr. Zafar Iqbal, Karim Khan, Professor Peter Brukner, Damon Gameau, Louise Knoop O'Neill, Professor James McCormack, Dr. JS Bamrah, Professor Terence Stephenson, Professor Mike Rayner, Dr. Ben Maruthappu, Anahad O' Connor, Katia Michael, Jamie Oliver, Gurinder Chadha, Dorrit Mousaieff, Christine Cronau, Dr. Rod Tayler, Lisa Kelly, Adam Brimelow, Adam Bullimore, Kay Burley, Eamonn Holmes, Stephen Dixon, Professor Dame Sue Bailey, Professor Sir Muir Gray, Alexandra Phillips, Dr. Cristina

Romete, Keith Vaz, Namita Panjabi, Katie Silver, Shaminder Nahal, Artemis Simopoulos, Sarah Knapton, Emma Alberici, Rory Robertson, Sarah Wilson, Professor Nita Farouhi, Thea Jourdan, Rosamund Urwin, Susanna Reid, Karen Aston, Simon Stevens, Alastair Henderson, Professor David Newman, Pete Evans, Zena Tuitt, Wayne Richmond, Ivor Cummins, Dr. Jeffrey Gerber, Max Lugavere, Dr. Laurie Rauch, Andre Oelofse, Tiny Laubscher, Yolanda Barker, Marek Polaszewski, Antonio Morinelli, Angelo Morinelli, Gerry Chile, Stefano Pisani, Sami Inkinen, Lucy Johnston, Paul Gallagher, Esther Rantzen, Laura Donnelly, Jules Stenson, Ed Vanstone, Ted Lane, Dr. John Abramson, Dr. Uffe Ravnskov, Dr. Michel De-Lorgeril, Professor Sherif Sultan, Dr. David Ludwig, Anahad O'Connor, Dr. Neville Wellington, Dr. Philip Mills.

Ein besonderes Dankeschön geht an Dale Pinnock, Dr. Trudi Deakin und Dr. Caryn Zinn für ihre Beiträge und ihre hilfreichen Kommentare zum Kapitel über die Top-Ten-Lebensmittel.

Register

Rezepte-Register